W0261488

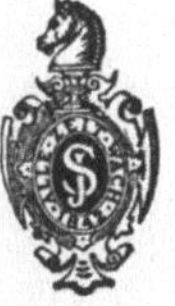

Wolfgang Müller-Osten

Der Beruf des Chirurgen

Mit einem Geleitwort von
Prof. Dr. Dr. h. c. Rudolf Nissen

Springer-Verlag Berlin Heidelberg GmbH

Dr. Wolfgang Müller-Osten
2000 Hamburg 13, Mittelweg 61

ISBN 978-3-642-86116-1   ISBN 978-3-642-86115-4 (eBook)
DOI 10.1007/978-3-642-86115-4

Geleitwort

Die Änderungen, die sich in den letzten Jahrzehnten auf dem Gebiet der theoretischen und praktischen Medizin vollzogen, haben auch die klinischen Sonderfächer tiefgehend beeinflußt. Es ist gut, daß der Berufsverband der Deutschen Chirurgen, den der Autor dieses Buches seit vielen Jahren präsidiert, das neue Bild des Faches und seiner Vertreter zu zeichnen sich bemüht.

Hier sind die Grundlagen der Berufsausübung des Chirurgen untersucht und die Voraussetzungen für die Analyse des Berufes geschaffen worden. Dadurch tritt neben die Wissenschaft von der Chirurgie erstmals eine Wissenschaft vom Beruf des Chirurgen.

Der Wunsch nach wissenschaftlicher Auseinandersetzung mit dem Thema macht es verständlich, daß auch die Schulbildung, das medizinische Hochschulstudium und Fakultät in den Kreis der Erörterungen gezogen wurden. Damit mußte der Verfasser auch Stellung nehmen zur geplanten Evolution des akademischen Lebens und zu den Wandlungen der Struktur in ihren verschiedensten Äußerungsformen. Die Ambivalenz der Beurteilung ist unverkennbar: Man möchte gern eine weitgehende Modernisierung, muß aber manchen der neuen Wege ablehnen. Es ist ein großes Verdienst dieser Darstellung, daß der Verfasser überall, wo er kritisiert, das in zurückhaltend sachlicher Form tut.

Ein anderer, großer Teil des Buches setzt sich mit der „Laufbahn des Chirurgen" auseinander, mit einer betonten Teilung in akademische und nicht-akademische Ausbildungsstätten. Daß dabei auch den vielfältigen strukturellen und auch wirtschaftlichen Problemen des Krankenhauses Beachtung geschenkt wurde, ist zu begrüßen. Neue Einrichtungen, wie die geplanten „Lehrkrankenhäuser" und die Vorschläge eines „klassenlosen" Krankenhauses, waren in diese Überlegungen einzubeziehen.

Die in fast allen Ländern aufgeworfene oder schon beantwortete Frage der Beamtung von Chirurgen hat, gerade unter Heranziehung des skandinavischen und britischen Beispiels, eine ausführliche Darstellung verdient. Es liegt eine große Verführungskraft in dem Satz, daß der Staat für die Gesundheit seiner Bürger sich ebenso verantwortlich fühlen müsse wie für ihre Sicherheit, eine Vorstellung, die der Verfasser — aus guten Gründen — eher ablehnt.

Mit Recht wird ein großer Raum den „Niedergelassenen Chirurgen" gewidmet, die zahlenmäßig vor den Chefärzten figurieren, die aber nicht in der Lage sind, ihre erworbenen Fachkenntnisse in vollem Umfang nutzbringend zu verwerten. Die Schwierigkeiten, denen die „Belegärzte" gegenüberstehen, erhalten ihr besonderes Gewicht durch die Tatsache, daß immer noch übergroße öffentliche Krankenhausabteilungen existieren, aus deren Aufteilung auch die Patienten Nutzen ziehen würden.

Das sind einige „Meilensteine" dieser ausgezeichneten Interpretation des Berufsbildes. Ich muß es mir versagen, andere temperamentvoll formulierte Kapitel wie „Der Chirurg und seine juristischen Probleme", „Die gesellschaftliche Lage des Chirurgen", „Die Zukunft des chirurgischen Berufes" u. a. ausführlicher zu erwähnen.

Es ist verständlich, daß der Verfasser mit Sorge auf die Entwicklung des chirurgischen Berufes blickt, und es ist begrüßenswert, daß er die Chirurgen zur Abwehr der vielseitigen Bedrohungen aufruft. Zu oft verhindert die ausschließliche Betrachtung der eigenen Lage eine nüchterne Beurteilung der Gesamtsituation.

Daß der Verfasser sich bemüht, den Gemeinsinn der Chirurgen zu wecken, und sich dafür einsetzt, vorhandene Gräben der verschiedensten Art — auch im interdisziplinären Verhältnis — auszugleichen, verdient besondere Beachtung.

Das Werk von MÜLLER-OSTEN darf als eine erschöpfende Darstellung bezeichnet werden. Das mangelnde Interesse mancher Chirurgen an den Arbeiten des verdienstvollen Berufsverbandes ist vielleicht zum Teil damit erklärbar, daß Standesfragen im allgemeinen zu trocken wirken, um attraktiv zu sein. Hier aber ist ein Stilist von hohen Graden, bei dem die Weite des Blickfeldes durch glänzende Formulierungen das Lesen zum Genuß macht. Es ist, glaube ich, auch gezeigt worden, daß MÜLLER-OSTENs Werk für die Gesamtheit der Ärzte nicht weniger wichtig ist als für die Chirurgen.

Basel, März 1970   RUDOLF NISSEN

Vorwort

Dieses Buch ist aus Sorge geschrieben.

Befangen in den Wertvorstellungen des 19. Jahrhunderts und beeindruckt vom selbsterrichteten Status verzichten viele Chirurgen — und mit ihnen auch Angehörige anderer Arztgruppen — darauf, sich Gedanken über die Zukunft ihres Berufes zu machen. Einige glauben, noch in einer Welt der tradierten Ordnung leben zu können, und verkennen, daß ihre Inselposition längst unterspült ist. Andere steuern ihren Beruf nach einem Leitstern in ihrer eigenen Brust und übersehen das, was DONALD M. MACKEY so ausdrückt: „Es ist ... absolut unmöglich, nach einer Orientierungsmarke zu segeln, die wir an den Bug unseres eigenen Schiffes genagelt haben." [1] Nicht alle berücksichtigen das Los derer, die nach uns kommen [2], das konstruktiv zu gestalten, unsere Aufgabe ist.

In einem Umwandlungsprozeß epochalen Ausmaßes, der an die Grundlagen der Existenz rührt, wird neben vielen anderen Traditionen auch der Bildungsweg, den ein ganzes Jahrhundert beschritten hatte, in Frage gestellt. Damit gerät — als Endstation dieses Weges — auch der Beruf in seinem Fundament und in seinen Gestaltungsformen ins Wanken. Die Chirurgie ist in Gefahr, „ihre Seele zu verlieren" [3]. Und als Folge davon: „Nach einer Glanzzeit während der letzten hundert Jahre haben die Chirurgen angefangen, mancherorts wieder auf die Stufe der Barbiere gestellt zu werden." [4]

In dieser Lage ergibt sich die besorgniserregende Tatsache, daß weder verwertbare Gesamt-Analysen noch gar koordinierte Pläne existieren, die vorausschauend gangbare Wege aufzeigen, um den Be-

---

[1] Ciba-Symposion 1962 in London. Veröff. in: Das umstrittene Experiment: Der Mensch. Hrsg.: R. JUNGK u. H. J. MUNDT. München-Wien-Basel 1966.
[2] R. LERICHE: Philosophie der Chirurgie. Zürich 1954.
[3] R. LERICHE: a. a. O.
[4] PH. SANDBLOM: Ansprache des Präsidenten der Société Internationale de Chirurgie. Wien 1967.

ruf des Chirurgen den sich überstürzenden wissenschaftlichen und wirtschaftlichen Entwicklungen anzupassen.

Diesen Aufgaben, die einer grundlegenden Forschungsarbeit vorbehalten bleiben müssen, will dieses Buch den Weg bereiten helfen. Mehr noch: Es will die Lücke aufzeigen, die hier klafft. Dabei können die wesentlichen Probleme nur angedeutet, viele (zum Beispiel die historische Entwicklung) leider nicht einmal gestreift, in keinem Fall Patentrezepte für Zukunftslösungen angeboten werden.

Wenn es nicht ganz ohne Aggression abgeht, so deshalb, weil — wie Karl Steinbuch sagt — „im Zeitalter der Reizüberflutung Informationen ohne das Risiko der Provokation nicht mehr ankommen. Wenn unser Boot ein Leck hat, dann kommt es nicht auf die Stimmlage des Alarms an, sondern darauf, daß etwas geschieht" [1].

In dem sich fast täglich ändernden Spiel der Kräfte um Universität, Krankenhaus und Ärzteschaft ist nur das möglich, was man eine Momentaufnahme nennen könnte, welche durch den Zeitraum zwischen ihrer Fixierung und ihrer Veröffentlichung noch um einiges unschärfer wird.

Dieses Buch erhebt keinen Anspruch auf Perfektion; es ist ganz subjektiv und ohne Dogmatismus geschrieben. Es soll anregen, es will Fragen stellen und — wo schon möglich — Antwort zu geben versuchen. Es erwartet Kritik und will eine Diskussion auslösen.

Nur auf diesem Wege können wir uns aus der Erstarrung befreien, in der wir bisher so untätig den Veränderungen unseres Berufes zusahen. Nur so können wir „alle Restbestände der statischen Standesgesellschaft beseitigen und sie durch die offene Leistungsgesellschaft ersetzen" [2].

Dank schulde ich in besonderem Maße Herrn Professor R. Nissen, der mich unmittelbar nach einem Vortrag mit dem Titel „Die Wissenschaft vom Beruf des Chirurgen" auf der 85. Tagung der Deutschen Gesellschaft für Chirurgie in München dazu anregte, diese Gedanken zu einem Buch zu erweitern, und die Freundlichkeit hatte, ein Geleitwort zu schreiben, sowie Herrn Dr. H. Götze, der mir die Möglichkeit zur Veröffentlichung im Springer-Verlag gab.

Hamburg, März 1970   Wolfgang Müller-Osten

---

[1] K. Steinbuch: Falsch programmiert. Stuttgart 1968.
[2] K. Mehnert: Der Deutsche Standort. Stuttgart 1967.

Inhaltsverzeichnis

Die Vorbildung

„In einem Alter, in dem sein deutscher Kollege kaum zu einer selbständigen Blinddarmoperation zugelassen wird, ist der junge Amerikaner zuweilen bereits ein erfahrener Herzchirurg" [1].

Woran liegt das?

Die Beantwortung dieser Frage beginnt bereits bei Überprüfung von Form, Inhalt, Dauer und Ziel des vorausgehenden Schulunterrichts. Kann dieser Unterricht im wesentlichen unverändert bleiben, obwohl sich unser konkretes Wissen seit 1930 alle 10 Jahre verdoppelt und obwohl es jetzt schon 16mal so groß ist wie das Wissen der Menschen um die Jahrhundertwende [2]? Es ist eine ehrwürdige und vertraute Vorstellung, daß der Weg in eine akademische Zukunft bei uns am besten über das humanistische Gymnasium geht. Wer selbst in diesem Bewußtsein groß geworden ist und an dieser Vorstellung hängt, weiß, wie schwer es ist, sich in unserer so grundlegend veränderten Zeit davon trennen zu müssen.

Möglichst exakte Kenntnisse der griechischen Philosophie schaffen ohne jeden Zweifel eine gute Basis für selbständiges Denken und nichts ist ein besseres Fundament für überdurchschnittliche Leistungen im späteren Beruf als eine wirkliche „Allgemeine Bildung". Aber haben wir noch so viel Zeit, das in der Schule vermittelt zu erhalten, und ist der Ausleseprozeß der Schule wirklich optimal? Muß der Schule nicht — ganz anders als früher — der Charakter einer Vorbereitungsanstalt auf das Leben gegeben werden? Eine Frage, auf die es eine objektive Antwort nicht geben kann.

Selbst der kürzeste Überblick über unser Bildungswesen erlaubt es, die Feststellung, die 1967 der damalige französische Erziehungsminister

---

[1] H. Dichgans: Das Unbehagen in der Bundesrepublik. Düsseldorf-Wien 1968.
[2] R. Proske: Ausblick auf das Jahr Zweitausend. Fernsehsendung.

ALAIN PEYREFITTE für seine Verwaltung von der Tribüne des französischen Parlaments herab traf: „Das Schulwesen ist der Ausbeutung äquatorialer Urwälder vergleichbar — man sucht sich ein paar schöne Bäume heraus und verbrennt den Rest", ohne allzu große Abwandlung auch auf unsere Verhältnisse zu übertragen.

Aber versuchen wir zunächst, Vorstellungen über den heutigen Bildungsstand zu gewinnen. 1962 haben z.B. Israel 8,4%, Japan 7,2%, die DDR 6,0% ihres Nationaleinkommens für ihr gesamtes Schul- und Hochschulwesen aufgewendet, die Bundesrepublik Deutschland dagegen nur 3,7% [1]. Diese Zahlen bekräftigt KARL MEHNERT mit der Aussage, daß unser schwerstes Versagen auf dem Gebiet der Schule liege. Die Prüfung, welche Fächer bei uns am meisten bevorzugt werden und in welchem Verhältnis die altsprachlichen Fächer zu den naturwissenschaftlichen, insbesondere Mathematik, Physik und Chemie, stehen, läßt erkennen, daß in der Bundesrepublik Deutschland der altsprachliche Unterricht in den Stundenplänen der altsprachlichen Schultypen mit 27% der Pflichtstundenzahl einen besonders wichtigen Platz einnimmt. In den sowjetischen Stundentafeln kommen diese Fächer überhaupt nicht vor. Unter den Wahlfächern der amerikanischen High Schools nehmen sie nur einen sehr beschränkten Platz ein [2]. Auch der französische Minister PEYREFITTE beklagte die Unterordnung aller Bildungszweige unter die „edle Laufbahn" der humanistischen Studien.

Bei dem Versuch, den Wert der humanistischen Fächer im Schulunterricht für den Chirurgen zu beurteilen, wird man davon ausgehen, daß Kenntnisse im Lateinischen notwendig sind, die zwar über das Einfachste hinausgehen, aber nicht mehr die früher angestrebte Perfektion erreichen müssen. Die Denkschulung, die gerade die Beschäftigung mit dem Lateinischen vermittelt, ist neben der Kenntnis der medizinischen Fachsprache der wichtigste Effekt.

Die früher und vielfach noch jetzt geübte bewußte Vernachlässigung aller technischen Fächer entspricht dagegen keineswegs mehr den Erfordernissen — so schwer es dem bewußten Humanisten auch wird, das einzugestehen und niederzuschreiben. Trotzdem sei schon jetzt darauf verwiesen, daß trotz aller naturwissenschaftlichen Erweiterung die erneute Hinwendung zur geisteswissenschaftlichen Seite der Medizin eines der Erfordernisse unserer Zeit ist. CHARLES LICHTENTHAE-

---

[1] K. MEHNERT: Der Deutsche Standort. Stuttgart 1967.
[2] R. POIGNANT: Das Bildungswesen in den Ländern der EWG. Braunschweig 1966.

LER wendet sich mit Nachdruck an seine Hörer: „Sehen Sie dem Untergang der humanistischen Studien nicht lautlos zu! Die Deutschen sind dabei, einen der schönsten Äste am eigenen Baum der Erkenntnis abzusägen — ein schicksalhafter Fehler, der sich auch politisch rächen wird"[1].

Neben dem Inhalt der Schulbildung bedarf die Frage nach dem Verhältnis zwischen Dauer und Nutzeffekt einer sorgfältigen Überprüfung. Dabei dürfte es sich mit großer Wahrscheinlichkeit ergeben, daß Konzentration des Stoffes und Vermeidung zwar bequemen, aber unrationellen Leerlaufs weitere wichtige Reformaufgaben stellen.

Dazu gehört auch ein Durchdenken und gegebenenfalls baldiges mutiges Praktizieren neuer Formen des programmierten Unterrichts, unter Umständen mit Hilfe von Lehrautomaten. Damit würde der Lehrermangel zwar nicht paralysiert, jedem Schüler aber die seiner Begabung und Auffassungsgabe gemäße Stoffmenge und -Auswahl geboten und überdies das so hinderliche „Geleitzugsystem" vermieden, das die ganze Klasse zur Ausrichtung auf das Niveau des Langsamsten und Unbefähigsten zwingt[2].

Für den zukünftigen Beruf von besonderer Bedeutung ist es, daß man alle Bildungsreserven mit wirkungsvollen soziologischen und psychologischen Methoden ausschöpft, d.h. nicht nur quantitativ, sondern auch individuell unter Beachtung der speziellen Anlagen des Schülers und damit qualitativ optimaler Auslese[3, 4].

Hat man sich denn jemals darüber Gedanken gemacht, nach welchen Kriterien die Eignung eines jungen Menschen zum Arzt, und speziell zum Chirurgen, ermittelt werden kann? Der Gedanke, eine Barriere etwa nach 1 bis 2 Semestern (bzw. — dem Entwurf einer neuen Approbationsordnung vom 20. 9. 1969 entsprechend — nach dem ersten Studienjahr) durch eine Eignungsprüfung aufzurichten, ist beim Mediziner abwegig, weil er in dieser Zeit keinerlei fundierte Beziehung zu seinem späteren Beruf gewinnen kann — sieht man von dem Pflegedienst ab, der keine Selektion zuläßt und überdies mit dem gleichen (zweifelhaften) Nutzen auch dem Studium vorgeschaltet wer-

---

[1] CH. LICHTENTHAELER: Hippokrates und die wissenschaftliche medizinische Theorie. München 1967.

[2] K. STEINBUCH, a.a.O.

[3] K. STEINBUCH, a.a.O.

[4] W. MÜLLER-OSTEN: Die Wissenschaft vom Beruf des Chirurgen. Langenbecks Arch. klin. Chir. 322, 221 (1968).

den könnte. Allein die Tatsache, daß damit ganz unnötig und ohne Aussagewert weitere Zeit geopfert werden müßte, verweist diesen Weg ins unpraktikabel Theoretische.

Dagegen wäre eine schon während der letzten Schuljahre durchgeführte systematische Eignungsprüfung jedes Schülers unter Umständen ein diskutables Verfahren, das spätere Verschleudern kostbarer Studienzeit an der falschen Stelle zu verhindern und dem Zweifelnden die Berufswahl zu erleichtern.

Endlich sollte doch das Wort wirkliche Geltung erhalten, das uns als Schüler bis zum Überdruß vor Augen geführt wurde: „Non scholae, sed vitae discimus". Man war — und ist? — vielfach der Meinung, daß die Worte „scholae" und „vitae" verwechselt werden, so wie es der jüngere SENECA auch wirklich boshaft geschrieben hat.

Die Explosion des Wissens, dessen Halbwertzeit sich laufend verringert, läßt es nicht mehr zu, daß die Schule mehr ist als eine möglichst komprimierte und gut genutzte Vorbereitungszeit. THEODOR MOMMSEN hat in seiner Rektoratsrede 1874 bereits gesagt: „Man vergißt dabei, daß die Universität wie das Gymnasium in der Hauptsache eine propädeutische Anstalt ist und eine Menge von Gegenständen der Forschung notwendigerweise dem Selbststudium überlassen bleiben muß" [1].

Jeder 20. Einwohner der 11-Millionen-Stadt Tokio ist z.Z. Student, 1972 werden in Japan (nach „Newsweek") 30% der Schulabgänger, 1990 die Hälfte ein Hochschuldiplom haben. Von den 181 Millionen Bewohnern des EWG-Gebietes sind z.Z. 16% Schüler oder Studenten. In den USA waren es schon 1963, dem letzten statistischen Erfassungsjahr, 24,3% aller Nordamerikaner. Innerhalb der EWG hat nach einer Statistik der EWG-Kommission die Bundesrepublik Deutschland mit 13,9% nach den Niederlanden (19,8%), Frankreich (19,2%), Belgien (18%), Italien (15,4%), Luxemburg (15%) den geringsten Prozentsatz von Schülern und Studenten.

Vergleicht man die amerikanischen Schulsysteme mit dem unsrigen, so fällt dort die Begrenzung auf eine kleine Anzahl von Fächern und seine frühzeitige Ausrichtung auf Neigung und Interesse des Schülers auf. Obwohl die Dauer mit 12 Jahren nicht wesentlich geringer ist als bei uns, erreichen doch beispielsweise in Kalifornien 90% der Schüler ein High-School-Diplom, bei uns aber nur 8% das Abitur [2].

---

[1] Zit. nach H. DICHGANS, a.a.O.
[2] H. DICHGANS, a.a.O.

Ist der sicher unterschiedliche Wert dieses Abschlusses von solcher Bedeutung, daß eine enorme Zahl von Schülern auf der Strecke bleiben muß? Und — was noch wichtiger ist — ist die Schulvorbildung für die Leistung im Beruf wirklich so ausschlaggebend, um nur so Wenigen eine Qualifikation auszustellen, die nichts mehr beinhaltet als nur die Chance für einen gehobenen Beruf zu haben? Und schließlich: Sind die amerikanischen Chirurgen mit ihrer — von uns gern etwas geringschätzig betrachteten — Schulbildung schlechter als unsere?

Solches Zieldenken auf den späteren Beruf liegt uns noch fern. Wir hatten lange Jahre gute Gründe, es nicht aufkommen zu lassen. Je früher wir uns aber auf die Realitäten unserer Zeit besinnen, um so weniger laufen wir Gefahr, den Anschluß zu verlieren.

Es ist besorgniserregend, wenn im Vorwort zu der Studie über „Das Bildungswesen in den Ländern der EWG", deren Autor der weltbekannte französische Erziehungsplaner RAYMOND POIGNANT ist, Prof. HANS WENKE schreibt: „Das Buch stellt fest, daß die Entwicklung des Bildungswesens innerhalb der EWG nicht mit der Entfaltung der Wirtschaft Schritt hält, und es führt den Nachweis, daß dessen gegenwärtiger Stand hinter dem der Vereinigten Staaten und der Sowjetunion zurückbleibt" [1].

J. J. SERVAN-SCHREIBER begründet die „Amerikanische Herausforderung" u.a. damit, daß von allen Studenten in der Welt, die Universitäten besuchen, ein Drittel Amerikaner sind. 43% der Jugendlichen zwischen 20 und 24 Jahren sind an Universitäten oder Hochschulen immatrikuliert, in Deutschland 7,5% [2].

Sind also Zeitraffung, Konzentration auf wichtigste Unterrichtsstoffe unter frühzeitiger Berücksichtigung von Begabungsrichtung und Neigung, Verzicht auf kleinliche Kompensation zugunsten des jeweils verschiedenen Bildungsziels des Schülers einige der wesentlichen Voraussetzungen für eine Unterrichtsreform, so sollten Abschluß und Ziel der Schulbildung ebenfalls überprüft werden. Ist das gleichmäßige Abitur wirklich die alleinige Voraussetzung für alle gehobenen Berufe? Oder läßt sich nicht eine Differenzierung finden, die keinen Prestigeverlust bewirkt?

---

[1] R. POIGNANT: Das Bildungswesen in den Ländern der EWG. Eine Studie zum Vergleich mit den Vereinigten Staaten, Großbritannien und der Sowjetunion. Februar 1967.
[2] J. J. SERVAN-SCHREIBER: Die Amerikanische Herausforderung. Hamburg 1968.

Die Frage einer Umgestaltung der Oberstufe der Gymnasien in eine „Studienstufe", die der Deutsche Philologen-Verband empfahl, ist eine Alternative zu Überlegungen, künftig zwei Arten von Abiturzeugnissen zu vergeben, nur eine davon mit Hochschulreife. Die „Studienstufe" soll zum wissenschaftlichen Studium hinführen und in einer neuen Organisationsform die Grundlage zu flexibler Zusammenstellung der Fächer und Differenzierung des Anspruchsniveaus bieten.

Die Bildungskommission des Deutschen Bildungsrates schlägt vor, zwei neue Arten des Abiturs einzuführen. Das Abitur I soll den Abschluß nach 10 Schuljahren bilden. Das Abitur II soll nach 12 oder 13 Schuljahren abgenommen werden.

Die Abschlüsse und Qualifikationen der weiterführenden Schulen sollen die Angelpunkte für eine Bildungsreform sein, da sie die Gelenkstellen zwischen Schule und Arbeitsfeld bilden. Weder die herkömmlichen Abschlüsse nach 8 oder 9 Schuljahren noch das Abitur könnten die Funktion solcher Gelenkstellen erfüllen. Das Abitur sei zu einseitig auf die Hochschulreife ausgerichtet: „Wer heute Abitur macht, dem bleibt wenig Anderes und nichts Besseres zu tun übrig als zu studieren". Die bisherigen Abschlüsse nach 8 oder 9 Jahren vermittelten außerdem nicht die zunehmend von der Arbeitswelt verlangten Fertigkeiten und Kenntnisse. Die von der Kommission vorgeschlagenen neuen Abschlüsse sollten Bildungsgänge beenden und zugleich neue Wege in weiterführende Bildungsgänge und/oder ins Berufsleben eröffnen.

Im einzelnen soll das neue Bildungssystem folgendermaßen aussehen: Das Abitur I, das innerhalb des gegenwärtigen Schulsystems in der Regel mit 16 Jahren zu erwerben ist, tritt als qualifizierter Abschluß neben den bloßen Abgang von der Hauptschule. Es ist zu erreichen nach Abschluß der 10. Klasse „aufgrund der Leistungen, die durch ein kombiniertes Verfahren von kontinuierlichen Leistungserhebungen während der letzten beiden Jahre und durch Prüfungen nachgewiesen werden".

Die Bildungskommission spricht sich im Interesse einer allgemeinen Erhöhung des Niveaus dafür aus, möglichst viele Jugendliche anstelle des einfachen Schulabganges zu dem neuen qualifizierten Abschluß zu führen. Ziel müsse die Erweiterung der Vollzeitschulpflicht bis zur Vollendung des 16. Lebensjahres sein, damit künftig alle Schüler mindestens das Abitur I erreichten.

An die Stelle des bisherigen Abiturs tritt das Abitur II. Es soll je nach persönlicher Leistungsfähigkeit und Lerngeschwindigkeit nach einem 2- oder 3jährigen Oberstufenkurs erreicht werden und eine dreifache Funktion erfüllen, indem es Zugang zu den wissenschaftlichen Hochschulen oder Fachhochschulen, zu anderen Ausbildungsgängen und zum Berufsleben eröffnet. Demzufolge muß auch die gymnasiale Oberschule differenziert und auf die verschiedenen Ziele hin ausgerichtet werden.

Die Untersuchungen des Instituts für Bildungsforschung in der Max-Planck-Gesellschaft haben eine durchschnittliche Ausfallsquote von Studenten, die an deutschen Hochschulen scheitern, von 31,6% ergeben. Dabei liegt — wie Oberstudienrat ERICH WEINGARDT berichtet [1] — in den naturwissenschaftlich-medizinischen Disziplinen der Anteil der Versager relativ hoch, wenn es sich um Absolventen sprachlicher Gymnasien handelt. Daraus ergibt sich der Vorschlag, Bewährungskontrollen einzubauen, die eine kritische Überprüfung der prognostischen Qualität des Reifezeugnisses ermöglichen.

Die nächste — mindestens ebenso wichtige — Frage wäre, ob das Abitur einer entsprechend gleichwertigen Schule nun zu jedem Studium berechtigt oder ob nicht Ausleseprinzipien vorgeschaltet werden sollten. Zwar steht es außer Zweifel, daß eine große Zahl von diplomierten Schulabsolventen schon wegen der immer steigenden geistigen Anforderungen vieler Berufe notwendig ist. Aber es ist keineswegs gleichgültig, ob sich — aus welchen Gründen auch immer — zeitweilig große Studentenmengen auf ein Studium stürzen, ohne daß irgendeine Eignungsprüfung dafür abgelegt wurde.

Bestehen dann aus räumlichen, personellen und finanziellen Gründen Aufnahmeschwierigkeiten, dann kann ein etwa notwendig werdender Numerus clausus schwerlich nach den Abiturzeugnissen reglementiert werden. Wer wüßte nicht, wie gering die Aussagekraft der Noten im Reifezeugnis für die Eignung zum Beruf ist! Trotzdem hat man bisher kein besseres Verfahren gefunden als die Abiturzensuren zur Grundlage für die Zulassung zu nehmen, obwohl jedermann weiß, daß es kaum ein schlechteres Selektionsprinzip gibt.

Wie wenig diese auf ganz verschiedener Grundlage und unter total unterschiedlichen Bedingungen entstandenen Noten über die Qualifi-

---

[1] E. WEINGARDT: Wieviel ist das Abitur wirklich wert? Die Welt 25 (1967).

kation zum Arzt aussagen, bestätigen die Untersuchungen des Kieler Anatomen ALKMAR VON KÜGELGEN. Er hat die 71 Kandidaten, die von 1965 bis 1968 an der Universität Kiel das Physikum mit „Sehr gut" bestanden haben, dahingehend überprüft, ob sie nach den geltenden Zulassungsbedingungen überhaupt zum Medizinstudium zugelassen worden wären. Daraus ergab sich, daß 37 von diesen 71 gar nicht hätten Mediziner werden können, wenn man Abiturienten mit einer Durchschnittsnote 3,2 oder schlechter nicht zum Medizinstudium zugelassen hätte. An manchen Universitäten liegt die Grenze jedoch bei 2,6. KÜGELGEN hat bei diesen 71 Kandidaten der Medizin anstelle der wenig oder gar nichts über die spätere Berufseignung aussagenden Abitur-Zeugnisse andere Kriterien gefunden, die viel eher eine Aussage zuließen, die er unter dem Begriff „Allgemeiner Eindruck" zusammenfaßt: Musikalität (als Ausdruck des Einfühlungsvermögens, der Reaktionsschnelligkeit und Auffassungsgabe), Handschrift, sprachliche Ausdrucksfähigkeit, persönlicher Habitus und Stil. Man nähert sich auf diese Weise wohl am ehesten den Merkmalen, die eine sorgfältige psychologische Eignungstestung besser als Kriterien für eine besondere Befähigung zum ärztlichen Beruf ergeben dürfte.

Die Erarbeitung schlüssiger Untersuchungsmethoden ist auch noch aus einem anderen Grunde notwendig. Es ist wegen der häufig enormen Studienkosten selbst im freiheitlichsten System nicht gleichgültig, ob weit mehr Schüler ein Studium beginnen als vernünftigerweise Erfolgschancen für sie in diesem Studium bestehen.

Ein völlig offenes Kapitel ist die Arbeitsmarktforschung. Sie befindet sich nach dem Urteil des Direktors des Instituts für Arbeitsmarkt- und Berufsforschung in Erlangen, Dr. DIETER MERTENS, „noch durchaus in dem Stadium, in dem sich die Medizin befand, als man erstmals Anatomie betrieb"[1].

So kommt es, daß in einem Zeitungsartikel zu lesen ist: „Wer heute in Deutschland Medizin studieren will, muß die Geduld eines Fakirs, die Übersicht eines Feldherrn und die Ausdauer eines Olympiakämpfers besitzen"[2].

Der Wissenschaftsrat schlägt für die Aufnahme in die Universitäten folgende Regelung vor:

---

[1] Der Spiegel, Nr. 27/69.
[2] J. WEITZEL: Mühseliger Weg zum Medizinstudium. Die Welt **123** (1969).

1. Regelverfahren: Die Aufnahme erfolgt aufgrund der für die allgemeinen oder studienspezifischen Leistungsgebiete festgesetzten Leistungsgrade, die in Zusammenarbeit von Schulen und Hochschulen zu bestimmen sind. Dieses Kriterium ist hinreichend, sofern genügend Studienplätze zur Verfügung stehen.

2. Wenn die Zahl der Studienbewerber die Zahl der Studienplätze übersteigt oder einzelne Fächer wegen ihrer besonderen Ausrichtung spezielle Voraussetzungen erwarten müssen, ist über das Regelverfahren hinaus ein zusätzliches Auswahlverfahren („Spezielle Verfahren") notwendig. Kriterien dafür sollten noch erarbeitet werden. Dabei sei zu klären, ob Tests genügen oder eine persönliche Fühlungnahme zwischen Studienbewerber und Hochschule erforderlich ist, ob das Verfahren zentralisiert sein soll und ob die Auswahl aufgrund der Leistung oder aufgrund anderer Faktoren erfolgt.

Die Frage, was aus denen werden soll, die nach dieser Regelung vom Studium ausgeschlossen werden, ist nach Ansicht des Wissenschaftsrats allein durch entschiedene Umstrukturierungen sowohl im Schul- als auch im Hochschulbereich sowie in den Berufs- und Laufbahnbestimmungen zu beantworten.

Die „Empfehlungen des Wissenschaftsrats zum Ausbau der wissenschaftlichen Hochschulen bis 1970" waren bereits bei ihrer Veröffentlichung bezüglich der Kapazitätsplanung von den Ereignissen überholt. Hatte der Wissenschaftsrat eine Schätzung von 210 000 Studenten zugrunde gelegt, auf die von 1970 an die Hochschulen vorbereitet sein sollten, so waren bereits 1966/67 rund 256 000 Studenten immatrikuliert.

Für 1980 hat der Wissenschaftsrat 460 000 Studierende geschätzt. Die Zahl ist — bei Hinzurechnung der Pädagogischen Hochschulen, der Ingenieurschulen und der höheren Fachschulen unter dem Dach der sog. „Gesamt-Hochschule" — mit rund 800 000 sicher nicht falsch bemessen.

Zu der deshalb notwendigen Studienbeschränkung erklärt die Westdeutsche Rektorenkonferenz (WRK) 1968: „Die Einführung des Numerus clausus ist eine Notmaßnahme. Sie kann das Problem der Überfüllung nicht lösen, bringt es aber verschärft zum Ausdruck." Die zentrale Registrierstelle der WRK erfaßte für das Wintersemester 1968/69 über 10 200 Bewerbungen um Zulassung zum Medizinstudium, während nur ungefähr für ein Drittel der Bewerber Studienplätze zur Verfügung standen.

Die Bundesassistentenkonferenz greift den Numerus clausus mit der Begründung an, es gäbe keine Kapazitätsengpässe, die nicht bei Einsatz genügender Mittel kurzfristig abgebaut werden könnten. Der Numerus clausus sei im Grunde deshalb noch nicht abgeschafft, weil man ihn einfach nicht abschaffen wolle. Dahinter stehe zum Teil ein „statischer Begabungsbegriff und ein elitärer Leistungsbegriff" der Hochschullehrer, denen der Numerus clausus teilweise sogar, wenn auch nicht offen zugegeben, ganz gelegen käme.

Die Zulassungsbeschränkungen einzelner Universitäten sind bereits gerichtlich mit unterschiedlichem Erfolg angefochten worden. In einer soeben veröffentlichten Zusammenstellung der Westdeutschen Rektorenkonferenz [1], die 24 medizinische Fakultäten enthält, die für das Studium der Medizin den Numerus clausus eingeführt haben, haben von diesen 24 Fakultäten 9 einen Numerus clausus für alle Semester, 13 einen solchen für Anfangssemester, 10 für mittlere Semester und 2 für höhere Semester anordnen müssen. Daraus ergibt sich, daß nur eine Fakultät Anfänger und mittlere Semester aufnehmen kann, 4 Fakultäten mittlere Semester und 13 höhere.

Erschreckender kann das Fehlen jeglicher Vorausschau nicht deutlich gemacht werden. In einer Zeit extrem gesteigerter Wettbewerbsanforderungen ist aber gerade dieser Mangel und das damit dokumentierte bedenkenlose Sich-Treiben-Lassen in alten Fahrbahnen der sicherste Weg, den Herausforderungen der Konkurrenten zu unterliegen. An seine Stelle sollte treten: Eine beschleunigt durchgeführte Analyse und eine baldige über Kompetenzgrenzen hinausgreifende Anpassung an diese von den Bildungsidealen des 19. Jahrhunderts weit entfernte Zeit.

---

[1] Übersicht über Hochschulen und Fächer mit einem Numerus clausus für das Wintersemesters 1969/70. Die Welt 218 (1969).

Das Studium

Das Ziel des Medizin-Studiums ist die Ausbildung zum Arzt (oder nach einer überholten Terminologie: zum Praktischen Arzt). Prüft man den seit Jahrzehnten kaum veränderten Ausbildungsgang und stellt die Frage, ob das Ziel — die Ausbildung zum Arzt — erreicht wird, so stößt man auf eine große Zahl von Bedenken, Einschränkungen und Klagen, die teilweise ebenfalls seit langer Zeit vorgetragen werden, aber — wenigstens bislang — keine Berücksichtigung fanden. In gewisser Form soll der Entwurf einer neuen Approbationsordnung dem nun Rechnung tragen.

Am klarsten sind diese Klagen schon 1959 von SEWERING in seiner Begründung der Ärztetagsvorlage „Vorschläge zur Reform der ärztlichen Ausbildung" formuliert worden:

1. Die ärztliche Ausbildung in Deutschland ist in ihren früheren Formen, die zweifellos einmal Weltgeltung hatten, erstarrt; es wurde versäumt, sie der Entwicklung der Medizin der letzten Jahre anzupassen.

2. Die Ausbildung ist viel zu weitgehend im Theoretischen verfangen, sie vermittelt viel zu viel Wissen, aber nicht annähernd das notwendige praktische Können.

3. Der Student ist in weitestem Umfange sich selbst überlassen. Es fehlt der ständige persönliche Kontakt mit dem Lehrer, die Betreuung, die Leistungskontrolle [1].

Von diesen Forderungen ist auch in den vergangenen 10 Jahren kaum etwas verwirklicht worden. Der Gedanke, in einer Zeit der Explosion des Wissens das Studium systematisch inhaltlich und zeitlich zu komprimieren und allein auf das für den (Praktischen) Arzt Wichtigste abzustellen, blieb weiter ein Wunschtraum. Statt dessen nimmt es auch

---

[1] H. J. SEWERING: Reform des Medizinstudiums. 62. Deutscher Ärztetag 1959.

jetzt noch einen Verlauf, als wären die stürmischen Entwicklungen der letzten Jahrzehnte nicht erfolgt.

Daß das Wachstum des Wissensschatzes wie in der Schulbildung oft auch im Studium eine Konzentration und damit eine Einengung des Studienplanes bedingt, mag man durchaus bedauern. Sie aber nur deshalb zu unterlassen, um dem Studenten einen möglichst breiten Einblick in die gesamte Grundlage der Medizin zu vermitteln, ist leider illusionär. Ein solches Ziel wäre nur bei einer beträchtlichen zeitlichen Ausdehnung wirklich erreichbar. Und gerade sie muß vermieden werden.

Stoffliche Konzentration, Verzicht auf entbehrliche Prüfungsfächer (z.B. Botanik und Zoologie), Hinzunahme bisher vernachlässigter, für den Arzt aber unerläßlicher Aufgabenbereiche (z.B. Psychologie, Standeskunde) bei deutlicher Verkürzung der Studiendauer müssen unausweichliche Nahziele sein [1].

R. NISSEN spricht in diesem Zusammenhang von der „Notwendigkeit, die Trennung von Hauptfächern (wozu Allgemeine und Spezielle Pathologie, Innere Medizin, Chirurgie, Geburtshilfe, Pädiatrie, Sozial- und Praeventiv-Medizin gehören) und Nebenfächern wesentlich stärker zu betonen". Er verlangt, daß nur die Hauptfächer obligatorische Examensfächer seien und von den Nebenfächern Prüfungen nur in einem oder zwei Fächern durchgeführt werden sollten, die jeweils kurz vor dem Examenstermin durch Los für den einzelnen Kandidaten entschieden werden sollten [2].

Daß die Psychologie, die selbst von jedem „Laien" als eine selbstverständliche Voraussetzung für die Ausübung des ärztlichen Berufes angesehen wird, noch immer nicht Prüfungsfach ist [1], erscheint um so erstaunlicher, als schon vor 50 Jahren HELLPACH den folgenden Satz aussprach: „Dem Mediziner die Einführung in die angewandte Psychologie vorenthalten, heißt heute den Arzt von einem wesentlichen Stück seiner Bedeutung und Leistung im öffentlichen Leben abschneiden" [3].

---

[1] Jetzt endlich bahnt sich mit dem Entwurf einer neuen Approbationsordnung ein Wandel an (Näheres s. S. 28).

[2] R. NISSEN: Studienreform. Vortrag vor der Nordwestdeutschen Chirurgenvereinigung.

[3] HELLPACH, zit. nach SEWERING: Reform des Medizinstudiums. 62. Deutscher Ärztetag.

Die bisher nahezu vollständige Vernachlässigung der Psychologie im deutschen Medizin-Studium beruht auf der unveränderten Überwertung des naturwissenschaftlichen Aspekts, wie er sich seit dem 19. Jahrhundert erhalten hat. Statt einer sachlichen Einbeziehung des wichtigen ärztlichen Aufgabengebietes der Psychologie in die medizinische Ausbildung wird ihm allzu gern noch ein Beigeschmack des Pseudo-Wissenschaftlichen, Versponnenen, Unrealistischen verliehen.

Es darf auch nicht verkannt werden, daß in der heutigen Medizin neben die organische und psychologische eine dritte Dimension getreten ist: Die soziale und kulturelle [1]. Auch auf sie kann in der Ausbildung nicht verzichtet werden.

Trotz dieser hinzukommenden ist im ganzen eine Reduzierung der Aufgaben an der Universität unerläßlich. So uneingeschränkt der Satz Geltung behalten muß, daß „Arztsein ein lebenslanges Studium" bedeutet, so sicher haben die Mahner recht, daß von der „Überlänge der Ausbildung ... eine abschreckende Wirkung" ausgeht. „Vitale und aktive Jugendliche, die vorzügliche Akademiker hätten werden können, wenden sich Berufen zu, in denen sie früher zur Selbständigkeit kommen. Die überlange Ausbildung übt — abgesehen von der negativen Auslese — einen ungünstigen Einfluß auf die Persönlichkeit aus, indem sie eine lebenslängliche Schülermentalität züchtet [2]."

Der gleiche Autor führte zu diesem Thema im Rahmen des 14. Hochschulverbandstages im Juli 1964 aus: „ROLLHAGEN hat mit Recht darauf aufmerksam gemacht, daß das Lebensalter von 25 bis 35 Jahren besonders reich an Einfällen und Aktivität ist ... HEISENBERG und BUTENANDT haben die Erkenntnisse, die mit dem Nobelpreis ausgezeichnet wurden, in einem Alter entwickelt, in dem kaum eine deutsche Universität sie heute zum Doktor promovieren würde ... Statt die Fähigkeiten dieser Altersklassen zu nutzen, behandeln wir heute erwachsene Menschen viel zu lange wie Schüler ... Daß die Studienzeit nicht nur verkürzt werden muß, sondern auch verkürzt werden kann, hat HEISENBERG in seinem bemerkenswerten Brief vom 7. Januar 1964 an den Präsidenten der Konferenz der Kultusminister bestätigt. Er hat vorgeschlagen, das Studium im allgemeinen auf höch

---

[1] B. D. PAUL, zit. nach T. CHRISTIAN in M. PFLANZ: Sozialer Wandel und Krankheit. Stuttgart 1962.
[2] H. DICHGANS: Die Ausbildung des Arztes. Der Krankenhausarzt 11 (1964).

stens 4 Jahre zu begrenzen. Er ist der Meinung, daß in diesen 4 Jahren eine akademische Grundausbildung vermittelt werden kann, die dann später nach den speziellen Bedürfnissen des einzelnen Arbeitsplatzes ergänzt werden müßte" [1].

Eine Modernisierung sollte z.B. auch der Unterricht in Anatomie erfahren. Der Mangel an Sektionsmaterial und die Überfüllung der Präpariersäle erschweren die bisher geübten Unterrichtsverfahren. R. Nissen schlägt vor, auf anatomische Sezierübungen ganz zu verzichten, zumal dadurch die Kenntnis der Anatomie nicht eindeutig vertieft würde. Die Demonstration von fertiggestellten Präparaten aus plastischem Material sei unvergleichlich instruktiver. „Der früher gültige Gesichtspunkt, daß die Dissektion eine Art Einführung in die chirurgische Technik ist, darf heute wegfallen. Die Präpariertechnik ist grundsätzlich verschieden von der Technik operativer Freilegung, und die große Zahl verfügbarer Chirurgen hat mittlere und große Chirurgie aus dem Tätigkeitsfeld des Praktischen Arztes genommen [2]."

Die unvermeidliche Aufgliederung des Studiums in zwei grundlegend verschiedene Teile, den vorklinischen und den klinischen, hat zur Folge, daß der Student erst nach dem Physikum zum ersten Mal mit ärztlicher Tätigkeit in echte Berührung kommt und damit erst nach Jahren eine Überprüfung seiner Berufswahl vornehmen kann. Wegen der Besonderheiten des bisherigen Studienganges ist ihm das selbst zu diesem Zeitpunkt nur schwer möglich. Er kann auch dann die Medizin nur „von ferne sehen" und selbstkritisch und überlegt kaum entscheiden, ob er sich für einen Beruf auch eignet, der ohne eigene Beurteilungsmöglichkeit vor ihm abläuft. Die kurze Famulaturzeit zwischen den Semestern gewährt nicht allen Studenten den erforderlichen richtigen Einblick in ihren späteren Beruf — abgesehen davon, daß viele Studenten die lange studienfreie Zeit (nicht immer aus zwingenden Gründen) zu berufsfremder Erwerbstätigkeit benutzen.

Die allzu späte Überprüfbarkeit der Eignung verweist auch die Vorschläge des Wissenschaftsrats, das Medizin-Studium frühzeitig zu teilen und einen naturwissenschaftlichen Teil auszugliedern [3], allzu sehr in den Bereich der Theorie. Ein Student, der schon jetzt über

---

[1] Zit. nach G. Maurer: Zum Entwurf einer neuen Bestallungsordnung. Der Krankenhausarzt 10 (1964).
[2] R. Nissen, a.a.O.
[3] Empfehlungen des Wissenschaftsrates.

mangelnde Anleitung klagt [1], ist überfordert, wenn er eine solche Entscheidung in einem Zeitpunkt treffen soll, in dem er mit dem ursprünglich gewählten Beruf praktisch noch in keiner Form Berührung erlangt hat.

Zwar steht es außer Zweifel, daß das Fehlen einer methodischen Schulung zu selbständiger wissenschaftlicher Arbeit während des Studiums die Heranbildung qualifizierten Nachwuchses für die medizinische Grundlagenforschung erschwert [2]. Aber der Mediziner, der sich im 7. Semester entschließt, sich ausschließlich der theoretischen Medizin zuzuwenden, hat bis dahin auch mit der Klinik keinen ernsthaften Kontakt gewinnen können und wird ihr und ihren Gegebenheiten deshalb stets fernstehen. Ein solcher Theoretiker kann der praktischen Medizin nicht wesentlich stärker verbunden sein als etwa der reine Naturwissenschaftler, wird diesem gegenüber aber stets um mindestens 3 verlorene Ausbildungsjahre nachstehen und hat doch nicht den Vorteil, durch eigene Anschauung Beziehungen zu kliniknahen Fragestellungen herstellen zu können.

Dessen ungeachtet ist auch aus anderen Gründen (unklare Zukunftschancen zwischen etablierten Berufen) der Vorschlag des Wissenschaftsrates schwerlich praktikabel.

Interessant dagegen sind die Vorschläge der Bundesassistentenkonferenz, in denen ein bezahltes Graduiertenstudium im Anschluß an das Normalstudium gefordert wird, das der wissenschaftlichen Weiterbildung dienen und nicht mit Dienstleistungen in Forschung und Lehre verbunden sein soll. Daran soll sich die Assistenzprofessur anschließen, die ihrerseits auf 6 Jahre befristet sein soll. Nach dieser Zeit können die Stelleninhaber Professoren auf Lebenszeit werden oder in Berufe außerhalb der Universität wechseln. Mit der Aufteilung in Graduierte und Assistenzprofessoren würde der bisherige Status der Assistenten praktisch zweigeteilt [3].

Die Studenten fühlen sich — mindestens im Anfang ihres Studiums — alleingelassen. Sie vermissen Rat und Anleitung ebenso wie später die Erziehung zu selbständigem und kritischem Denken, als den wichtigsten Kriterien für den Wert eines akademischen Studiums. Sie

---

[1] R. von SECKENDORFF: In: Der Spiegel 16 (1969).
[2] Deutsche Forschungsgemeinschaft: Zur Lage der medizinischen Forschung in Deutschland. Wiesbaden 1968.
[3] Deutsches Ärzteblatt 43 (1969).

erblicken eine der Ursachen für dieses Versäumnis in der Tatsache, daß ihnen nach dem Physikum eine große Zahl völlig neuer Fächer angeboten wird, daß aber eine Koordination dieser Einzelfächer ebenso fehlt wie „eine Art von Konzeption der Gesamtmedizin"[1]. Der junge Mediziner, so wird geklagt, „lernt drauflos", wobei der größte Teil des Lehrstoffes unbewältigt bleibt. Er wird dann nach 6 Semestern durch Stress-Arbeit aufgeholt[2].

In diesem Zusammenhang ergibt sich die Frage, ob die Vielzahl der Fächer zur Erreichung des Lehrzieles unerläßlich ist bzw. wo Einsparungen oder Ergänzungen möglich sind. Damit untrennbar verbunden ist das Problem der Studienzeitverkürzung.

Da sich kein Spezialfach im Allgemein-Studium für entbehrlich hält, ist eine Reform aus der Universität heraus extrem schwer.

Mit der ständig wachsenden wissenschaftlichen Erkenntnis wird auch den scheinbar kleinsten Bereichen immer größere Bedeutung für eine im wirklichen Sinne gründliche Vorbereitung auf den Beruf zukommen.

Es ist indessen undurchführbar, einem Studenten mit einer auch nur annähernden Aussicht auf Erfolg verwertbare Kenntnisse in allen Teilen der Medizin vermitteln zu wollen, ohne ihn zu stumpfsinnigem Einpauken von mehr oder weniger verstandenen Angaben aus Kompendien zu verleiten.

Infolgedessen wird eine wirkliche Studienreform dabei zu beginnen haben, unter ausschließlicher Konzentration auf das Bildungsziel notwendigsten Wissensstoff von dem zu trennen, was einer Weiterbildung nach dem Staatsexamen vorbehalten bleiben kann. Dabei werden trotz aller durchaus ernstzunehmenden Einwände sicher einige Fächer aus dem Studienplan eliminiert werden müssen, während andere, für den jungen Arzt unerläßliche, die noch ganz oder nahezu ganz unberücksichtigt bleiben, aufzunehmen sind (vgl. dazu den Entwurf einer neuen Approbationsordnung).

HANNES KAPUSTE vom Münchner Institut für Ausbildungsforschung stellte während einer Veranstaltung des Stifterverbandes für die Deutsche Wissenschaft, an der auch die Reformexperten STAUDINGER, VON KÜGELGEN, THEWS, PAULI und VON UEXKÜLL teilnahmen, Kriterien dafür auf, welche Veränderungen des Lehrbetriebes

---

[1] E. von SECKENDORFF, a.a.O.
[2] E. von SECKENDORFF, a.a.O.

den Namen „Reform" verdienten [1]. Entscheidend hierfür sei der pädagogische Ertrag, also wie viele Studenten in einem bestimmten Zeitraum mit welchen Kosten auf welchen Standard gebracht werden. Dabei sei maßgeblich die „Informationsexplosion", mit der sowohl der Unterricht als auch der ausgebildete Arzt fertigwerden müssen. Unter „integriertem Unterricht" versteht man einen allein themen- und problemorientierten Unterricht. Sogenannte „Rückkoppelungsmechanismen" sollen dafür sorgen, daß Ansprüche, die von der Gesellschaft wie von der medizinischen Praxis gestellt werden, an die Fakultäten gelangen. HANNES PAULI, Bern, bezieht Praktiker mit in die klinische Ausbildung ein und stellt diese wie seine Studenten vor dieselben Diagnoseaufgaben. Das unterschiedliche Vorgehen und die verschiedenartigen Ergebnisse sollen miteinander verglichen werden und Informationen über die Praxis vermitteln.

Immer unter Berücksichtigung des Bildungsziels sollte — wie das Beispiel zeigt — bei der unumgänglichen Verkürzung des Studienganges eine solche radikale Reform unter Mitwirkung auch jener Ärzte erfolgen, die ohne Fach-Weiterbildung ein hinter ihnen liegendes Berufsleben kritisch überblicken und aus ihren Berufserfahrungen die dem Kliniker, der die Arbeitsbedingungen des Arztes in der Praxis nie kennengelernt hat, ja meist unbekannten Erfahrungswerte beisteuern können.

Solche Ärzte raten z.B. immer wieder dazu, die große Gruppe der Notfälle in der Chirurgie und Inneren Medizin weit mehr in den Vordergrund zu stellen — und zwar sowohl hinsichtlich der Diagnostik als auch der Therapie mit praktischen Übungen. Der Praktische Arzt muß Indikation und Durchführung der einfachen Methoden der Reanimation, der Schockbekämpfung, der Wund- und Frakturbehandlung ebenso sicher beherrschen wie die Maßnahmen bei Herz- und Kreislaufversagen. Das ist später für ihn tägliches Brot, viel mehr als die Diagnostik und Therapie seltener Ausnahmefälle, auch wenn diese in das Arbeitsgebiet des dozierenden und prüfenden Hochschullehrers gehören.

Es darf in keinem Stadium der Ausbildung außer Betracht bleiben, *wozu* die Universität ausbilden will. Der Arzt soll auf der Universität einen wohlfundierten, sorgfältig geplanten, abgewogenen und ver-

---

[1] euromed 11 (1969).

wertbaren Überblick über den augenblicklichen Stand der Medizin erwerben. Dabei muß es die vordergründige Aufgabe des akademischen Unterrichts sein, diesen Überblick so zu gestalten, daß die Universität nicht zum Repetitorium degradiert, daß nicht Lehrbuchwissen eingetrichtert wird, sondern daß neben den notwendigen Fakten auch große Zusammenhänge und Forschungsrichtungen aufgezeigt werden. Das gerade unterscheidet die Universität von der Fachschule, daß sie den Studenten befähigen soll, sich mit einem Problem in wissenschaftlichen Denkkategorien selbst auseinanderzusetzen, ohne dabei ausschließlich fixierte Formulierungen oder Gedankengänge zu rekapitulieren.

Um diesen sehr anspruchsvollen Aufgaben gerecht zu werden, bedarf es — weit mehr als bisher — in der Ausbildung eines Systems und einer interdisziplinären Zusammenarbeit.

Hier stellt sich eine Frage, die seit Jahrzehnten die Gemüter bewegt, die Frage nach dem Wert oder Unwert der großen Vorlesung im Fachgebiet im Gegensatz zur sogenannten Ringvorlesung oder zur Gruppen-Unterrichtung am Krankenbett[1]. In einer Zeit sprunghafter Steigerung des notwendigsten Wissensschatzes ist die große Vorlesung als isolierte Lehrveranstaltung nur dort wertvoll, wo im Rahmen der systematischen Abhandlung eines Themas die große akademische Lehrerpersönlichkeit aus dem Schatz ihres Wissens und ihrer Erfahrung und im Blick auf Forschungsaufgaben und Zukunftsprobleme den Studenten einen abschließenden Gesamtüberblick über das Problem geben kann. Hier steht weniger die Vermittlung von Lehrbuchwissen im Vordergrund als vielmehr eine von profunder Kenntnis der Zusammenhänge gespeiste kritische Analyse. Hier soll der Student über die Darstellung eines speziellen Krankheitsbildes hinaus die Einordnung in ein Geschehen kennenlernen. Auf diese Weise wird ihm der akademische Lehrer als der Koordinator wissenschaftlicher Fragestellungen präsentiert und gleichzeitig als das ärztliche Vorbild, dem er nachzustreben sich bemühen kann. Nur unter diesem Aspekt ist die große Vorlesung ein Gewinn. Erschöpft sie sich aber in der schulmäßigen Fakten-Wiedergabe oder gar in der Akribie subtilster persönlicher Forschungsintentionen, dann ist sie für den Studenten entweder wertlos, weil der Stoff unter Umständen aus dem Kompendium systema-

---

[1] Solche Gedanken finden sich nun erstmals in dem kurz vor Drucklegung veröffentlichten Entwurf einer neuen Approbationsordnung.

tischer zu erlernen ist, oder unverständlich, weil ihm die Voraussetzungen fehlen.

Die große Vorlesung sollte daher immer mehr eingeordnet werden in einen umfassenden Rahmen, innerhalb dessen zunächst eine Klinik das Thema aus allen Aspekten beleuchtet, oder als Fortsetzung einer solchen umfassenden Darstellung in andereren Nachbardisziplinen erfolgen. Für chirurgische Themen ergibt sich daraus eine enge Zusammenarbeit mit den ehemals chirurgischen Tochtergebieten sowie besonders mit der Inneren Klinik.

Einzelne isolierte große Vorlesungen mit jeweils wechselnden Tagesthemen sind aus fach-systematischen Gründen natürlich unentbehrlich, werden dem Studenten besonders deshalb von Wert sein, um ihm die spezielle Auffassung seines späteren Prüfers vor Augen zu führen, sollten aber nur Ergänzungen eines Gesamtplanes sein.

Da sich dieses Verfahren schon vielfach bewährt hat, rechtfertigt sich sein weiterer Ausbau und damit auch die Aufnahme dieser Ideen in den Entwurf der neuen Approbationsordnung.

R. Nissen gibt den Bericht einer Gesundheitsbehörde wieder, in dem mit bemerkenswerter Selbstzufriedenheit festgestellt worden sei, daß die ihr zugehörigen Universitätskliniken endlich von „Routinefällen" befreit und nur mit hochspezialisierten Aufgaben betraut seien. Diese „hochspezialisierten Fälle" sind — so sagt Nissen — für den Unterricht ebenso *unwesentlich* — so interessant sie vom wissenschaftlichen Standpunkt sein mögen — wie Routine- und Notfälle für die Studenten *wichtig* sind [1].

Die Schichtung des Krankengutes ist nicht nur für den Studenten von größter Bedeutung, sondern ebenso für die Assistenten, die als spätere Krankenhausärzte gerade die Fälle kennen und behandeln können sollen, die dort zum täglichen Brot gehören.

Das Praktizieren im Kolleg als Nachweis „erfolgreicher Teilnahme an der Vorlesung" hat einen nur höchst zweifelhaften Wert. Da jeder weiß, welche Bedeutung diesen Tastversuchen zumeist zukommt, erscheinen sie nur im Zusammenhang mit der seit Jahren für unerläßlich erachteten frühzeitigen klinischen Arbeit des Studenten am Krankenbett wertvoll. Erst wenn der Student sich in kleinen Gruppen gewisse Erfahrungen im menschlich-ärztlichen Umgang mit dem Kran-

---

[1] R. Nissen, a.a.O.

ken und auch erste Kenntnisse in der Diagnosestellung erworben hat, wird sein Untersuchungsversuch im Kolleg sinnvoll sein.

Neue Verhältnisse sind durch die bereits beschlossene und ab 1. Januar 1970 in Kraft getretene Änderung der Bundesärzteordnung und die bisher nur als — sehr umstrittener — Entwurf vorliegende neue Approbationsordnung eingetreten. Hier sind bedauerlicherweise sehr verwirrende Überschneidungen erfolgt, so daß wegen der erschwerten Überschaubarkeit ein vermeidbarer Wirrwarr entstanden ist.

Greifen wir deshalb aus dem „Gesetz zur Änderung der Bundesärzteordnung vom 28. 8. 1969" nur folgende Punkte heraus:

1. Das Studium der Medizin dauert mindestens 6 Jahre (Artikel 1, § 3).

2. Der Bundesminister für Gesundheitswesen regelt mit Zustimmung des Bundesrats die Mindestanforderungen an das Studium der Medizin einschließlich der praktischen Ausbildung in Krankenanstalten. In dieser Rechtsverordnung ist vorzusehen, daß die Auswahl dieser Krankenanstalten durch die Hochschulen im Einvernehmen mit der zuständigen Gesundheitsbehörde erfolgt (Artikel 1, § 4).

3. Übergangsregelungen für Medizinstudenten und Medizinalassistenten regelt Artikel 2.

Der unter dem Datum vom 20. 9. 1969 veröffentlichte Entwurf einer neuen „Approbationsordnung für Ärzte" ist von einer „Kleinen Kommission" erarbeitet worden, in der der Wissenschaftsrat, der Westdeutsche Medizinische Fakultätentag, die Bundesärztekammer, die Deutsche Krankenhausgesellschaft, die Gesundheitsbehörden der Länder, die Kultusministerkonferenz, der Bundesminister für Wissenschaftliche Forschung und der (inzwischen aufgelöste) Fachverband Medizin im Verband Deutscher Studentenschaften vertreten waren. Diejenigen, die dem Ergebnis der Berufsausbildung am unmittelbarsten gegenüberstehen, nämlich die Wissenschaftlichen Gesellschaften und die Berufsverbände, sind zu keiner Zeit hinzugezogen worden.

Der Entwurf definiert das Ausbildungsziel als „die wissenschaftliche Heranbildung zu einem Arzt, der mit den Grundlagen und Methoden des ärztlichen Denkens, Wissens und Handelns soweit vertraut ist, daß er zur selbständigen Ausübung des ärztlichen Berufs im Dienste der Gesellschaft befähigt ist".

Die Dauer des Medizinstudiums soll 6 Studienjahre betragen, davon 2 im vorklinischen Teil. Nach dem ersten Studienjahr kann die 1., nach dem zweiten die 2. Vorprüfung abgelegt werden. Neue Stoffgebiete im vorklinischen Teil sind Biomathematik, Medizinische Psychologie und Soziologie, Medizinische Statistik und Dokumentation. Die bisherigen Fächer Zoologie und Botanik sollen zu einer „Biologie für Mediziner" zusammengefaßt werden.

In der Famulaturzeit soll der Studierende „einen Einblick vor allem in besonders gesellschaftsbezogene ärztliche Tätigkeit gewinnen und die Möglichkeit haben, sich speziell mit sozial- und arbeitsmedizinischen Fragen vertraut zu machen".

Im klinischen Abschnitt sind unter anderm die folgenden neuen Stoffgebietsgruppen vorgesehen: Allgemeine Pathophysiologie und -Biochemie, medizinische Mikrobiologie, klinische Radiologie, Humangenetik, psychosomatische Medizin und Psychotherapie.

Das klinische Studium soll künftig 4 Studienjahre umfassen, von denen das letzte auf die durchgehende praktische Ausbildung in einer Krankenanstalt entfällt. In der Begründung für den Gesetztestext wird gesagt: „Gedacht ist an einen ganztägigen praktischen Unterricht am Krankenbett für den Zeitraum von einem Jahr. Diese praktische Ausbildung ist Bestandteil des Medizinstudiums und wird als Unterrichtsveranstaltung der Universität durchgeführt. In erster Linie werden für die Ausbildung Universitätskliniken in Betracht kommen. Da deren Ausbildungskapazitäten jedoch nicht ausreichen, ist die Heranziehung von anderen Krankenanstalten, die in personeller und räumlicher Hinsicht bestimmte Mindestanforderungen erfüllen müssen, notwendig."

Es ist ferner vorgesehen, daß der Besuch von bestimmten Pflichtvorlesungen als Voraussetzung für die Zulassung zu den verschiedenen Examina in der neuen Approbationsordnung *nicht* vorgeschrieben wird. Dadurch soll den Fakultäten mehr Spielraum bei der Gestaltung der Studienpläne und für den Ausbau moderner Unterrichtsveranstaltungen gegeben werden. Dagegen sind Vorschriften für den Nachweis des erfolgreichen Besuchs von bestimmten Kursen und praktischen Übungen vorgesehen.

Unterrichtsveranstaltungen sollen — und hier erscheint, wie erwähnt, zum ersten Mal ein alter von der Praxis her oft geäußerter Vorschlag — möglichst zu Ringveranstaltungen kombiniert werden, um durch die Integration des Lehrstoffes zu der gewünschten Rationalisierung des Unterrichts zu kommen.

Da es sich hier nur um einen Entwurf handelt, der — so hoffen wir — in dieser Form nicht „Verordnung" werden wird, ist nur eine sehr beschränkte und sehr begrenzte Stellungnahme dazu zweckmäßig.

Im Vordergrund aller kritischen Überlegungen steht dabei die Tatsache, daß manches zwar gut gedacht, aber in dieser Form schwer praktikabel sein wird. Es beginnt dabei, daß man zwar sehr einfach zwei sehr unterschiedliche Fächer (Zoologie und Botanik) durch Verordnung zusammenlegen kann, aber schwerlich die geeigneten Hochschullehrer finden wird, die diese zusammengelegten Fächer zusammen auch vertreten können.

Leider ist auch die sehr wichtige Frage des praktischen Unterrichts am Krankenbett nicht zuvor dahingehend genauestens geregelt worden, daß klargestellt wird, wie der erhebliche finanzielle Mehrbedarf gedeckt wird, wo die Studierenden untergebracht werden sollen und wie der beträchtliche Stellenbedarf an zusätzlichem Lehrpersonal befriedigt werden kann.

Auch die bis zum Perfektionismus getriebene Aufteilung der Medizin in Stoffgebiete hat — offenbar aus Gründen, die nicht unmittelbar etwas mit dem Studium zu tun haben — dazu geführt, daß einzelne Fachgebietsgrenzen ohne rechte innere Begründung übersprungen und damit Stoffverteilungen vorgenommen wurden, die sachlich nicht restlos befriedigen können. So ist z.B. in dem Stoffgebiet „Chirurgie" die gesamte Chirurgie des Kopfes überhaupt nicht erwähnt. So ist die Anaesthesiologie, weil ungenannt, offenbar weiter in der Chirurgie integriert. So ist es nicht ohne weiteres verständlich, weshalb ein Stoffgebiet, das die Bezeichnung „Dermato-Venerologie" führt, ausgerechnet neben den venerischen Krankheiten auch die „wichtigsten nicht-venerischen Genitalerkrankungen" einschließen soll und daß auch die „malignen und semi-malignen Hautveränderungen" dazu gerechnet werden.

Zur Frage der Prüfungen wird später Stellung zu nehmen sein (s. S. 25).

Die Auswahl der zur einjährigen praktischen Ausbildung ermächtigten Krankenanstalten ist in höchst bedauerlicher Weise hauptsächlich auf die Zahl der Krankenbetten und die Einrichtung des Krankenhauses abgestellt. Der wesentlichste Faktor, die persönliche Eignung des Ausbilders, ist überhaupt nicht erwähnt.

Daß die Durchführung des im Entwurf vorgesehenen Internatsjahres — mindestens zu Anfang — auf beachtliche Schwierigkeiten vielfältiger Art stoßen wird, ist vorauszusehen, darf aber niemanden abschrecken. Sie wird indessen nur dann erfolgreich sein, wenn die „Internatsstudenten" systematisch angeleitet und laufend von einem erfahrenen Facharzt betreut werden. Das vielfach geübte System der Famulatur, wo der Student mehr als lästiges Übel, das überall im Wege steht, angesehen wird denn als zukünftiger Arzt, dessen kostbare Lehrzeit so gründlich wie möglich genutzt werden muß, darf nicht Vorbild für dieses Internatsjahr werden. Auch zu der dadurch ausgelösten Personalfrage im ärztlichen Dienst wird noch Stellung zu nehmen sein.

Was sagen die Studenten dazu? Der „Arbeitskreis Kritische Mediziner" nimmt dazu in der Zeitschrift *Der Medizinstudent* Stellung[1]. Sie gipfelt in der Feststellung: Wir fordern eine Sozialisierung des Gesundheitswesens. Bei der „Analyse der Situation" kommen die Kritischen Studenten zu der Erkenntnis, daß der Arzt von heute zu einer dem Fortschritt der Medizin entsprechenden Behandlung nicht fähig sei. Er habe unter der Zwangsvorstellung eines allwissenden Medizinmannes sein Studium nur auf kurzfristige Faktenansammlungen angelegt und stehe wegen seiner einseitig, auf den rein organischen Krankheitsbegriff beschränkten Ausbildung psychosomatischen Krankheiten hilflos gegenüber. Außerdem versperre ihm das Konkurrenzdenken den Weg zur Teamarbeit. Der Arbeitskreis erhofft sich von einer Approbationsordnung die Vermittlung eines Basiswissens (unter studentischer Mitbestimmung des Lehrinhalts), das dem wissenschaftlichen Fortschritt unter dem Anspruch des Patienten gebracht wird. Damit diese Ausbildung in der Praxis aber nicht scheitere, müsse der Arzt „von ökonomischen Zwängen" freibleiben. Das Heilmittel hierfür sei die Sozialisierung[2].

Da die Freiheit des ärztlichen Standes und seine Berufsausübung eines der Fundamente unseres Berufes sind, bedarf die Freiheit des Lehrens und des Lernens schon an dieser Stelle einer kurzen Erörterung. Die akademische Freiheit ist ein vielfach mißverstandener, falsch

---

[1] Der Medizinstudent. September 1969.
[2] Der Deutsche Arzt 20 (1969).

interpretierter und deshalb auch fehlerverwerteter Begriff geworden. Freiheit ohne Verpflichtung, Freiheit ohne Selbstdisziplin bewirkt jene geistige Verwahrlosung, welche die Freiheitsidee selbst ad absurdum führt. Die Lernfreiheit hat man einmal — nicht mit Unrecht — als die „Pathologie der akademischen Freiheit" bezeichnet [1]. SCHNEIDER sagt dazu: „So eifersüchtig wir die Freiheit der Lehre bewachen müssen, so sehr müssen wir jedoch darauf achten, daß der Begriff der Freiheit des Lernens nicht zur Farce degradiert wird, zur Freiheit, unverschuldet kostbare Zeit zu verlieren und unwiederbringliche Gelegenheiten zu versäumen" [2].

---

[1] Zit. nach R. NISSEN, a.a.O.
[2] SCHNEIDER, zit. nach SEWERING: Reform des Medizinstudiums.

Die Prüfungen

„Der einer Prüfung entgegensehende Student befindet sich in einer Situation „vis-a-vis-de-rien"; kein noch so gründliches Lernen und Sich-Vorbereiten kann den Hohlraum decken, in den er mit Sicherheit stürzt, sobald er das Prüfungszimmer betritt. Er wird nun in einer Weise gefordert, für die im Lehrplan kein Platz vorgesehen war. Geistesgegenwart verlangt man von ihm, eine feste seelische Konstitution und die nachtwandlerische Fähigkeit, dem Glück der Stunde zu vertrauen und sich von den vielen Zufälligkeiten, die im Spiele sind, nicht verwirren zu lassen" [1].

Niemand, der sich je einer akademischen Prüfung unterziehen mußte, wird diese absolute Ausnahmesituation nicht verspürt haben. Niemand wird nicht von unvorhersehbarem Glück, schandbarem Pech, von zahllosen Unwägbarkeiten und Zufälligkeiten berichten können. Niemand wird nicht von dem ganz Persönlichen, Einmaligen, Nichtwiederholbaren einer Prüfung — sowohl vom Prüfling als auch vom Prüfer her gesehen — beeindruckt sein. Vieles dabei ist unabdingbare Eigentümlichkeit jeder solchen Examenssituation. Manches daran aber verschleiert die Objektivität des Vorganges; nicht jeder „Durchfall" ist der Beweis für mangelndes Können und nicht jedes „Sehr Gut" Zeichen erstklassigen Wissens. Hier zu einer möglichst weitgehenden Sicherheit des Urteils zu gelangen, muß Aufgabe der Planung in der nächsten Zukunft sein.

Es darf einfach nicht überhört werden, wenn ein Medizinalassistent nach seinem Examen in aller Offenheit das ausspricht, was viele über ihr Examen denken: „Es kommt darauf an, zwar vieles, aber das nur oberflächlich zu lernen. Dabei ist es wichtig, sehr selbstsicher aufzutreten und keine verweilenden Bedenken zu zeigen, die als Schwäche

---

[1] G. ZEHM: Das Examen und die Angst. Die Welt. Sonderdruck. Oktober 1968.

ausgelegt werden könnten. In diesem Anpassungsvorgang nimmt der Kandidat das Trugbild seiner ärztlichen Eignung an.

Gäbe es eine ärztliche Ausbildung, welche die Selbständigkeit und das Verantwortungsbewußtsein der Lernenden mobilisierte, dann wäre eine Kontrolle mit Hilfe von Prüfungen ziemlich unwichtig ... Da die Prüfung als Regulativ versagt und auch eine Selbstkontrolle bei den Jungmedizinern aufgrund der schwachen Förderung des kritischen Denkens fehlt, verhindert nichts, daß ein schlechter Mediziner „Arzt" wird" [1].

So überspitzt diese Pointierungen klingen, so steckt doch ein sehr wahrer Kern darin, der seit Jahrzehnten bekannt und doch nie ernst genommen wurde. Es ist M. L. MOELLER recht zu geben, wenn er sagt, daß die mündliche Prüfung, deren Ergebnis stark vom gegenseitigen Verhältnis vom Prüfer zum Prüfling bestimmt und wenig objektiv ist, eine nicht kontrollierbare Auslieferung an den Beurteiler darstellt und daß die Tendenz, in Prüfungen statt notwendiger Kenntnisse spezielles Wissen zu verlangen, noch weit verbreitet sei [2].

Ein Weg zu einem tragbaren Ausgleich ist die schriftliche Prüfung. Sie läßt persönlichen Künsten des Prüflings, sich durch Geschicklichkeit an die richtige Beantwortung der Frage heranzutasten, ebenso wenig Raum wie persönlichen Motiven des Prüfers und ist deshalb unerbittlich objektiv. Das amerikanische System: Fragen, auf die es jeweils mehrere Antwortmöglichkeiten gibt, deren Weiterverfolgung auf falschem Weg hoffnungslos in die Irre führt, hat sich dort bewährt und bietet sich zur Nachprüfung bei uns an. Es ist sogar geeignet, Operationsvorgänge darzustellen und den Nachweis zu erbringen, ob der Prüfling sich in einer gegebenen Situation richtig zu helfen weiß. Demgegenüber steht das System, das der Entwurf der neuen Approbationsordnung vorsieht, schriftliche Fragen nur mit „Ja" oder mit „Nein" beantworten zu können.

Eine ausschließlich schriftliche Prüfung würde jedoch keine Beurteilung der Persönlichkeit des Kandidaten zulassen und deshalb gerade den zukünftigen Arzt, von dem mehr verlangt werden muß als reines Sachwissen, in seiner Eignung für diesen Beruf nicht erkennen. Die öffentliche, transparente, d.h. rekonstruierbare mündliche Prüfung muß eine gleichwertige Ergänzung des schriftlichen Teils darstellen.

---

[1] E. VON SECKENDORFF, a.a.O.
[2] M. L. MOELLER: Prüfung und Angst. Die Zeit **25** (1968).

Die hier vorzunehmende Prüfung der diagnostischen Kenntnisse und Fähigkeiten des Kandidaten soll nicht nur Aufschluß geben über die fachliche Eignung, sondern auch über die menschlichen Qualitäten im Umgang mit dem Kranken, über das Einfühlungsvermögen, über die Selbstkritik, über die Reife der Persönlichkeit.

Ein Examen, in dem nur Fakten-Wissen abgefragt wird, mag in anderen Fächern vielleicht ausreichen, im Medizin-Studium oder gar bei seinem Abschluß ist es unzureichend und eventuell sogar irreführend.

Ein Prüfer sollte den Studenten deshalb im Internatsjahr gerade auch nach diesen Faktoren beurteilen, die im Leben des Arztes oft später eine wichtige Rolle spielen, im Prüfungssystem der Vergangenheit und vielleicht auch der Gegenwart vielfach aber unbeachtet bleiben.

Durch längere Kenntnis der Person des Examinanden wird auch die so auffallend gehäuft auftretende Examensneurose seltener werden. Nicht jeder Mensch, der im Feuer der Prüfung versagt, wird auch im Berufsleben unterliegen. Mancher Hochintelligente, Feinsinnige wird der brutalen Konfrontation des Examens leichter gewachsen sein, wenn er annehmen darf, daß der Prüfer auch seine Leistungen während der Internatszeit richtig einschätzen wird.

Der bereits zitierte Gießener Psychologe MICHAEL LUKAS MOELLER weist in einem psycho-analytischen Beitrag zur Neurose im Studium [1] darauf hin, daß nach zahlreichen Untersuchungen für die Benotung die intellektuelle Leistung, die zu bewerten wäre, eine geringe Rolle spielt. Die Prüfungsangst, die in der Situation der Beurteilung entsteht, stört die Prüfung als unentbehrliches Meßinstrument am stärksten. Ihre folgenreichsten Wirkungen sind die Störungen der intellektuellen Funktionen. Sie eskalieren während der Prüfungsvorbereitungen nicht nur ständig die Angst, sondern reduzieren vor allem die spezifisch geforderte Leistung in den Hochschulprüfungen. Sie lassen zweifeln, ob Prüfungsergebnisse allein repräsentativ für die Fähigkeit des Prüflings sein können, ob sie vergleichbar sind, ob Prüfungen in dieser angstaktualisierenden Form geeignet sind, Kenntnisse zu beurteilen. Der Autor betont, daß mangelnde Intelligenz, die gern dafür verantwortlich gemacht würde, eine extrem seltene Ursache der Prüfungsangst sei.

---

[1] M. L. MOELLER, a.a.O.

Der soeben veröffentlichte Entwurf einer neuen Approbationsordnung will nun im wesentlichen neue Verhältnisse schaffen. Die Vermittlung des für die Erreichung des Ausbildungsziels notwendigen
Wissens durch die Hochschule orientiert sich an „Prüfungsstoffkatalogen". Die ärztliche Prüfung ist in drei Abschnitte aufgeteilt, von
denen der erste nach dem 1., der zweite nach dem 3. und der dritte
nach dem 4. Studienjahr zu absolvieren ist.

Die Prüfungen werden ausschließlich schriftlich vorgenommen werden. „Die schriftliche Prüfung soll sich querschnittartig über alle Stoffgebiete erstrecken, die Gegenstand der Prüfung sind. Für die Zwecke
der Prüfung sind sogenannte Stoffgebietsgruppen gebildet worden, die
entweder aus einem großen Stoffgebiet oder aus mehreren weniger
umfassenden Stoffgebieten bestehen".

Die Frage, ob ein Kandidat die Prüfung bestanden hat, richtet sich
dann nach der Prozentzahl der Fragen, die der Prüfling richtig beantwortet hat.

Die Begründung für den Gesetzesentwurf sagt dazu unter anderm
folgendes: „Die schriftliche Prüfung soll simultan für alle Prüfungskandidaten durchgeführt werden. Es wäre wünschenswert, wenn die
Prüfungen künftig im ganzen Bundesgebiet an einem bestimmten Tag
und mit bestimmten Fragen einheitlich durchgeführt würden, weil dadurch ein einheitliches Leistungs- und Ausbildungsniveau in der Bundesrepublik gesichert werden könnte. Außerdem ist die Herstellung
geeigneter Prüfungsfragen außerordentlich aufwendig und kostspielig.
Um den Bedarf an Prüfungsfragen auf ein vertretbares Maß zu beschränken, wird daher nach Lösungen für eine bundeseinheitliche
Durchführung gesucht werden müssen".

Bei der von der praktischen Seite her vielleicht notwendigen Aufteilung der schriftlichen Prüfungen auf bestimmte Fragen-Zahlen ergeben sich Wertunterschiede, die nicht restlos befriedigend aufgeklärt
werden können. So beträgt die Zahl der Prüfungsfragen im ersten Abschnitt der Ärztlichen Prüfung bei den Grundlagen der Inneren Medizin 50, bei den Grundlagen der Chirurgie jedoch nur 30, in „Sozial-,
Rechts- und Arbeitsmedizin" dagegen 90. Auch im dritten Abschnitt
der Ärztlichen Prüfung sind für das Stoffgebiet Innere Medizin
120 Fragen, für die Chirurgie nur 80 Fragen vorgesehen. Die Anaesthesiologie erscheint überhaupt nicht.

Eine mündliche Prüfung gibt es nur im dritten Abschnitt der Ärztlichen Prüfung. Der Kandidat soll hier vor allem seine praktischen Fähigkeiten und Fertigkeiten nachweisen und zeigen, daß er die im Studium erworbenen Kenntnisse im Einzelfall am Patienten anzuwenden weiß. Für diese mündliche Prüfung ist nur eine sehr geringe Zeit vorgesehen.

So begrüßenswert die Absicht ist, die schriftliche Prüfung in den Vordergrund zu stellen und die Prüfungsfragen zentral erarbeiten zu lassen, so wenig erscheint es gerechtfertigt, die mündliche Prüfung in einem *derartigen* Umfang zurückzustellen.

Selbstverständlich wird — wie oben dargelegt — das objektive Wissen durch schriftliche Prüfungen besser festgestellt werden können. Was aber in der *Ärztlichen Prüfung* keineswegs so weitgehend vernachlässigt werden darf, ist die Prüfung der Persönlichkeit des angehenden Arztes. Das läßt sich schriftlich nicht feststellen, muß aber zu einem nicht zu unterschätzenden Teil Grundlage des Urteils sein, das die Prüfungskommission über die Befähigung des Anwärters zur Ausübung des ärztlichen Berufes auszusprechen hat. Entfernen wir uns davon, ein akademisches Examen auch als eine Beurteilung der Reife einer Persönlichkeit zur Ausübung eines bestimmten akademischen Berufes anzusehen, und beschränken wir uns ausschließlich auf Fachwissen, so begehen wir den gleichen Fehler, den wir dann machen, wenn wir in der Diagnostik nur die Zusammenstellung von Zahlen und Werten und in der Therapie nur die Reparatur einer Gefügestörung sehen würden.

Gerade weil wir so dringend die starke Objektivierung der akademischen Prüfungen, insbesondere der ärztlichen Examina, fordern, wollen wir gleichzeitig verhindern, daß wir nun plötzlich von einem Extrem ins andere verfallen. In bedauerlichem Umfang erweist sich dieser Entwurf erneut als das Ergebnis unterlassener Heranziehung aller an diesen Fragen brennend interessierter ärztlicher Organisationen.

Die Krise der Universität

„Die Hochschuldiskussion krankt am fast vollständigen Mangel verläßlicher und vergleichbarer Daten" [1]. Es fehlen Informationen über Ziel, Dauer, Intensität und Erfolg des Studiums, über die Kapazitäten der Hochschulen (Ausbildungs- und Forschungsmöglichkeiten), über den Zustrom künftiger Studenten und den Bedarf an Hochschulabsolventen. Auch gibt es keine funktionierende Studentenstatistik. Hochschulpolitische Reformvorschläge wie „Gesamthochschule", „Unterricht in kleinen Gruppen", „Trimester", „Aufbau- und Kontaktstudien" sind nicht in die Sprache realer Zahlenwerte und Marktbeträge übertragbar, weil niemand die Voraussetzungen und Konsequenzen derartiger Vorschläge übersehen kann. Auch Überlegungen zur Dringlichkeit des Hochschulausbaus, Abwägungen zwischen Neugründungen oder Erweiterungen bestehender Hochschulen, Überlegungen zu Veränderungen des Lehrbetriebes oder zur Schaffung von Sonderforschungsbereichen sind auf Schätzungen und Vermutungen angewiesen. Es fehlt ferner an einer Interpretation vorhandener Angaben und ihrer Bedeutung für die Zukunft. Soweit einzelne Bundesländer moderne Planungsmethoden für den Ausbau von Hochschulen anzuwenden suchen, besteht die Gefahr, daß nach verschiedenen Methoden gearbeitet wird und die Ergebnisse deshalb nicht zusammengefaßt werden können.

Dieser Notstand — von Sachkennern seit eh und je beklagt — ist deshalb kaum begreifbar, weil er seit langem vorauszusehen war. An der Columbia University in New York existiert ein „Institut for the Study of Science in Human Affairs", das sich der Analyse und Ver-

---

[1] W. KRÖNIG, Leiter des Wirtschafts- und Sozialwissenschaftlichen Referats der Volkswagenstiftung, zit. nach E. RIECHERT: DCZ 1 (1969).

besserung des Hochschulunterrichts, speziell des medizinischen, verschrieben hat[1].

Einer Mischung aus Kompetenzlosigkeit und Gleichgültigkeit ist die rechtzeitige Analyse einer Lebensfrage der deutschen Universität zum Opfer gefallen. Falsch verstandene föderalistische Vorstellungen fanden in den Abwehr-Maßnahmen gegen jede Neuordnungstendenzen bereite Bundesgenossen, um nun konzept- und planlos einer äußerst gefährlichen Entwicklung gegenüberzustehen. Sowohl rein zahlenmäßig als vor allem wissenschaftlich-analytisch war die Situation im Bildungswesen, vor der wir jetzt stehen, klar vorherzusehen. Trotzdem ist es weder den ex officio damit betrauten Landesbehörden noch dem dafür zwar offiziell nicht zuständigen, sachlich aber ständig damit konfrontierten Bundesforschungsministerium gelungen, ein System der Information als Grundlage für Diskussion und — vor allem — für Planung zu schaffen. Auch hier bedurfte es dazu privatwirtschaftlicher Initiative. Zum Aufbau eines solchen Hochschul-Informations-Systems hat sich die Stiftung Volkswagenwerk nun entschlossen. Aus einheitlichen Erhebungen durch Arbeitsgruppen in allen Hochschulen und ihre Verwertung durch das Rechenzentrum sollen die für eine rationelle Planung des Ausbaues und die strukturelle Entwicklung der Hochschulen erforderlichen Daten gewonnen werden. Die Gründung erfolgte in Übereinstimmung mit den Kultusministern der Länder, dem Bundesminister für Wissenschaftliche Forschung, dem Wissenschaftsrat und den Hochschulen[2].

Die Kulturhoheit der Länder, die von der Weimarer Republik übernommen wurde, erweist sich besonders in der Schul- und Universitätspolitik in mancher Hinsicht als Hemmschuh der Weiterentwicklung. Da Beschlüsse der Kultusministerkonferenz einstimmig erfolgen müssen, ist auch sie kein geeignetes Mittel, um die Schwierigkeiten zu beheben, die sich aus der betont föderalistischen Struktur unseres Staatswesens ergeben. Die vom Bundestag beschlossene Rahmenkompetenz des Bundes für die Bildungsplanung und für Hochschulfragen muß ihre Wirksamkeit noch erweisen.

---

[1] A. F. Cournand, Leiter der Kardiologischen Abteilung am New Yorker Bellevue-Hospital, Nobel-Preisträger 1966, auf der Tagung der Nobel-Preisträger im Juli 1969 in Lindau.
[2] E. Riechert, DCZ 6 (1969).

Die meisten Diskussionen über Hochschulfragen bewegten sich wegen des Fehlens verwertbarer Unterlagen im luftleeren Raum. Dort, wo sie allein an der bisherigen Struktur der Universität ansetzten, erwies sich immer mehr Übereinstimmung in der Ablehnung des derzeitigen „Nebenamtes" des Rektors, der Zusammensetzung der Fakultäten, der Position der Ordinarien sowie des zu sehr von der Person des Lehrstuhlinhabers abhängigen und zu lange Zeit beanspruchenden Habilitationsverfahrens.

Diese Erkenntnisse sind alt und es hätte besser nicht erst des Anstoßes durch den studentischen Protest bedurft, um eine echte Reform durchzuführen. Durch den Ablauf der Ereignisse ist einem kleinen Teil der Studentenschaft das Verdienst zugefallen, eine seit langem erforderliche Reformbewegung in Gang gesetzt zu haben. Die Universität ist im wesentlichen in dem Rahmen stecken geblieben, der ihr im 19. Jahrhundert gesetzt wurde. Es ist eine auffallende Tatsache, daß die Institution, die der Forschung lebt, die Universität, über ihre eigenen Probleme am wenigsten geforscht hat. Eine Wissenschaftsbildung hat es ebenso wenig gegeben wie eine Wissenschaft vom Beruf. Dadurch blieben die einmal fixierten inneren Gesetze der Universität im wesentlichen unangetastet bis sie in einem trotz zahlloser Warnungen erstaunlicherweise nicht vorhergesehenen Sturm nicht nur in ihrem formalen Wert in's Wanken gerieten, sondern mit ihnen auch das Ganze in Frage gestellt wurde. Daß es überhaupt zu der Formulierung „Die Universität ist tot" kommen konnte, ist z.T. ihre eigene Schuld.

Versuchen wir deshalb in kurzen Zügen eine Analyse der Krise um die Hochschule. Die einzelnen Elemente greifen dabei so ineinander, daß im Rahmen dieser Darstellungen auf eine exakte Trennung verzichtet werden muß.

Um es zu verstehen, daß die einmalige Chance verpaßt wurde, nach der totalen Zerschlagung des Staates und seiner Organe, der Vernichtung der Gesellschaftsordnung, der Beseitigung aller Traditionen und vorher gültigen Werte etwas von Grund auf Neues den veränderten Bedingungen Angepaßtes aufzubauen, muß man die absolute Leere dieser Zeit des Chaos vor Augen haben. Eine Welt war zusammengebrochen und auch der kritischste Geist, der die Beseitigung des Terrors herbeigesehnt hatte, stand so unmittelbar dem Nichts gegenüber, daß vielfältig die Kraft fehlte, einen Neubau herbeizuführen, und statt dessen alle verbliebenen Reserven auf den Wiederaufbau des Zerstörten konzentriert wurden.

Bei aller notwendigen Kritik an dieser Unterlassung muß die Beurteilung dieser Entwicklung ex ante versucht werden und nicht — wie so oft — ex post.

Trotzdem ist eines unbestreitbar: Es wurde eine geschichtliche Stunde verpaßt.

Daß es in den Hungerjahren 1946 bis 1948 konstruktive Ideen für eine Hochschulreform gab (so z.B. die „Marburger Hochschulgespräche" 1946, 1947, 1948, die wegweisenden sog. „Schwalbacher Richtlinien" vom Dezember 1947 und besonders das „Blaue Gutachten" vom Studienausschuß für Hochschulreform in der Britischen Besatzungszone), sollte nicht vergessen werden [1]. Daß die Kraft zu ihrer Verwirklichung fehlte, wird die Geschichte nicht verzeihen.

Von besonderem historischen Interesse sind die 1957 abgegebenen Vorschläge der Ordinarien der Inneren Medizin REINWEIN, SCHOEN und MARTINI zur Reform des Medizinstudiums [2]. Darin wurde im einzelnen gefordert: Wesentliche Verstärkung des praktischen Unterrichts in der Klinik und vor allem in der Poliklinik. Durchführung von Kursen, Seminaren, Konferenzen mit sehr kleinen Teilnehmerzahlen, Neuordnung des sog. Bettenschlüssels, wobei auf die Mehrfachaufgaben der bisherigen alten Universitätskliniken in der Krankenversorgung und in der Lehre sowie der Forschung hingewiesen wird.

Bemängelt wurden: Hoffnungslose Überforderung dieser Kliniken, aber auch der Institute durch zu große Studentenzahlen und unangemessen niedriges Lehrpersonal, völliges Fehlen der räumlichen Voraussetzungen, von Kursräumen, Aufenthaltsräumen, Präsenzbüchereien, Studienbibliotheken, Lesesälen, Schreibzimmern und vor allem Untersuchungsboxen.

Gefordert wurden: Neue Ausbildungsstätten, um auch den Patienten eine unzumutbare Belastung zu ersparen, wie sie der dringend erwünschte Block-Unterricht mit sich bringt.

Scharf bemängelt wurde: Die mangelnde Koordination der einzelnen Fächer und die sehr unterschiedliche Gewichtsverteilung. Wörtlich

---

[1] W. BERGSDORF und W. GÖRLITZ: Die Hürde wurde nie genommen. Chronologie der Hochschulreform. Die Welt, Oktober 1968.
[2] Zit. nach G. SCHETTLER: Eröffnungsansprache des Vorsitzenden des Westdeutschen Medizinischen Fakultätentages am 17. Mai 1969.

heißt es: „Die jetzige Proportion der einzelnen Fächer entspricht weder deren Bedeutung für die Aneignung der Grundlagen der Medizin noch dem Ziel der Ausbildung zum Praktischen Arzt. Sie versucht vielmehr, auch dem wissenschaftlichen Rang der Spezialfächer gerecht zu werden. Für die Universitätsausbildung darf aber nicht der wissenschaftliche Rang der einzelnen Fächer, sondern darf nur der Einfluß auf die Erreichung des Hauptziels maßgebend sein. Und das ist die Ausbildung zum Arzt".

Gefordert wurde: Die sinnvolle Koordination der einzelnen Fächer unter Betonung der Pathologischen Physiologie.

Gefordert wurden: Sorgfältig ausgearbeitete Studienpläne für sinnvolle Studentenzahlen.

Gefordert wurde: Möglichkeiten, das eigene Wissen von Semester zu Semester durch Zwischenprüfungen zu überprüfen, klinisch-pathologische Konferenzen der Basisfächer mit den Spezialgebieten und den Theoretikern, Schaffung von Übernachtungsmöglichkeiten für Studenten, um an dem praktischen Dienst teilzunehmen. Nachdrücklich wurde die Einrichtung neuer Studienplätze verlangt unter Einbeziehung der großen Krankenhäuser. Pflichtfamulaturen über 8 Monate sollten sich vor allem mit der Praxis befassen.

Wörtlich hieß es weiter mit Bezug auf die Staatsexamina: „Die unsachliche Überbetonung von Spezialfächern wird teilweise auch dadurch bewirkt, daß einzelne von deren Vertretern im Staatsexamen Anforderungen stellen, die bei einer sachgemäßen Einstellung auf das wesentliche Ziel des Medizin-Studiums nicht zu rechtfertigen sind. Dem kann nur durch die Einführung erweiterter kommissarischer Wiederholungsprüfungen ein Riegel vorgeschoben werden".

Die Ordinarien der Inneren Medizin rechneten mit Einwänden gegen ihre Vorschläge, auch von seiten einzelner Hochschullehrer. Sie bedauerten das, „können aber solche Einwände nicht gelten lassen, da sie in der Fortdauer des jeweiligen Zustandes eine Gefährdung der Volksgesundheit sehen". Sie forderten im Jahre *1957* eine aktive Beteiligung aller Hochschullehrer und Assistenten bei der dringend notwendigen Neuorganisation der Lehre.

Es liegt eine besondere Tragik darin, daß viele jetzt noch ungelöste Probleme, etwa im Verhältnis der Vorbildung auf den Gymnasien zur Ausbildung auf der Universität, der Neuordnung der Beziehungen von Hochschule und Staat, der Stellung der Ordinarien zu den übrigen Dozenten, der Mitbeteiligung der Studenten an der Entscheidung ihrer eigenen Probleme, kurz des Abbaus von Vorurteilen und antiquierten Schranken, bereits damals angesprochen und Lösungen empfohlen wurden.

Diesen Bemühungen stand das der Universität eigene Beharrungsvermögen gegenüber. SCHELSKY schreibt dazu, daß das „Prinzip der Selbstverwaltung der Aufgabe ... der fundamentalen Reformen der eigenen Institution widerspricht; korporative Selbstverwaltung ist prinzipiell auf die Erhaltung der eigenen Institution gerichtet. Die Universität zieht sich nicht am eigenen Zopf aus dem Sumpf" [1].

Amüsant und in diesem Zusammenhang interessant ist eine Äußerung von WILHELM VON HUMBOLDT, der die Eignung der Gelehrten für derartige Aufgaben nicht sehr hoch einschätzte. Aus einem Brief an seine Frau, in dem er nicht gerade schmeichelhaft über das „Geschlecht der Gelehrten" schreibt: „Mit wieviel Schwierigkeiten ich bei all dem zu kämpfen habe, wie die Gelehrten, die unbändigste und am schwersten zu befriedigende Menschenklasse, mit ihren sich ewig durchkreuzenden Interessen, ihrer Eifersucht, ihrem Neid, ihrer Lust zu regieren, ihren einseitigen Ansichten, wo jeder meint, daß nur sein Fach Unterstützung und Förderung verdiene, mich umlagern, davon hast Du keinen Begriff" [2].

Der 5. Deutsche Studententag in Karlsruhe im Mai 1958 stand noch unter dem Zeichen des Restaurierens, des Reparierens, des Reformierens, vor allem aber des Erhaltens der Universität. Selbst die Denkschrift des Sozialistischen Studentenbundes vom September 1961 [3] war noch nicht auf die Zerschlagung des Bestehenden gerichtet, sondern auf Reformen. Die sog. „Drittelparität" wird expliziert, noch nicht postuliert.

Im November 1960 erscheint Teil I der „Empfehlungen des Wissenschaftsrates zum Ausbau der wissenschaftlichen Einrichtungen", dem 1966, 1967 und 1968 weitere folgen. Daneben veröffentlicht auch die Westdeutsche Rektorenkonferenz seit 1962 immer wieder neue Empfehlungen. Schließlich bemühen sich einzelne Persönlichkeiten (so z.B.: Die „9 Professoren" in Hamburg, ROLF DAHRENDORF u.a.) und ver-

---

[1] Zit. nach D. SAUBERZWEIG: Medizinische Hochschulen — Notlösung oder Chance? Vortrag. 1964 gehalten auf Einladung des Arbeitskreises Universität Ulm, Studienstiftung des Deutschen Volkes. Deutsches Ärzteblatt 45 (1964).
[2] D. SAUBERZWEIG, a.a.O.
[3] Hochschule in der Demokratie.

schiedene Bundesländer um Leitsätze zur Universitätsreform. Die Kultusministerkonferenz entwickelt Grundsätze für die Neuordnung des Hochschulwesens. Eine Fülle von Gedanken, Vorschlägen, Empfehlungen, von denen manche schon überholt sind, wenn sie veröffentlicht werden.

So vergeht Jahr um Jahr, ohne eine entscheidende Neuordnung.

Immer mehr verhärten sich die Standpunkte der Bewahrer, immer stärker differieren die Wege der Reformer und immer weiter steigern sich die Forderungen der Studenten.

Hier erweist sich vielfach der Mangel an Einsicht in die Größe der Gefahr, die besonders Kräfte beweisen sollten, die bisher die Träger der Universität waren. Es hat nicht an rechtzeitigen mahnenden und warnenden Stimmen gefehlt, die Veränderungen unserer Welt des ausgehenden 20. Jahrhunderts auf die Universität zu übertragen.

Dabei hat sich die Kritik seit zwei Jahrzehnten in erster Linie auf die Stellung der Ordinarien bezogen. Schon die unüberschaubare Ausdehnung des Wissens mußte die Position des Einzelnen verändern. Überall dort, wo das frühzeitig erkannt wurde, wo Aufgaben geteilt, Funktionen übertragen, Privilegien selbst abgebaut wurden, entwickelte sich eine funktionsgerechte akademische Atmosphäre. Aber es blieb im wesentlichen der Initiative des Einzelnen überlassen.

Auswahl oder Ablehnung des Nachwuchses erfolgte fast unverändert nach überkommenen Riten. Die Habilitation hängt letztlich noch immer vom Urteil eines einzigen Menschen ab. Daß das trotzdem in vielen Fällen zu unangreifbaren Entscheidungen geführt hat und führt, soll ebenso wenig bestritten werden wie die Gefahr einer allzu subjektiven Beurteilung dabei verkannt werden darf.

Hier liegt der innere Bruch des Systems, das keine unbedingte Chancengleichheit verbürgt.

Zwar muß auch dabei sofort eingeräumt werden, daß sich auch bei einer so persönlichen Entscheidungsbefugnis des Fachvertreters im allgemeinen der Tüchtige durchsetzen wird. Aber wer wird bestreiten, daß hier erwiesene Behinderungsmöglichkeiten bestehen, die Befähigte zur Resignation, wenn nicht zum Scheitern bringen.

Entkleidet man solche Überlegungen von allen unsachlichen und emotionellen Beimengungen, so wird unbezweifelbar bleiben, daß hier zu lange an einem Verfahren festgehalten wurde und wird, das schon deshalb anfechtbar sein muß, weil nicht alle Filter eingebaut sind, die persönliche Momente aller Art ausschalten.

Demgegenüber treten die Reformideen bezüglich der inneren Organisation der Universität an allgemeinem Interesse zurück, so bedeutsam sie für die Funktion der Universität selbstverständlich sind.

Daß ein nebenamtlich tätiger, für 1 Jahr gewählter Rektor ein so vielgestaltiges und kompliziertes Gebilde wie eine Universität schwerlich stets fach- und sachgerecht leiten kann, wird kaum bestritten. Ob jedoch ein für längere Zeit tätiger Präsident, der nicht unmittelbar von der Universität kommt, das besser können muß, wird bezweifelt. Ob damit die Universität nicht zu sehr in Gefahr gerät, bürokratisch verwaltet, statt funktions- und forschungsgerecht geleitet zu werden, bleibt ebenfalls offen.

Die meisten Stimmen sprechen sich jedoch für die Einsetzung eines Präsidenten aus, wobei trotz aller Modalitätsprobleme von der Wahlmethodik weniger Schwierigkeiten zu erwarten sein werden als von der Auswahl wirklich geeigneter Persönlichkeiten.

Die Ersetzung der bisherigen Fakultäten durch sog. Fachbereiche ist eine ebenfalls seit längerer Zeit erhobene Forderung, die wegen der ständigen Größenzunahme der bisherigen Fakultäten und ihrer heterogenen Zusammensetzung viele Befürworter findet.

Die Forderung der Studenten
nach Mitbestimmung

Den breitesten Raum nehmen wegen der Intensität und Lautstärke, mit der sie vorgetragen werden, die Wünsche der Studenten auf Mitbestimmung im Rahmen der Universität ein.

Von den im Sammelband von R. Neuhaus herausgegebenen „Dokumenten zur Hochschulreform 1945—1959" [1] haben sich die studentischen Wortführer in ihren Forderungen inzwischen so weit entfernt, daß es sich an dieser Stelle kaum noch lohnt, sie im einzelnen zu besprechen.

Eine der Grundforderungen der Studenten, das Mitspracherecht, ist längst übersteigert und selbst die Forderung auf eine sog. „Drittelparität", d.h. die Besetzung aller akademischen Gremien zu je einem Drittel mit Dozenten, nicht-habilitierten Wissenschaftlern des sog. „Mittelbaus" und Studenten, erscheint den tonangebenden radikalen Studenten bereits als viel zu gering.

So ist auch die 1965 erschienene Denkschrift des Sozialistischen Deutschen Studentenbundes durch seine Praktiken überholt.

„Demokratisierung" der Universität ist das Schlagwort, unter dem die „Gleichheit aller" verstanden werden soll. Solche „Demokratisierung" wird damit begründet, daß in der Universität „die Entscheidungsgewalt denselben Prinzipien unterliegen muß, denen die staatliche Gewalt selbst unterliegt: Dies sind die Prinzipien der freien Demokratie". Da diese Forderungen mit der Übertragung der Autonomie auf die Universität begründet werden, weist der studentischen Anliegen besonders aufgeschlossene Politologe W. Hennis darauf hin, daß der genau gegenteilige Gedanke der Autonomie der Universität

---

[1] R. Neuhaus: Dokumente zur Hochschulreform 1945—1959. Wiesbaden 1961.

zugrunde liegt, nämlich die Respektierung der Selbstverwaltung der Universität durch den Staat [1].

Der Biologe FRITZ FRANK [2] führt aus, daß „in Wahrheit alle Menschen ungleich" seien (eine Tatsache, die — so meinen wir — nicht erst eines biologischen Beweises bedarf), „und zwar nicht aufgrund von Erziehung oder sonstiger Manipulation, sondern ihrer Gene, was denn auch die immer wieder beschworene soziale Gerechtigkeit so schwer erfüllbar macht". Unser Sozialverhalten sei genetisch auf hierarchische Gesellschaftsordnung festgelegt. Es stelle sich aber die Frage, ob die in unserer heutigen Gesellschaft praktizierte Hierarchie noch gesund sei. FRANK betont, „daß allenfalls noch der Aufstieg in der Hierarchie funktioniert, nicht aber der unbedingt dazugehörige Abstieg, so daß sich die einmal in Spitzenpositionen Gelangten dort auch im Versagensfall festklammern und nicht durch fähigere Aufsteiger ersetzt werden können". Diese „Sünden wider den Geist der natürlichen Hierarchie" seien aber „nicht systemspezifisch, sondern von der Konsumgesellschaft der parlamentarischen Demokratie ebenso begangen" ... „wie vorher von der Gesinnungsgesellschaft der Diktatur und Standesgesellschaft der Monarchie".

JÜRGEN HABERMAS, der Frankfurter Soziologe, auf dessen Theorien sich gerade die radikalsten studentischen Gruppen gern stützen, sagte in einem Zeitungsinterview [3]: „Wir sind für eine Demokratisierung der Hochschule und dazu gehört, daß Entscheidungen legitimiert werden müssen. Wo Studenten Interessen zu vertreten haben, sollen sie eine garantierte Einflußchance erhalten. Die Demokratisierung der Hochschule schließt jedoch nicht eine Instrumentalisierung für einen dazu noch illusionär interpretierten politischen Kampf ein".

Demokratie bedeutet nicht nur Mitbestimmung, sondern vor allem Mitverantwortung in jeder nur denkbaren Form. Welches Maß an Mitverantwortung — moralischer und materieller Art — aber kann ein Student übernehmen, der selbst nur passager, nur vorübergehend in einer durchaus zweckgebundenen Rolle der Universität angehört? Wie kann er für Entscheidungen verantwortlich gemacht werden, deren Auswirkungen unter Umständen erst zur Geltung kommen, wenn

---

[1] W. HENNIS: Kritische Gedanken zur Demokratisierung der Universität. FAZ.

[2] F. FRANK: APO und Establishment aus biologischer Sicht. Oldenburg-Hamburg 1969.

[3] J. HABERMAS: Interview Die Welt, März 1969.

er die Universität längst wieder verlassen hat? Mitbestimmung und damit Mitverantwortung setzt ständige Verpflichtung dazu voraus.

Und schließlich: Wie soll jemand über eine Berufung, über ein Forschungsvorhaben mitentscheiden, wenn ihm dazu die erforderlichen Voraussetzungen, Sachkenntnisse, das kritische Urteilsvermögen im Spezialfall fehlen und der Natur der Sache nach fehlen müssen? HENNIS sagt: „So wie dem Homogenitätsargument ein zutiefst illiberales Mißverständnis der Autonomie zugrunde liegt, so beruht die Forderung, alle akademischen Gremien müssen repräsentative Delegiertenversammlungen sein, auf völliger Unkenntnis der Aufgaben akademischer Verwaltung, verbunden mit einem beklagenswerten Mißverständnis der Gewaltenteilung".

Eine Drittelparität würde (nach HENNIS) zur Folge haben, daß — ausgehend von der Vertretung jeder Gruppe durch 8 Mitglieder und bei Anwendung der numerischen Repräsentation auch auf die Habilitierten — in jeder deutschen medizinischen Fakultät neben 8 Studenten und 8 Assistenten und Akademischen Räten nur noch 2 Ordinarien in den entscheidenden Gremien der akademischen Selbstverwaltung säßen. „Für die wichtigste Aufgabe der Fakultäten, ihre personelle Selbstergänzung durch Habilitationen und Berufungen, müßte die Drittelparität zu einer phantastischen Senkung des Niveaus führen". Dadurch würde ein Massenexodus der praxisnahen Spitzenkräfte der Universität provoziert [1].

HABERMAS dagegen meint, daß Berufungen von Studenten erkennbare und vertretbare Interessen berührten. Er hielte es für einen „heilsamen Legitimationszwang", wenn die Professoren gezwungen wären, sich ihre Mehrheit zu suchen.

Der Hinweis der Studenten, die Hochschullehrer mehr als bisher nach ihren didaktischen Qualitäten zu beurteilen und auszuwählen, ist sicher nicht unberechtigt, wenn auch der Einwand unwiderlegbar ist, daß unter solchen Gesichtspunkten ein Großteil der Zierden aller Universitäten der Welt ein Katheder nie hätten betreten können.

Besonderes Gewicht sollte einem Mitspracherecht allerdings dem in mancherlei Beziehung schlecht plazierten „Mittelbau" eingeräumt werden. Er gehört zur Universität und ist ihr in ganz anderer Weise verbunden als etwa die Studenten.

---

[1] W. HENNIS, a.a.O.

40

Alle diese Überlegungen dürfen jedoch die Mitbeteiligung der Studenten an der Entscheidung der Fragen, welche *ihr* Leben und Arbeiten an der Universität unmittelbar betreffen, nicht behindern. Es sollte so viel Delegation und Verantwortung erfolgen, als diese ihrem Wesen nach vom Studenten übernommen werden kann.

Die Alternative „Selbstorganisation der Wissenschaft und des Studiums durch Studenten" ist bei aller Unklarheit und Verworrenheit dieses Begriffs doch bei ihnen so populär, daß die Sprengung der Universität die Folge wäre, bei der sicher die Studenten die am meisten Leidtragenden wären, die aber auch für Forschung und Fortschritt unausdenkbare Folgen hätte.

Die praktische Verwirklichung der Forderung der Studenten auf Mitbestimmung im Hamburger Universitätsgesetz hat folgende Konsequenz: Dem akademischen Senat gehören an: der Präsident, 8 Professoren, 4 Dozenten, 4 wissenschaftliche Assistenten, 4 Studenten. Dem Universitätskonzil gehören an: 40 Professoren, 20 Dozenten, 20 Assistenten, 40 Studenten, 10 Vertreter der Verwaltung. Im Fachbereich ist der Schlüssel 2:1:1:1, im Institutsrat 3:1:1:1.

Diese erhebliche Mitbestimmung, die bei entsprechender Konstellation den Einfluß der Studenten beträchtlich werden lassen kann, ist ihnen bereits viel zu gering.

Der Aufstand der Studenten

Die Rebellion der Studenten ist weltweit, die Ursachen sind jedoch ebenso verschieden wie die Anlässe, die sie zum Ausbruch kommen lassen. Sie ist im Westen ebenso spürbar wie im Osten und hat ihren Grund jeweils in der Unzufriedenheit mit den bestehenden Verhältnissen.

Schon 4 Jahrhunderte vor Christus sagte SOKRATES: „Die Jugend hat schlechte Manieren, verachtet die Autorität, hat keinen Respekt vor älteren Leuten und schwatzt, wo sie arbeiten sollte". Und PLATO schrieb in seiner „Politeia" die folgenden Sätze: „Wenn Väter ihre Kinder einfach gewähren und laufen lassen, wie sie wollen, und sich vor ihren erwachsenen Kindern geradezu fürchten; wenn Söhne schon sein wollen wie die Väter, also ihre Eltern weder scheuen noch sich um ihre Worte kümmern, sich nichts mehr sagen lassen wollen, um ja recht erwachsen und selbständig zu erscheinen; wenn die Lehrer vor ihren Schülern zittern und ihnen lieber schmeicheln statt sie sicher mit starker Hand auf einen graden Weg zu führen, so daß die Schüler sich nichts mehr aus solchen Lehrern machen; wenn es überhaupt schon so weit ist, daß sich die Jüngeren den Älteren gleichstellen, ja gegen sie auftreten in Wort und Tat, die Alten sich aber unter die Jungen setzen und sich ihnen gefällig zu machen versuchen, indem sie ihre Albernheiten und Ungehörigkeiten übersehen oder gar daran teilnehmen, damit sie ja nicht den Anschein erwecken als seien sie Spielverderber oder auf Autorität versessen; wenn auf diese Weise die Jungen allmählich aufsässig werden und sich alsbald verletzt fühlen, wenn ihnen jemand auch nur den mindesten Zwang antun will; wenn sie am Ende dann auch die Gesetze verachten, um nur ja keinen Gebieter über sich zu haben, so führt dieser Mißbrauch der demokratischen Freiheit geradewegs in die Knechtschaft der Tyrannis".

Die heutige Jugend — großwerdend in einer Welt der Stabilität, des Immobilismus — hat keine Beziehung und deshalb kein Verständnis für die Aufbauleistung nach den Vernichtungen des 2. Weltkrieges, in der sich eine Generation vor ihr erschöpft hat. Sie sieht nur „die institutionellen Zwänge einer verwalteten Welt" [1] und Bürokratie, wo sie Leben erwartet. Rüegg, der Rektor der Universität Frankfurt, spricht von dem „Gefühl der Ohnmacht des Individuums gegen Unstimmigkeiten, ja Unmenschlichkeiten der Institutionen", das zu den studentischen Protestaktionen geführt hat.

Schon lange war erwartet worden, daß die bis dahin unnatürlich träge wirkende, auf Altersversorgung mehr als auf die Bewältigung dringendster Gegenwartsfragen des Einzelnen, der Nation gerichtete Jugend sich entzünden würde. Dazu wies im besonderen die innere Abwehr gegen die Verfestigung der deutschen Teilung einer aktiven Jugend Aufgaben in Fülle zu. Davon jedoch war nichts zu spüren. Und als diese Jugend ins Gären kam, ging sie an der entscheidenden Aufgabe unseres Volkes vorbei. „Wer am geteilten Deutschland leidet, ohne sich dafür ernstlich zu engagieren, dem bietet sich Vietnam als ungefährlicheres Projektionsfeld an" [2].

Dabei ergibt sich als auffälliges Phänomen, daß diese in Unruhe geratene Jugend, die so sehr gegen Uniformität protestiert, sich in ihrem Äußeren, ihren Gewohnheiten und ihrem Gehabe in einem extremen Ausmaß der Gleichförmigkeit unterwirft, die alle Züge des von ihr so verabscheuten Autoritären aufweist. „Die selbst im Protest autoritätshörige Auflehnung gegen die amerikanischen Lebensformen und Wissenschaftserkenntnisse hält sich bis in den Sprachgebrauch des go-ins und sit-ins an die amerikanischen „Vorschriften zur Taktik direkter Aktionen" gegen die Autorität" [3].

Im Westen bezieht die aufständische studentische Jugend ihre Quellen insbesondere von Marx und Freud. Ihre unmittelbaren geistigen Väter sieht sie u.a. in Herbert Marcuse, Max Horkheimer, Theodor W. Adorno und Jürgen Habermas. Die „kritische Theorie", die vor allem auf Horkheimer zurückgeht und die sog. Frankfurter Schule, stellt den in Unfreiheit lebenden Menschen der

---

[1] W. Rüegg: Die studentische Revolte gegen die bürgerliche Gesellschaft. Erlenbach—Zürich—Stuttgart 1968.
[2] W. Rüegg, a.a.O.
[3] W. Rüegg, a.a.O.

derzeitigen Gesellschaft eine befreite Gesellschaftsordnung gegenüber.
Die Menschen als „Zwangskonsumenten von Massenmedien und anderen reglementierten Freuden" leben — nach ADORNO — in einer
„Präformation ihres Bewußtseins", „daß es kaum mehr eine Lücke läßt,
die es erlaubt, ohne weiteres jener Präformation inne zu werden". Das
Ziel ist eine freie Gesellschaft, ein gerechter Staat und die Entfaltung
des Menschen. Nach ADORNO ist die Wissenschaft nicht Mittel der Erkenntnis, sondern Instrument der Veränderung. Sie soll „den Stein
aufheben, unter dem das Unwesen brütet".

Die Studenten sehen darin eine Aufforderung und erklärten in
einem Flugblatt: „Die Neuordnung des Wissenschaftsbetriebes verlangt eine Reflexion darauf, welche theoretische und politische Arbeit
für die Beseitigung spätkapitalistischer Herrschaftsformen, wie sie
durch die studentischen Protestbewegungen der letzten Jahre erst richtig deutlich geworden sind, objektiv geleistet werden muß."

Die Frankfurter Professoren wandten sich entschieden dagegen und
ADORNO erklärte im Fernsehen, daß er eine steigende Abneigung gegen Praxis „im Gegensatz zu meinen eigenen theoretischen Positionen" verspüre. In einem Zeitungsinterview sagte er: „Der entscheidende Differenzpunkt (gegenüber dem Aktionismus der Studenten)
ist wohl der, daß unter den gesellschaftlichen und technischen Bedingungen der Gegenwart veränderte Praxis überhaupt vorstellbar ist
nur als gewaltlos und durchaus im Rahmen des Grundgesetzes". Über
das Verhältnis von Theorie und Praxis hoffe er, bald einiges Grund-
sätzliches vorlegen zu können [1]. Dazu ist es durch den plötzlichen Tod
ADORNOS wohl nicht mehr gekommen.

In einem zuletzt veröffentlichten Interview ging ADORNO sogar
so weit zu sagen: „Meine Freunde und ich haben das Gefühl, daß wir
nur noch Objekte in genau kalkulierten Plänen (der Studenten) sind.
Der Gedanke an das Recht von Minderheiten, das ja schließlich für
die Freiheit konstitutiv ist, spielt überhaupt keine Rolle mehr. Gegen
die Objektivität der Sache macht man sich blind." [2]

JÜRGEN HABERMAS sieht die wesentlichen Funktionen der studentischen Proteste in der „Entlarvung von Schwächen, die bisher unter dem Mantel einer immobilen Kollegialverwaltung, die auf der In-
teressenvertretung einzelner privilegierter Gelehrter beruht, zugedeckt

---

[1] TH. W. ADORNO: Interview. Süddeutsche Zeitung vom 26./27. April 1969.
[2] TH. W. ADORNO: Interview. Der Spiegel, 5. Mai 1969.

wurde. Wenn sich jedoch die Proteste und Forderungen verselbständigen, dann haben wir einen Hurra-Aktionismus von links, dessen Folgen nur auf diese Protestbewegung zurückschlagen können" [1].

Die Studenten sprechen — wie der Hamburger Theologe HELMUT THIELICKE es ausdrückt: „in einer Sprache, die oft genug unklar ist oder das Simple mit dem make-up einer hochgestochenen Wissenschaftlichkeit versieht" [2].

Diese Protestbewegung folgt eigenen Gesetzen revolutionären Charakters. Ihre sog. „Artikulationen" werden mit der Entfernung vom Sachlichen immer wortreicher und pseudo-wissenschaftlicher. Sie setzt sich mit ihren dem Ursprung immer weiter entfremdeten Methoden in immer stärkeren Gegensatz selbst zu den reformbereitesten Kräften innerhalb und außerhalb der Universität.

Man ist bei den studentischen Unruhestiftern „von der Hoffnung abgekommen, in einem Anlauf die ganze Universität mit Unterstützung der Majorität der Studenten erobern zu können".

Die Gruppierungen innerhalb der Studentenschaften reichen von „einer prinzipiellen Opposition, die auf eine Abschaffung des Regierungssystems überhaupt dringt, bis zu einer loyalen Opposition" [3].

Zahlreiche kleine Aktionen des SDS mit wechselnden Zielen, häufiger auch außeruniversitäre Objekte, sind an seine Stelle getreten. Sogenannte „Basisgruppen" sollen die Studenten „bewußtseinsmäßig" beeinflussen, um eine „revolutionäre Lage" herzustellen. Die Universität hat als Hauptort der Auseinandersetzung nur strategische Bedeutung. Dabei ist die „Mitbestimmung" nur Verbrämung der wirklichen Absichten, die Unterrichts-, Prüfungs- und Forschungsbefugnisse möglichst weitgehend in die Hände der Studenten legen zu lassen.

Um das zu erreichen, wird auf der Klaviatur subjektiver Unzufriedenheit und objektiver Unklarheiten gespielt, damit im Ergebnis eine ideologische Beeinflussung erwirkt wird [4].

Die Möglichkeit, daß es dem „gezielten Terror, dem Durchbruch der Rockerseele" [5] gelingen könnte, nicht nur das Universitätsleben in überregionalem Maßstab zu lähmen, sondern Wissenschaft und Forschung in Gefahr zu bringen, sollte unsere Gesellschaft dazu zwingen,

---

[1] J. HABERMAS, a.a.O.
[2] H. THIELICKE: Stellungnahme zur kritischen Universität.
[3] J. LITTEN: Eine verpaßte Revolution? Hamburg 1969.
[4] F. H. TENNBRUCK: Studentenunruhen. Deutsches Ärzteblatt 15 (1969).
[5] H. KREMP: Die roten Lampen leuchten auf. Die Welt, Sonderausgabe März 1969.

„mit einer kalkulierten Verbindung aus staatlicher Autorität und kritischer Reform" schleunigst auf diese Erscheinungen zu reagieren.

Die einzelnen Aktionen machen den Eindruck der Zufälligkeit und Absichtslosigkeit, fügen sich aber in einen revolutionären Gesamtplan. So soll zunächst die Schwäche der bestehenden Ordnung demonstriert werden.

Die Furcht, seine Meinung öffentlich auszusprechen, ist als Folge davon in der Allgemeinheit nicht weniger verbreitet als in den Lehrkörpern der Universitäten. Die typische Reaktion ist die Resignation, welche durch ein Anheben der Indifferenzschwelle verstärkt wird [1].

Dabei ist es bemerkenswert, wie „autoritär" gerade die sein können, die andere immer als „autoritär" beschimpfen. Repressionen werden oft von denen ausgeübt, die sie am meisten kritisieren.

Wieweit ernstzunehmende Grundüberlegungen zu absurden Fehlschlüssen führen, beweist der folgende Auszug aus einer Schrift mehrerer Freiburger Medizinstudenten zur Reform des Medizinstudiums: „Die Medizin hat sich heute als Wissenschaft selbst aufgegeben. Sie hat keinen Begriff von sich selbst, entbehrt einer kritischen Theorie und beschränkt sich im wesentlichen auf die Anwendung naturwissenschaftlicher Ergebnisse auf den Menschen. Die Naturwissenschaften haben ... die Medizin okkupiert, prägen und beherrschen den Begriff von Krankheit und die Art der Auseinandersetzung mit dem kranken Menschen. Welches sind nun die Konsequenzen einer auf diese Weise „eindimensionalen" Medizin? Da Medizin in einem gesellschaftlichen Rahmen veranstaltet wird, da ärztliches Handeln soziales Tun ist, Medizin aber heute diese Bezüge zurückweist, macht sie sich zum bewußten Handlanger des jeweils herrschenden Systems" [2].

Wohin diese Gedanken letztlich führen, zeigt ein Umdruck der Basisgruppe Medizin Heidelberg vom 29. 1. 69: „Jeder gibt zu, daß der Arzt eine soziale Tätigkeit ausübt; doch sozial tätig sein, heißt politisch tätig sein". Das politische Tätigsein wird hier als Revolution angesehen. Die Heidelberger Basisgruppe fordert: „Diese Revolution muß sich richten gegen die krankhaften Faktoren der Gesellschaft, gegen autoritäre Strukturen, gegen Abhängigkeitsverhältnisse, gegen sexualfeindliche Beziehungsnormen, die mit dem Einhämmern von Moralbegriffen wie: Sauberkeit, Sparsamkeit, Gehorsam, Pflichtbe-

---

¹ F. H. TENNBRUCK, a.a.O.
² Deutsches Ärzteblatt 33 (1969).

wußtsein und der Unterdrückung der Sexualität Potentiale an Aggressionen schafft, die in der Gesellschaft mißbraucht werden" [1].

„Die Wissenschaftler haben es nicht nur versäumt, ihre Institution und Sache durch Tätigkeit in den Massenmedien und andere Veröffentlichungen darzulegen. Es ist ihnen selbst das Verständnis für ihren Auftrag verlorengegangen. Die deutschen Universitäten haben es an der internen Diskussion ihrer Sache und der Ausbildung eines institutionellen Selbstbewußtseins fehlen lassen ... Man versteht nicht mehr, wie und warum wissenschaftliche Objektivität und Freiheit unerläßliche Voraussetzungen für eine sachliche öffentliche Meinungs- und Willensbildung und damit für eine freie und menschliche Gesellschaft sind. Man weiß nicht einmal mehr, daß alle Wissenschaften diese gesellschaftliche Aufgabe haben und gerade dann am besten erfüllen, wenn sie in Forschung und Lehre das Ethos unbedingter Objektivität, größter sachlicher Leistung, höchster Präzision und Umsicht und damit: Hingabe an die Sache der Wissenschaft aufrechterhalten und weitergeben" [2].

In diesem Zusammenhang erhält der Satz THIELICKES besondere Bedeutung: „Man hüte sich aber vor taktischem Schmeichlertum, das allen sich avantgardistisch Gebenden honigsüß zustimmt ... Man sage deutlich Nein, wo man studentische Forderungen nicht billigt, aber man mache aus dem Nein kein Gewohnheitsrecht und keinen Status" [3].

Die verzweifelten Versuche der Staatsgewalt, mit Hilfe eines Staatsvertrages ein allgemein gültiges Ordnungsrecht an den Universitäten zu begründen, jagen den Ereignissen nach. Sie decken in beschämender Weise Unterlassungssünden auf. Die gefährliche Eskalation des studentischen Protestes nun mit solchen Mitteln überbrücken zu müssen, macht die ganze Hilflosigkeit deutlich, den wirklichen Ursachen nicht begegnen zu können. Denn so sehr der studentische Unwille über die Ufer brandet und sich politische Extremisten seiner als Vorwand bemächtigen — die Ursache des Aufstandes der Studenten entbehrt nicht überall der Berechtigung.

Viele von den Älteren bewegen sich in — wie es scheint — trügerischen Vorstellungen, wenn sie meinen, daß es sich bei der Rebel-

---

[1] Deutsches Ärzteblatt, a.a.O.
[2] F. H. TENNBRUCK, a.a.O.
[3] H. THIELICKE, a.a.O.

lion der studentischen Jugend um eine auf eine kleine Minderheit bezogene Randerscheinung handelt, die sich sowieso bald von selbst erledigen würde. Die Minorität, die eine große passive Majorität tyrannisiere, sei — so argumentieren sie — nicht legitimiert, für die studentische Jugend zu sprechen. Auch die geringe Beteiligung an studentischen Wahlen (kürzlich nur 28%) beweise zur Genüge, daß es unnötig sei, diese kleine Clique von Revoluzzern ernstzunehmen.

Wir meinen, daß diese „Selbstberuhigung" unangebracht und gefährlich ist, weil sie das außer acht läßt, was ELISABETH MÜLLER-LUCKMANN [1] die „latente Aggressivität" nennt. Erziehungsversäumnisse, als „Frustrationsintoleranz" beschrieben und als Antwort auf eine Überforderungssituation gesehen, haben in der älteren Generation erzieherische Qualitäten nicht recht gedeihen lassen. Der junge Mensch ist so zum Objekt einer pluralistischen Gesellschaft geworden, die ihm oftmals keine Orientierung, auch keine Berufsorientierung, vermittelt hat. Auf diese Weise tritt er skeptisch und mehr und mehr aggressiv allem gegenüber, was ihm von dieser Generation der „Altvorderen" angeboten wird. Er nimmt deshalb leicht und oft unkritisch das auf, was ihm als „vereinfachte Alternativentscheidungen" vorgespielt wird. Er übersieht, daß er vielleicht in noch stärkerem Maße „manipuliert" wird als ehedem, um in ganz spezieller Richtung „bewußt" zu werden, und steigert sich hinein in einen ihn faszinierenden Rausch der Gegensätzlichkeit gegen die tradierte Ordnung, gegen Wertbegriffe, die ihm nur inhaltslos erscheinende Phrasen sind. An ihrer Stelle entwickelt sich in seinen Vorstellungen neben vielem ausgesprochen uniform Aggressiven eine halb mystifizierte, halb ideologisierte „Weltanschauung", die ihre Ablehnung gegen das „wertlose Alte" vom bewußten bloßen Schockieren bis zur Androhung physischer Vernichtung pervertieren kann.

Hier ist eine weltweite, noch unscharf konturierte Protestbewegung im Gange, die sich gegen eine billige Vergottung kleinbürgerlicher „Errungenschaften", gegen selbstgefällige primitive Statussymbole, aber auch gegen echte Leistung, gegen Überlegenheit aus Können und Wissen richtet und sich im Bewußtsein jugendlicher Kraft zu einem Angriff formiert, dem jedes Mittel des Umsturzes recht zu sein scheint.

---

[1] E. MÜLLER-LUCKMANN: Versuch, einen Durchschnittsstudenten zu porträtieren. Schl.-Holsteinisches Ärzteblatt **5** (1969).

Diese aus Negation geborene Welle brandet mit wachsender Stärke gegen eine vielfach innerer Werte beraubte, wahrhaft oberflächliche Welt, die diesem Ungestümen, Bedrohlichen kaum etwas an Positivem entgegenzusetzen hat.

In dieser Lage flüchten sich gerade manche ihrer herausgestellten Exponenten in ein Schneckenhaus, in ihr Wolkenkuckucksheim, berauschen sich an einstiger Größe und vergessen dabei, daß diese Jugend solche Leistungen der Vergangenheit bestenfalls zur Kenntnis nimmt, aber nicht zum Anlaß der permanenten Bewahrung eines „Platzes in der ersten Reihe", geschweige denn zur Bereitschaft, ihnen fürderhin immerwährende Bewunderung zollen zu wollen. Sie wollen nicht wahrhaben, daß es nicht genügt, einmal Geschaffenes bewahren zu wollen, sondern daß eine Herausforderung mit gleichen Waffen beantwortet werden muß, und daß Resignation Kapitulation ist.

Sie erkennen manchmal auch nicht, daß unabdingbare Voraussetzung die Bereitwilligkeit ist, jedes Relikt jener oft so peinlich wirkenden Hybris aufzugeben, zugunsten vorurteilsloser Aufgeschlossenheit. Sie verbauen sich dadurch leider häufig selbst den Weg. Denn im Grunde sucht jede Jugend Leitbilder und Ideale. Beides kann geschaffen werden, wenn ihr nicht mehr der überlegene Besserwisser gegenübertritt, aber auch nicht der, der nur bereit ist, abgetragene Kleider auszuziehen. Eine neue Zeit erfordert ein neues Verhältnis der Generationen untereinander. Die größere Aufgabe, der weitaus schwierigere Teil dieses neu zu schaffenden Zusammenspiels liegt bei der älteren Generation.

Wenn es auch unmöglich ist, in dieser Situation Patentrezepte vorzuschlagen, so bieten sich doch gewisse adäquate Ideen an — noch ebenso ungeläutert und unsedimentiert zwar wie die derjenigen, die gegen bestehende Bastionen anrennen. Lösungsversuche sollten sich genauso aus dem im Grunde mißglückten Versuch reiner Verteidigung entwickeln wie sich der Sturm aus anfänglich tastenden, aber unbeachtet gebliebenen Bemühungen zusammengebraut hat, anfänglich bescheidene Reformen anzuregen. Will man also nicht nur Wrackteile zurücklassen, so wird es notwendig werden, sich ganz realistisch vorzustellen, wie die Aufgabe der Älteren, wie speziell die Aufgabe der gestandenen Chirurgen, wenigstens in naher Zukunft auszusehen hat.

Dabei sollten wir uns den Ideen von HILDEGARD HAMM-BRÜCHER [1] anschließen, wenn sie — wenn auch in anderem Zusammenhang — etwa sagt, daß wir mangelnde Entschlußkraft, unzulängliche Organisation und fehlende schöpferische Intuition durch Bereitschaft zu konstruktivem Umsetzungsvermögen, durch Mut, großen Utopien abzusagen, und — wie wir ergänzen wollen — durch ein hohes Maß an Phantasie und Vorausschau, an Abkehr von Vorurteilen, an Bereitschaft, sich selbst zu kritisieren und kritisieren zu lassen, aber auch an Durchstehvermögen und Konsequenz ersetzen sollten.

---

[1] H. HAMM-BRÜCHER: Hessische Erfahrungen — Informationen aus der Werkstatt einer Schulreform. Die Zeit **45** (1969).

Die Stellungnahme der Institutionen

Am 13. 12. 1968 erfolgte die bisher hier interessierende letzte Empfehlung des *Wissenschaftsrates*. In der Mitte des 20. Jahrhunderts könne es sich „beim Ausbau der Hochschulen nicht mehr um bloße Reformen, sondern um Neugestaltungen großzügiger Art handeln". „Die Arbeitsfähigkeit der Universitäten als Körperschaften sicherzustellen, ist eine zentrale und angesichts der sich wandelnden Bedingungen auch eine permanente Aufgabe." Die bisherige Entwicklung habe dazu geführt, daß die Handlungsfähigkeit der Universitäten zunehmend verfallen sei. Die an einzelnen Lehrstuhlinhabern orientierte Organisation entspreche nicht mehr den Erfordernissen.

Ein wichtiger Punkt im ersten Teil der Empfehlungen sind Überlegungen zur Ausbildungskapazität der Universitäten. *Der Wissenschaftsrat* stellt fest, daß der Ausbildungserfolg sowohl durch ein Überschreiten der Ausbildungskapazität als auch dadurch gefährdet werde, daß Studienbewerber nicht die für das Studium notwendigen Voraussetzungen mitbrächten. Damit wird „die bisherige Regelung der mit dem Abschlußzeugnis des Gymnasiums verbundenen Hochschulreife in Frage gestellt".

Die im zweiten Teil enthaltenen eigentlichen „Empfehlungen zur Neuordnung der Struktur- und Verwaltungsorganisation" gehen davon aus, daß die verfassungsmäßig garantierte Freiheit in Forschung und Lehre und das daraus resultierende Recht auf Selbstverwaltung der Universitäten in ihrem Wesensgehalt unangetastet bleiben. Das Modell, das der *Wissenschaftsrat* daraus entwickelt, soll freilich nicht schematisch auf alle Universitäten übertragen werden. Wenn die Universitäten künftig besser als bisher in der Lage sein sollten, ihre Aufgaben zu erfüllen, dann müssen nach Meinung des *Wissenschaftsrates* vier unverzichtbare Voraussetzungen gegeben sein:

Leitung der Universität durch einen Präsidenten.

Genügend starke Verwaltungs- und Entscheidungsbefugnisse der Universität in Personal- und Haushaltsfragen.

Zusammenfassung der akademischen und der staatlichen Verwaltung in einer einheitlichen Verwaltung.

Einrichtung von Fachbereichen.

An die Stelle der Fakultäten sollen in Zukunft „Fachbereiche" treten, die „Grundeinheiten von Forschung und Lehre" sind. Es sei nötig, „solche Bereiche organisatorisch zusammenzufassen, die in sich überschaubar sind und in deren Rahmen die Gleichartigkeit der Aufgabe und die Verwandtschaft der Fachgebiete die Grundlage für das gemeinsame Wirken der Wissenschaft erschaffen".

Zur Frage der Mitbestimmung nimmt der *Wissenschaftsrat* folgende Stellung ein: In den verschiedenen Leistungsgremien sollen alle Gruppen der Universität, also auch Studenten, mitwirken. „Maßstab für den Umfang der Mitwirkung sollte die Fähigkeit sein, auf der Grundlage eigener Kenntnisse ein selbständiges, sachliches Urteil bilden zu können ... Prinzipiell muß (für alle Universitätsorgane) gelten, daß allein die konkreten Aufgaben und die Fähigkeit zu funktionsgerechter Mitwirkung, nicht aber starre Zahlenverhältnisse, für die Beteiligung der verschiedenen Personengruppen entscheidend sein können."

Der *Wissenschaftsrat* schlägt für die Leitung der Universität einen Präsidenten vor. „Die Anforderungen an die Leitung der Universität sind in einem Umfang gewachsen, daß sie nicht mehr nebenamtlich erfüllt werden können ... Die Leitung einer Hochschule ist zu einem neuen Beruf geworden. Dieser Beruf ist eine Aufgabe, die nicht neben anderen, wie der Wahrnehmung eines Lehramtes, ausgeübt werden kann."

Etwa zu gleicher Zeit hat die *Westdeutsche Rektorenkonferenz* (WRK) ihrerseits Empfehlungen zur Reform der Hochschulen veröffentlicht.

Zur Gliederung der Universität spricht sich die WRK dagegen aus, daß „schematisch nur noch eine untere Selbstverwaltungseinheit in Gestalt von Fachbereichen gebildet werden soll", wie der *Wissenschaftsrat* vorgeschlagen hat. Neben dem Fachbereich müsse es — gegebenenfalls als Zusammenschluß mehrerer Fachbereiche — Fakultäten neuer Art als Koordinationsebene geben, die u.a. über Habilitations- und Berufungsfragen entscheiden sollen.

Die Universitätsspitze soll durch ein Direktorium, einen hauptamtlichen Rektor oder ein Präsidium besetzt werden. Die Regelung darüber soll der Universitätssatzung überlassen bleiben.

Weitere Organe der Universität sollen das Konzil und der Senat sein. Das Konzil ist das oberste verfassungsgebende Organ und Wahlgremium der Universität. Der Senat ist zuständig für alle Angelegenheiten von besonderer Bedeutung, sofern nicht das Konzil oder die Universitätsspitze zuständig ist, insbesondere für die Gliederung der Universität, Verabschiedung aller in der Universität geltenden Ordnungen, Beratung des von der Universität vorgelegten Haushaltsentwurfs, Verabschiedung von Berufungs- oder Ernennungsvorschlägen für Hochschullehrer sowie für akademische Ehrungen.

Wie der Präsident der WRK mitteilte, haben die Rektoren nichts gegen die Ausschreibung frei gewordener Lehrstühle. Sie bestehen aber darauf, daß die Fakultäten auch solche Professoren für Lehrstühle vorschlagen können, die sich nicht beworben hätten.

Zum Habilitationsverfahren empfiehlt die WRK eine Abkürzung der Dauer, eine bessere Kontrollierbarkeit und eine größere Berücksichtigung der didaktischen Befähigung des Bewerbers.

Ende November 1968 hat sich nach einzelnen deutschen Gerichten auch die *Kultusministerkonferenz* gegen ein politisches Mandat der Studentenschaften ausgesprochen und seine Inanspruchnahme als rechtswidrig bezeichnet.

Im unkoordinierten Nebeneinander von Stellungnahmen, Empfehlungen, Ratschlägen und Forderungen nehmen die *politischen Parteien* z. T. sehr unterschiedliche Standpunkte ein. Diese reichen bezüglich des allergischsten Punktes, der studentischen Mitbestimmung, von der sog. „Drittelparität", der die Vorstellungen der FDP am nächsten kommen, über differenzierte Verhältniszahlen in den verschiedenen Hochschulorganen bei der SPD bis zur Ablehnung einer Schematisierung der Mitwirkung, an deren Stelle nach den Wünschen der CDU/CSU die „Funktionsgerechtigkeit" treten soll.

Über die „Reformen des Lehrkörpers" sagt die SPD in ihren auf dem Nürnberger Parteitag beschlossenen „Grundsätzen zur Hochschulgesetzgebung", daß das Habilitationsverfahren nur darauf abgestellt sein dürfe, die Befähigung des Bewerbers zur wissenschaftlichen

Forschung und akademischen Lehre nachzuweisen. Die Habilitation dürfe keine unerläßliche Voraussetzung für eine Berufung sein, die im übrigen zu beschleunigen und durch obligatorische Ausschreibung öffentlicher zu gestalten sei.

Ähnlich äußert sich die CDU/CSU. „Alle Maßnahmen müssen darauf angelegt sein, wissenschaftliche Begabungen früh zu erkennen und in eine selbständige Stellung in Forschung und Lehre zu führen."

Die FDP fordert die Abschaffung der Habilitation und gleichfalls die öffentliche Ausschreibung aller freien Stellen (auch der Assistentenstellen).

Inzwischen haben einzelne *Bundesländer* begonnen, eigene *Hochschulgesetze* zu schaffen, die nicht nur stark voneinander abweichen, sondern teilweise erhebliche Ablehnung hervorrufen.

Die Ablehnung gründet sich im wesentlichen auf die verstärkte Einflußnahme des Staates auf die Universität und auf die Mitbestimmung der Studenten.

Am 1. 7. 1969 wenden sich 11 Hochschullehrer aus der Medizinischen Fakultät der Universität Gießen an die Mitglieder des Hessischen Landtages mit folgender Eingabe:

„Sie stehen vor der Entscheidung, den vom Kabinett vorgelegten Entwurf zu einem Hessischen Hochschulgesetz zu verwerfen oder anzunehmen. Sie entscheiden damit über das Weiterbestehen oder den Niedergang einiger westdeutscher Universitäten. Der Ihnen vorliegende Entwurf zu dem Hochschulgesetz ist unbrauchbar; er kann auch nicht mehr durch Änderung einzelner der vielen Ungereimtheiten verbessert werden.

Der Entwurf ist schlecht, weil er:

1. Von Personen ausgedacht wurde, die offenbar von der Universität und ihren Arbeitsbedingungen wenig Ahnung haben;

2. Formalistisch und starr Strukturen festlegt, die niemals funktionieren können;

3. Keinerlei Experimentierraum für sachgerechte Formen zuläßt;

4. Durch Überorganisation einen entsetzlichen Leerlauf legalisiert;

5. Durch zementierte Proporzvertretungen ein Denken und Handeln nach „ständischen Prinzipien" provoziert. „Stände" sind Kennzeichen der mittelalterlichen Feudalzeit!

6. Durch administrative Kniffe den tatsächlichen permanenten Notstand der Universitäten, den die staatlichen Administrationen selbst mit verschuldet haben, verdeckt.

Wirkliche Probleme einer Hochschulreform sind:

1. Änderung der Personalstrukturen; flexible Besoldung nach Leistung in allen Sparten der wissenschaftlichen und technischen Laufbahn. Kontrolle der Leistung auf allen Ebenen. Vorzeitige Pensionierung bzw. Emeritierung ineffektiver Kräfte;

2. Die Studienreform, für die genügende Modelle und Vorschläge von den Universitäten und dem Wissenschaftsrat erarbeitet worden sind, zu deren Verwirklichung jedoch der Staat die Mittel verweigert hat;

3. Die Verbesserung der Forschung an der Universität durch Bildung von Departments; Voraussetzung dazu sind jedoch entsprechende Bauten, um gleichartige Fächer unter einem Dach zu vereinen.

Abgeordnete, verspielen Sie nicht die Zukunft der Universitäten und damit die Zukunft der Wissenschaft! Entscheiden Sie klug und frei."

Die schärfste Kritik kommt von der Seite der *Exponenten der Wissenschaft.* Im Mai 1969 wandten sich die Präsidenten der Deutschen Forschungsgemeinschaft, Prof. JULIUS SPEER, der Max-Planck-Gesellschaft, Prof. ADOLF BUTENANDT, und der Westdeutschen Rektorenkonferenz, Prof. HANS RUMPF, mit einer gemeinsamen Erklärung an die Öffentlichkeit. Sie gipfelt in dem Alarmruf, daß die „Forschung an den deutschen Universitäten in Gefahr" sei. „Maximen, die im politischen Bereich ihre Gültigkeit haben, werden (durch Mitbestimmung) unmittelbar auf die Universität übertragen. Dies droht, die Forschung zu lähmen. Die Abwanderung der Forschung aus den Universitäten (in außeruniversitäre Institute) und damit die Zerstörung der deutschen Universität wären die Folge."

Insbesondere beziehe sich diese Gefahr auf die folgenden Punkte:

1. Einführung einer Mitbestimmung von Vertretern aller Gruppen der Universität auch über Forschungsprogramme und einzelne Vorhaben auf der Ebene des Fachbereichs. Die 3 Präsidenten sind der Auffassung, nur die aktiv in der Forschung tätigen Mitglieder der Universität könnten und müßten bei der Beratung von For-

schungsprogrammen, bei der Festsetzung der Prioritäten und bei der Verwertung der Ergebnisse beteiligt werden.

2. Gleiches müsse auch für das Berufungsverfahren gelten: über die Einstellung oder Entlassung wissenschaftlichen Personals könnten nur diejenigen befinden, die mindestens die gleiche wissenschaftliche Qualifikation besitzen. In fast allen Disziplinen könne die Aufgabenstellung nicht durch Mehrheitsentscheidung bestimmt werden. Dies gelte insbesondere von Gremien, in denen nach festgelegten Schlüsseln Vertreter von Gruppen mitwirkten, die als solche selbst in der Forschung nicht aktiv tätig seien.

3. Auch gegen den Plan, alle Universitätsgremien künftig öffentlich beraten zu lassen, wird in scharfer Form Stellung genommen. Unter unbeschränkter Öffentlichkeit würde ihrer Ansicht nach die Unmittelbarkeit sachorientierter Diskussion leiden.

Prof. BUTENANDT begründete diesen Alarmruf mit der „großen Sorge über den Bestand der deutschen Forschung und der Verantwortung für die Forschung".

In Kiel sprach der *Rektor der Universität*, der Internist Prof. WEISBECKER, von der Gefahr, daß wegen der Studentenunruhen die Forschung eingestellt werden müsse. Immer mehr Professoren bemühten sich um Anstellung bei der Industrie oder in Bundesinstituten. An der *Technischen Universität Berlin* legte der *Dekan einer Fakultät*, VOLKMAR KOENIGS, sein Amt mit „einer letzten Warnung" vor falschen Wegen zur Hochschulreform nieder; man habe sich von den Kräften, die nach eigenen Erklärungen die freiheitlich-demokratische Ordnung zerstören wollten und jede Hochschulreform als Schwächung ihrer revolutionären Basis ablehnen, „in endlose Diskussionen über aufgebauschte Scheinprobleme, universitätsfremde oder utopische Forderungen verstricken lassen." Ähnlich reagierte der *Dekan der Juristischen Fakultät an der Berliner Freien Universität*, CLEMENS PLEYER, der seinen Weggang aus Berlin damit begründete, daß an der FU eine Atmosphäre des Hasses, der ständigen Provokationen und Beleidigungen, der Störungen und der Gewalt herrsche, die es ihm unmöglich mache, seinen Aufgaben nachzukommen. „Unter den gegebenen Umständen", so erklärt PLEYER, „verschleißt man sich in Besprechungen, Sitzungen und Telefonaten ... So kommt die Forschung immer mehr zum Erliegen und die Lehre wird immer mehr zur Fiktion ...

Die Frage, ob es . . . noch sinnvoll ist, meinen Beruf, den ich — gerade
wegen seiner Lehraufgabe — gewählt und jahrelang begeistert ausgeführt habe, weiterhin noch wahrzunehmen, beschäftigt mich ebenso
wie viele Kollegen immer noch: Niemand begräbt gern den „Traum
seines Lebens". Ein Lehrstuhl in Berlin war für mich ein solcher
Traum. Mit der Berufung hierher ist er leider nur scheinbar in Erfüllung gegangen."

Diese Ausschnitte mögen zeigen, welches Ausmaß diese Bedrohung
angenommen hat.

Daß es dazu überhaupt kommen konnte, ist in der Hauptsache
darauf zurückzuführen, daß — wie der frühere *Bundesminister für
wissenschaftliche Forschung*, Dr. STOLTENBERG, ausführte — „Hoch-
schulplanung eigentlich 10 Jahre vorausdenken muß, wenn die großen
Investitionsvorhaben an einer Gesamtkonzeption orientiert sein sollen"[1]. In dieser Äußerung ist das Wort „eigentlich" besonders bemerkenswert, weil es aus dem Munde des *Ministers für wissenschaftliche Forschung* kam.

Im gleichen Artikel sagt Dr. STOLTENBERG, daß Prognosen nam-
hafter Bildungsökonomen, „die von einem fast unbegrenzten zusätz-
lichen Bedarf an Universitätsabsolventen aller Fakultäten sprachen
und für 1980 etwa 500 000 Studienplätze an den *wissenschaftlichen
Hochschulen* forderten, nicht mehr aufrechtzuerhalten seien". Der
Mangel an gültigen Analysen, wie sie vor Jahrzehnten hätten erarbeitet
werden müssen, macht sich nun in einem Herumtasten, Probieren und
sich überstürzenden Empfehlen bemerkbar.

Der Vorsitzende des *Westdeutschen Medizinischen Fakultätentages*
(WMFT), Prof. G. SCHETTLER, erwähnt in seiner bereits zitierten Ansprache[2] die besonderen Aufgaben der *Medizinischen Fakultäten*, weist
die Vorwürfe egoistischer oder repressiver Tendenzen zurück und betont nachhaltig, daß eine Hochschulreform ohne eine wesentliche Verstärkung der finanziellen Mittel eine Utopie sei.

Es sei bemerkenswert, daß die *Bundesassistentenkonferenz* am
8. 5. 1969 Gefahren für die Hochschulreform darin sähe, daß die vorliegenden Gesetze und Gesetzentwürfe eine hinlängliche haushalts-

---

[1] G. STOLTENBERG: Es fehlt nicht an guten Ratschlägen, es fehlt allein an der Tat.
Die Welt, 31. Januar 1968.
[2] G. SCHETTLER, a.a.O.

mäßige Sicherung der Hochschulfinanzierung vermissen lassen; auch würde der Nachwuchs nicht genügend gefördert. Demgegenüber habe die „Frage der Mitbestimmung über Forschungsprojekte nur einen untergeordneten Stellenwert". SCHETTLER verweist schließlich auf einen Artikel von Prof. WOLFGANG CLEMEN, dem Anglisten der Universität München, über „Hochschulgesetze, die die Reform erschweren". „Es ist ein großes Mißverständnis, daß ein großer Teil der Öffentlichkeit einschließlich mancher Parteipolitiker unter den „längst überfälligen Reformen" die Einführung der Mitbestimmung, die Öffentlichkeit aller Sitzungen und die Abschaffung der Ordinarien versteht. Sicher ist, daß gerade diese angeblichen Erfahrungen, wie sie z.Z. in die neuen Hochschulgesetze schon Eingang gefunden haben, uns jene notwendigen Veränderungen", wie sie zuvor skizziert worden waren, „um keinen Schritt näher bringen würden, sondern im Gegenteil sie blockieren und verhindern werden. Vor allem aber wird die studentische Mitbestimmung jede Form der Zulassungsbeschränkungen, der qualifizierenden Aufnahmeprüfungen, der Auslese, Studienkontrolle und Studienzeitbeschränkung als „repressive" Maßnahmen, welche die individuelle Freiheit einschränken, erbittert bekämpfen. Dies wird um so mehr der Fall sein, solange die Studentenvertreter (womit auf absehbare Zeit noch zu rechnen ist) sich aus den Reihen der nichtgemäßigten Studentengruppen rekrutieren, solange ihre Wahlen nicht auf Grund einer festgelegten Wahlbeteiligung, eines „Quorums", erfolgen (wie es in Frankreich jetzt gesetzlich festgelegt ist) und solange die Willensbildung mit den entsprechenden Abstimmungen weiterhin auf Grund von sog. „Vollversammlungen" geschieht, die in der Regel nur von 5 bis 10%, häufig sogar von noch weniger, Studenten des betreffenden Faches oder der betreffenden Fakultät besucht werden."

HANS LEUSSING, der bisherige Vorsitzendes des *Wissenschaftsrates* und jetzige *Bundesminister für Bildung und Wissenschaft,* faßt die Breite der Aufgaben zusammen: „Die Diskussion über den Inhalt der Hochschule und die hoffentlich in nicht allzu ferner Zukunft daraus resultierenden Aktionen können sich auch gar nicht allein auf die Hochschule erstrecken, sondern müssen das gesamte Feld der Ausbildung und Bildung erfassen, etwa nach dem Slogan „vom Kindergarten bis zur Habilitation". Daß hierbei eine möglichst enge Zusammenarbeit zwischen Bildungsrat und Wissenschaftsrat nicht nur vernünftig, sondern unerläßlich ist, dürfte inzwischen wohl kaum noch bestritten werden." [1]

Seit dem 1. Mai 1969 gilt das neue *Universitätsgesetz in Hamburg*. Es ist als erstes aller neuen Hochschulgesetze in der Bundesrepublik verabschiedet worden und sieht die Präsidialverfassung vor, räumt den Studenten weitgehende Mitbestimmung ein, schafft die Ordinarien ab, ersetzt die Fakultäten durch Fachbereiche und schränkt die Autonomie der Universität ein.

In diesem Zusammenhang verdient als Analyse der gegenwärtigen Situation und als Prognose für die Zukunft die Ansprache besonderes Interesse, die der *Rektor der Universität Hamburg*, Prof. EHRLICHER, vor seiner Wiederwahl im Juli 1968 hielt. Zum damaligen Regierungsentwurf des — inzwischen beschlossenen — Universitätsgesetzes sagte EHRLICHER: „Der Gesetzentwurf des Senats hat das gebracht, was ich seit Monaten befürchtet habe: Nämlich daß der inneruniversitäre Streit um Form und Ausmaß der Mitbestimmung zur Einschränkung der Autonomie der Universität herausfordert. Ich habe diese Entwicklung seit langem mit Sorge verfolgt und deshalb allen Gruppen abgeraten, sich für die Präsidialverfassung einzusetzen. Dabei leitet micht nicht so sehr meine Überzeugung, daß das Rektoratssystem die bessere Verfassung wäre, sondern die politisch-pragmatische Überlegung, daß in Hamburg ein Präsidialsystem von der Ausgestaltung, wie sie allein sinnvoll sein kann, nicht zu erreichen ist. Die Präsidialverfassung nach dem Senatsentwurf räumt dem Präsidenten nicht den Handlungsspielraum im wirtschaftlichen Bereich ein, der diesen Posten für die profilierte Persönlichkeit anziehend macht; die mit ungewöhnlicher Ausführlichkeit aufgezählten universitätsinternen Rechte schaffen allenfalls die Aufsichtsfunktion eines Anstaltsleiters."

Zu dem leidenschaftlichen Streit über die Paritäten in den verschiedenen Gremien sagt EHRLICHER, daß hier über ein Problem diskutiert würde, „über das die Zeit schon hinweggerollt ist". „Auch in der Universität sind heute schnelle Entscheidungen erforderlich. Die Entwicklung führt zwangsläufig weg vom traditionellen Kollegialprinzip zu einer weitergehenden Delegation der Verantwortung. Der Versuch, die Selbstverwaltung aufzusplittern in eine Unzahl von dis-

---

[1] H. LEUSSING: Spielraum und Standort müssen völlig neu bestimmt werden. Die Welt, 31. Januar 1968.

kussionsfreudigen Gremien mit Kontrollen und Kontrollen der Kontrollen, läuft dieser von der Realität erzwungenen Entwicklung konträr entgegen. Wenn man sich die Paritätsdiskussion des letzten Jahres vergegenwärtigt und die vorliegenden Gesetzentwürfe ansieht, hat man den Eindruck, daß hier die Frage der Mitbestimmung, die ja immer nur ein Mittel sein kann, zum Ziel verabsolutiert wird und das eigentliche Ziel, nämlich die Frage, welchem Zweck die Einrichtung Universität in der zweiten Hälfte des 20. Jahrhunderts dienen müßte, entweder überhaupt übersehen oder nur mit einigen apodiktischen Bemerkungen erledigt wird. Das in der Ordinarienuniversität schon fragwürdig gewordene Prinzip der Kollegialentscheidung erfährt in der „Mitbestimmungs-Universität" in komplizierterer Form eine Wiederbelebung und wird den Entscheidungsprozeß noch stärker verhindern."

„Am wenigsten durchdacht ist im Hamburger Entwurf die Verzahnung von akademischer Verwaltung und Wirtschaftsverwaltung. Die Bedeutung der ökonomischen Seite im Universitätsbetrieb wurde einmal treffend mit dem Satz charakterisiert, daß heute die Finanzminister die heimlichen Kultusminister sind. Während aber in anderen Ländern neue effiziente Formen der Zusammenarbeit entwickelt wurden, werden in Hamburg die Weichen in Richtung auf einen verstaubten Epatismus gestellt."

Von besonderem Interesse ist in dieser Rede die Feststellung des Rektors einer Universität, daß ihm eine „private Universität in der Bundesrepublik Deutschland heute keineswegs als eine Utopie" erscheine. „Als Hochschulpolitiker möchte ich sie in der gegenwärtigen Situation fast als notwendig bezeichnen."

EHRLICHER kommt zu folgenden Schlußbemerkungen:

„1. Mit einem hartnäckigen Kampf um die Erhaltung der Rektoratsverfassung habe ich mir die Kritik mancher Kollegen zugezogen. Das Präsidialsystem mag — wenn es einen echten Präsidenten vorsieht — manche Vorteile haben. In meinen Bemühungen, unsere Universität stärker in die Gesellschaft dieser Stadt zu integrieren, habe ich immer gespürt, was es bedeutet, wenn hinter dem Repräsentanten der Universität das Gewicht seines wissenschaftlichen Faches und der Wissenschaft überhaupt steht. Ich sehe eine wichtige gesellschaftspolitische Funktion darin, daß sich die Universität in der wechselnden Person des Rektors in ihren verschiedenen Wissenschaftsbereichen immer neu der Öffentlichkeit darstellt. Ich werde es daher immer als Verlust ansehen, wenn die Rektoratsverfassung durch das Präsidialsystem abgelöst wird.

2. Das böse Wort von der „Ordinarien-Universität" hat in seiner ständigen Wiederholung dazu geführt, daß der intendierte Angriff auf die inneruniversitäre Stellung des Ordinarius sich zu einem Angriff auf die Position des Hochschullehrers überhaupt, und zwar vom Assistenten bis zum Ordinarius, ausgeweitet hat. Ein Angriff, der sich gegen die mancherorts mißbilligte eigentümliche Freiheit der Tätigkeit an der Hochschule und die spezifische Mittelstellung des Hochschullehrers zwischen freiem Beruf und Beamten richtet. Eine zweifellos — und zwar in allen Ebenen — privilegierte Stellung, der es aber doch in erster Linie zu danken ist, daß Talente und profilierte Persönlichkeiten trotz vergleichsweise ungünstiger materieller Bedingungen in der Universität gehalten werden konnten. Meine Sorge geht dahin, daß wir mit der Abschaffung dieser privilegierten Stellung — ich scheue mich gar nicht, es so zu nennen — der Umwandlung in ein System aufsteigend dotierter Beamtenpositionen die großen Forscher- und Lehrerpersönlichkeiten nicht mehr gewinnen, die allein der Universität ihr Gepräge geben können.

3. Meine letzte und größte Sorge betrifft die Autonomie der Universität, insbesondere die Freiheit und Effizienz unserer Forschung. Die hier festzustellende Gefährdung entspringt offenbar dem heute üblichen Mißtrauen, die Hochschullehrer seien nicht mehr in der Lage, ihre eigenen Angelegenheiten zu regeln. Das Problem gewinnt um so größeres Gewicht, je umfangreicher die Mittel werden, die die Forschung benötigt. Es ist für uns schwer zu lösen, weil wir über konkurrierende Wünsche in unseren eigenen Reihen zu entscheiden haben. Daher auch lag es nahe, diese Entscheidung den staatlichen Stellen zu überlassen. Wir müssen uns jedoch darüber im klaren sein, daß es sich nicht nur darum handelt, wer einige Assistentenstellen mehr bekommt, sondern welche Universität auf welchen Gebieten ihren Ruf erhalten oder steigern kann und welche Universitäten zu bloßen Lehranstalten absinken. Wenn es uns nicht gelingt, Organisationsformen zu finden, die uns selbst die Bewältigung dieser Schwierigkeiten erlauben, werden in

nicht allzu ferner Zeit wissenschaftsfremde Stellen darüber bestimmmen, was, wo und wie geforscht wird"[1].

Eine unabhängige Expertenkommission nach Art der Royal Commission nach englischem Vorbild einzusetzen, empfiehlt der Betriebswirtschaftslehrer CHRISTIAN WATRIN. Sie solle eine kritische und objektive Analyse etwa folgender Fragen durchführen:

„Bleiben unsere Universitäten Stätten institutionell gesicherter Geistesfreiheit und werden sie als Ort freier geistiger Auseinandersetzung gestärkt oder verwandeln sie sich in Hochburgen ideologischer Indoktrinierung?

Wird der Prozeß des zähen und unerbittlichen Prüfens von Hypothesen und Theorien, die rationale Kritik von Ideologien, Utopien, politischen Konzeptionen und Weltanschauungen gefördert oder unterdrückt?

Ist die Innovationsfähigkeit, beispielsweise auf dem wichtigen Sektor der Studienreform, stimuliert oder korrumpiert?

Fördern die neuen Rekrutierungssysteme auf allen Ebenen die wissenschaftliche Befähigung oder breitet sich der politische Nepotismus aus?

Setzen die neuen Entscheidungsmechanismen Zeit für neue wissenschaftliche Initiativen frei oder wird ein Apparat von so monströser Schwerfälligkeit und Unberechenbarkeit installiert, daß alle Aktivitäten durch Finassieren, Intrigieren und Politisieren absorbiert werden?"[2]

---

[1] W. EHRLICHER: Rede des Rektors vor der Vollversammlung der Universität Hamburg 1968.
[2] CH. WATRIN: Chaos oder Integration? Publik 44 (1969).

Die Medizinische Fakultät

Die Frage liegt nahe, ob der Zeitpunkt gekommen sei, an dem sich die Medizinischen Fakultäten aus dem Verband der Universitäten lösen müssen [1]. Ist die Vielzahl der Aufgaben und ihre weitere Vermehrung durch hinzukommende Probleme der Universitätsreform und -Aufgliederung nicht eine zu starke Belastung für den Kliniker, der durch Forschung, Lehre und vor allem durch ärztliche Funktionen schon über Gebühr beansprucht wird?

Diese Frage verdient sachlich und leidenschaftslos untersucht zu werden. Dabei ist zunächst zu klären, worin der wichtigere Teil des Aufgabenbereiches des medizinischen Hochschullehrers liegt: in der Arbeit als Arzt, als Lehrer, als Ausbilder, als Forscher oder in der Funktion des Ausschußmitgliedes, des Diskussionsteilnehmers. Die Tendenz, sich von der Verstrickung mit den Universitätsproblemen zu lösen, wird stärker fühlbar. Das um so mehr, als die allgemeinen Hochschulfragen zwar unmittelbar in das Leben der Universitätsklinik eingreifen, aber der Aufgabenstellung und Praxis der Klinik entsprechend dort weitaus leichter gelöst werden können als beispielsweise in einem theoretischen Fachbereich. Der Hinweis, daß die ärztlichen Aufgaben so sehr im Vordergrund stünden, daß noch so wichtige Diskussionen über soziologische und philosophische Fragen der Universität, über ein Neudurchdenken des Wissenschaftsbegriffs, über „Drittelparität" und andere Dinge demgegenüber in den Hintergrund treten müßten, ist dem Arzt seinem ganzen Wesen nach so adäquat, daß die Lösung von der Universität sich geradezu anzubieten scheint. Diskussionen, Debatten, Kommissionssitzungen von immer größerer

---

[1] K. THOMSEN: Vortrag über Universitätsreform auf der Hamburger Universitätsversammlung 1968.

Länge und Ausdauer, bei denen letztlich derjenige das Feld beherrscht, der die stärksten physischen Kräfte zum Aushalten besitzt, sind dem Arzt im Grunde seiner Seele zuwider.

Und doch wäre dieses Aufgeben der Integrierung in der Universität ein Rückfall in mittelalterliche Vorstellungen und würde Medizinschulen schaffen, denen u. a. eine der universitären Grundlagen fehlt, der Kontakt zu den Geisteswissenschaften.

Die Stellungnahme des *Westdeutschen Medizinischen Fakultätentages* (WMFT) stimmt mit diesen Überlegungen überein[1]: „In Anbetracht der jüngsten Vorkommnisse an den deutschen Universitäten ist ernsthaft zu überlegen, den Medizinischen Fakultäten an den Universitäten einen Sonderstatus einzuräumen. Der radikale Schritt einer völligen Trennung von der Universität im Sinne der Errichtung von Medical Schools oder von naturwissenschaftlich-medizinischen Hochschulen sollte freilich vermieden werden. Aber mit Bezug auf die Sonderaufgaben der Medizinischen Fakultäten sollten mögliche Wege überprüft werden."

Es ergibt sich daraus die Frage, wie die überhandnehmenden Anforderungen sachgerecht gelöst und befriedigend bewältigt werden können. Diesen Überlegungen kommt der Gedanke der Fachbereiche zu Hilfe. Die immer größer werdende Medizinische Fakultät erscheint als ein zu schwerfälliges Instrument, als daß es nebenamtlich von einem Dekan geleitet werden könnte. Mit der Aufteilung darf jedoch der innere Zusammenhang zwischen medizinischer Forschung, Klinik und Lehre nicht zerstört werden. Das ist das schwierigste Problem.

Zwar haben etwa die operativen Fächer engere Kontakte untereinander als zu manchen vorklinischen Arbeitsbereichen. Trotzdem dürfte die administrative Trennung die wissenschaftliche Verzahnung nicht gefährden. Leitung eines medizinischen Fachbereiches und Koordinierung zu den anderen durch mehrere Einzelpersönlichkeiten sollte die Arbeit erleichtern, sie gleichzeitig effizienter machen und auch die erstrebenswerte Konkurrenz der Fachbereiche der Universitäten untereinander nutzbringend fördern.

Wenn auf diese Weise mehrere Mitglieder der Fachbereiche mit unterschiedlichen Funktionen zusammenwirkend tätig werden, wird die schwer lösbar erscheinende Aufgabe, die Integrierung der Medizin

---

[1] WMFT: Protokoll der Sitzung vom 13. Dezember 1968, Deutsches Ärzteblatt, 33 (1969).

innerhalb der Universität, nicht nur aufrechtzuerhalten, sondern zu verstärken, leichter gelöst werden können.

Zwar haben sich die Wissenschaften selbst entscheidend verändert. Ihre einstige Einheit, welche die Philosophie des Idealismus noch begründen konnte, besteht nicht mehr. Sowohl die Relation zwischen Wissenschaft und Gesellschaft als auch von Wissenschaft zur Praxis hat sich verschoben. Diese Wandlung hat zur Folge, daß die klassische Universitätsidee heute weithin nur noch als Fiktion aufrechterhalten wird und sich mit ihrem ganzen Anspruch lediglich in den Fächern verwirklichen läßt, die nichts mit der Ausbildung vieler Studenten für bestimmte Berufe zu tun haben [1].

Die Einheitlichkeit der Ausbildung spricht nach THOMSEN [2] gegen eine Teilung der Fakultäten. Nur die große Zahl der Fakultätsmitglieder wäre ein Argument für eine Aufteilung. Die Form einer solchen Aufteilung sei jedoch außerordentlich schwierig. Sowohl die Teilung in vorklinische und klinische Fächer als auch die in theoretische und praktische hätte ihre Mängel.

Die Auswirkungen des neuen Hamburger Hochschulgesetzes auf die Arbeit der Universitätskliniken sind beträchtliche.

7 Hamburger Professoren, Dozenten und Assistenten setzen sich mit Entschiedenheit *für* die durch das Gesetz bestimmten Neuregelungen ein. Sie stellen folgendes fest:

1. Das geringe zahlenmäßige Gewicht der studentischen Stimmen im Institutsrat verhindert durch mangelhafte Sachkenntnis bedingte Fehlentscheidungen. Die Präsenz der Studenten im Klinikrat verbessert in entscheidender Weise den Informationsstand der Studentenschaft in allen Angelegenheiten der Medizinischen Fakultät. Sie ist damit eine notwendige Voraussetzung für die konstruktive Mitarbeit der Studenten, was durch die guten Erfahrungen mit den studentischen Vertretern im Klinikrat der II. Medizinischen Klinik belegt wird. Ein so erreichter hoher Informationsstand der Studentenschaft ist zudem eine gute Sicherung gegen die Wirksamkeit hochschulpolitischer Agitation, ganz gleich von welcher Seite.

2. Die Kompetenzen des Chefs, „wie bisher" allein Schwerpunkte zu setzen und die wissenschaftliche und ärztliche Konzep-

---

[1] Zit. nach D. SAUBERZWEIG, a.a.O.
[2] K. THOMSEN, a.a.O.

tion zu bestimmen, sind ein utopischer Anspruch, der bereits heute an den meisten Kliniken und Instituten nicht mehr realisiert wird. Hier gilt es, Verantwortung und Entscheidungskompetenz durch Gesetz auf diejenigen zu übertragen, die sie heute tatsächlich schon wahrnehmen. Das gilt in gleicher Weise für die Bereiche der Krankenversorgung, Forschung und Lehre.

3. Das (von den Professoren, die das Universitätsgesetz ablehnen, beschworene) persönliche Vertrauensverhältnis zu den überweisenden Ärzten betrifft hauptsächlich die kleinere Gruppe wohlhabender Patienten, die sich „privat" behandeln lassen können. Würden die zitierten Klinikdirektoren sich mehr um die Ambulanzen ihrer Kliniken kümmern, würden sie erschreckt feststellen, zu welchem Ausmaß an unpersönlichem Fließbandbetrieb die große Zahl von ambulant behandelten Patienten (450 000 pro Jahr) bereits geführt hat. Daß ein ambulanter Patient nicht einmal den Namen des behandelnden Arztes erfährt, ist in manchen großen Ambulanzen nicht die Ausnahme, sondern die Regel.

4. Daß die ärztliche Verantwortung unteilbar ist und nicht kollegial wahrgenommen werden kann, ist unbestritten. Daß die Trennung der ärztlichen Verantwortung von der kollegial wahrzunehmenden Organisationsverantwortung möglich und sachlich notwendig ist, wird nur von den „Chefs" bestritten, von allen anderen Ärzten der Medizinischen Fakultät aber bejaht [1].

Die Kandidaten der Medizin, K. F. VON GRAVENITZ und H. OPEL, schreiben: „Unter dem jetzigen System im Universitätskrankenhaus (Eppendorf) gab die Fakultät Millionenbeträge für die repräsentative Ausstattung von Kliniken aus. Zur gleichen Zeit fehlen in den Grundlagenfächern Räume und ungefähr 90 Assistentenstellen, die in der Klinik — nach den Empfehlungen des Wissenschaftsrates — zu viel sind.

Für die Mehrkosten luxuriöser Chromnickelaufzüge hätte man Studentenpraktika in Kellerräumen erlösen können; die Privateinnahmen mancher Klinikdirektoren reichten aus, die Ausbildung junger Ärzte so zu verbessern, daß nicht mehr mangels ausreichender Mittel

---

[1] Dr. E. E. GEBBE, Dr. E. DIETER, Dr. K. DÖRNER, Prof. H. C. HEINRICH, Prof. H. NOWAKOWSKI, Dr. K. RUHSTRAT, Doz. Dr. W. TARNOWSKI. Die Welt 74 (1969).

Jahr für Jahr 200 mäßig ausgebildete Mediziner auf die Patienten losgelassen werden.

Nirgendwo kann davon die Rede sein, daß dem behandelnden Arzt in seine ärztliche Entscheidung gegenüber seinen Patienten hineingeredet werden soll.

Der Ruf der Klinik beruht auf der dort geleisteten ärztlichen Arbeit, an der der Chef zumeist am wenigsten beteiligt ist. Das (von einigen Professoren) angeführte Argument von dem speziellen Vertrauensverhältnis zwischen dem einweisenden Arzt und dem Klinikchef ist eine Verdrehung der Tatsachen.

Dieses Verhältnis bezieht sich wohl kaum noch auf Kassenpatienten, die in der Regel ihre Betten nur über das Noteinweisungsverfahren bekommen. Hinter dem Gerede über die ärztliche Verantwortung des Chefs steckt die Angst vor der finanziellen Enteignung.

Besonders bitter für Studenten sind die Äußerungen dieser „Universitätslehrer", die sich gegen den Verlust von Kompetenzen und Prestige wehren, aber den Begriff der Ausbildung nicht einmal erwähnen: Ein Grund mehr für die Forderung nach studentischer Beteiligung in den entsprechenden Gremien.

Die Art und Form der Kritik, die angesehene Professoren an den Tag legten, ist eine Herausforderung der Öffentlichkeit, der unter Mißbrauch der ärztlichen Autorität die Hintergründe verschwiegen werden. So kann der neue Gesetzentwurf (des inzwischen verabschiedeten Hamburger Hochschulgesetzes) auch nur als erstes Provisorium verstanden werden" [1].

Wie die praktischen Auswirkungen des Hamburger Universitätsgesetzes sich dem im Hamburger Universitätskrankenhaus tätigen Ordinarius darbieten, ergibt sich aus den Ausführungen des Physiologen H. REICHEL [2]: Er stellt zunächst fest, daß der Gesetzgeber mit einer Ausnahme alle Entscheidungskompetenzen des akademischen, aber auch klinischen Lebens Mehrheitsbeschlüssen überlassen hat. Die Gestaltung der Lehre und Ausbildung sowie die Koordination der Forschung liegen künftig in den Händen des Fachbereichsrats.

„Auch die Weiterbildung zum Facharzt wird hiervon betroffen; denn künftig sind die wissenschaftlichen Assistenten nicht mehr ihrer

---

[1] K. F. VON GRAVENITZ und H. OPEL: Die Welt 74 (1969).
[2] H. REICHEL: Zur Lage im Universitätskrankenhaus Eppendorf nach Verabschiedung des neuen Universitäts-Gesetzes. Hamburger Ärzteblatt 9 (1969).

Klinik, sondern dem Fachbereich zugeordnet, der mehr oder weniger sachkundig über die Besetzung einer freien Stelle entscheidet. Der Gesetzgeber hatte also in diesem Fall keine Bedenken, die Ausbildung künftiger Ärzte der Entscheidungskompetenz eines Gremiums zu überlassen, das im besten Fall nur zur Hälfte etwas von der Sache versteht; denn der Fachbereichsrat „Medizin" wird sich nach § 50 aus 12 Professoren, unter denen auch Nicht-Ärzte vertreten sein können, sowie aus je 6 Vertretern der „Dozenten" (neuer Art), Assistenten und Studenten zusammensetzen."

„Unabhängig davon, wie sich der Fachbereichsrat Medizin künftig konstituieren wird, in jedem Fall werden über Qualifikationen (Berufung, Habilitation, Dissertation) Personen mit entscheiden, die selbst nur die eine oder andere oder überhaupt keine der genannten Qualifikationen besitzen — dies ist in der Tat ein Novum! Wenn nicht Wunder geschehen, wird der Nichtqualifizierte alles versuchen, um die Anforderungen des Qualifikationsnachweises auf ein Minimum zu reduzieren. Der damit fast zwangsläufig verbundene Niveauverlust hat den Gesetzgeber offenbar wenig gekümmert, auch nicht im Hinblick auf ärztliche Entscheidungen, die darunter leiden."

„Insofern darf es nicht verwundern, wenn das Gesetz mit einem kühnen Federstrich einen habilitierten Oberarzt in dieselbe Gruppe („Dozenten") einordnet wie einen promovierten Assistenten, der — gerade zwei Jahre im Dienst — die Anfangsgründe eines Faches eben von diesem Oberarzt erlernt hat. Das für die Zusammensetzung der Gremien vorgesehene Wahlsystem kann sogar zu der grotesken Situation führen, daß der Assistent dem Klinikrat angehört, der Oberarzt nicht." Zu welchen Situationen dieses Gesetz führen kann, beweist z.B. die Tatsache, daß ab 1. Oktober 1969 in einem Institutsrat ein Student — gleich welchen Semesters — dasselbe Stimmrecht beim Ankauf eines kostspieligen Gerätes hat wie ein Fachmann mit langjähriger Erfahrung. Allgemein besteht der Eindruck eines erheblichen Perfektionismus, der jedoch nicht die Unklarheiten beseitigen kann, die wiederum nur mit Hilfe eines Verwaltungsjuristen überhaupt aufgeklärt werden können. So ist z.B. die Rechtsstellung eines Ordinarius, der keine eigene Abteilung leitet und ab 1. Oktober 1969 nicht mehr Direktor im Sinne seiner Berufungsvereinbarung ist, eine offene Frage, auf die auch die Behörden keine Auskunft zu geben wissen. Es nimmt deshalb nicht Wunder, wenn sich allenthalben im Universitätskrankenhaus Eppendorf eine Unruhe bemerkbar macht, die sich auch auf die tägliche Arbeit auswirkt. REICHEL umschreibt das mit den Worten: „Sie schlägt sich in dem mehr oder weniger berechtigten Wunsch von Interessenten nieder, aus der Konkursmasse der alten Fakultät das Beste für sich herauszuholen und die eigene Stellung nicht nur auszubauen, sondern als „Dauerstellung" zu zementieren."

Der durch das Gesetz vorgezeichnete Weg zur „Fachhochschule" erscheint unverkennbar, obwohl er an keiner Stelle des Gesetzes ausdrücklich erscheint.

Die bisherigen für die alte Universität verbindlichen und klar umrissenen Begriffe wie „Dozent" und „Berufung" sind ihres ursprünglichen Sinnes entkleidet und bis zur Unkenntlichkeit hin verzerrt.

In besonderem Maße bemerkenswert ist die Tatsache, daß eine beachtliche Reihe prominenter Wissenschaftler — wie versichert wird — wegen dieses Gesetzes einen Ruf an die Hamburger Universität abgelehnt hat. „Die bereits vorliegenden Absagen qualifizierter Anwärter auf klinische Lehrstühle sind alarmierende Zeichen, die auch der Öffentlichkeit nicht mehr verborgen bleiben können" [1].

---

[1] H. REICHEL: Zur Lage im Universitätskrankenhaus Eppendorf nach Verabschiedung des neuen Universitäts-Gesetzes. Hamburger Ärzteblatt 9 (1969).

Das Fachgebiet Chirurgie

„Die Chirurgen definieren nicht lange, was Chirurgie ist: sie betreiben sie!" Dieses Wort K. H. BAUERS ist dem Chirurgen aus dem Herzen gesprochen. Es liegt im Wesen seiner Arbeit, sich nicht mit Formalien aufzuhalten, sondern das durchzuführen, was er als seine Aufgabe ansieht.

So gibt es in dem riesigen Schrifttum über chirurgische Themen kaum Ansatzpunkte für eine umfassende Definition des Begriffes „Chirurgie". Das kann und soll auch hier nicht versucht werden; es sollen vielmehr nur einige Überlegungen vom Standpunkt des chirurgischen Berufes her angestellt werden.

Große Höhen und abgründige Tiefen kennzeichnen den Weg der Chirurgie von ihren ersten Anfängen Jahrtausende vor der Zeitrechnung bis in unsere Welt. Und als nach seiner Befreiung aus jahrhundertelanger Beschränkung und Mißachtung der Chirurg sich anschickte, im Besitz umwälzender wissenschaftlich begründeter Möglichkeiten die einstige Stellung wiederzuerreichen, sah er ein Aufgabengebiet von gewaltigem Ausmaß vor sich. Niemand brauchte sich weniger Gedanken um Grenzpfähle zu machen als er.

Vor ihm lag der schier unbegrenzte Bereich operativen Handelns an allen Körperregionen und Organen; vor ihm breitete sich die Fülle konservativer Behandlungsaufgaben aus, die besonders dort angezeigt waren, wo unter bestimmten Bedingungen später die Operation angeschlossen werden sollte. Die Chirurgie war nicht nur „der Uranfang der Medizin" [1], sondern sie wurde neben der Inneren Medizin wieder zu einem der beiden tragenden Pfeiler der gesamten Heilkunde.

Die sich überstürzende wissenschaftliche und praktische Entwicklung in diesen Jahrzehnten seit der Wiedergeburt der Chirurgie hat aus vielerlei Gründen in den verschiedenen Ländern verschiedene Vor-

---

[1] K. H. BAUER: Über Fortschritte der modernen Chirurgie. Berlin—Göttingen—Heidelberg 1954.

stellungen über den Begriff der Chirurgie und ihre Aufgabenbereiche entstehen lassen.

Während noch jetzt in einzelnen Staaten nahezu jede operative Tätigkeit der Chirurgie zugeordnet wird, hat man in Deutschland andere Wege beschritten. Bei uns separierten sich schon frühzeitig die operative Ophthalmologie und Otologie. Auch näherstehende Arbeitsbereiche, Orthopädie und Gynäkologie, formierten sich zu eigenen Fachgebieten. Schließlich folgten Urologie und Neuro-Chirurgie und wurden verselbständigt.

Diese Neigung wurde von chirurgischer Seite unterstützt, zumal sich diese — ehemals chirurgischen — Sektionen anfänglich auf Arbeitsgebiete beschränkten, die — in sich geschlossen — eigene Forschungsbereiche darstellten und dem Chirurgen mehr und mehr entrückten.

In diesem Abschnürungsprozeß traten zwei Vorgänge unterschiedlichen Inhalts und Gewichts immer klarer hervor: Spezialisierung und Verzicht.

Echte Spezialisierung ist der Motor des Fortschritts. Sie entwickelt sich aus der Beschäftigung mit einem begrenzten Teil eines Ganzen, dessen Erforschung und Auswertung neue Erkenntnisse vermitteln. Ihr sind alle wissenschaftlichen und organisatorischen Möglichkeiten zu eröffnen; sie anzuregen und zu fördern, ist Verpflichtung jeder wissenschaftlichen Arbeit.

Ihr gegenüber steht der meist aus Desinteressement und Gleichgültigkeit stammende Verzicht auf einzelne legitime Teile des überkommenen Aufgabenbereichs. Eine solche Neigung, wesentliche Bereiche des großen Arbeitsgebietes zeitweilig zu vernachlässigen und damit in eine Zwangsisolierung zu drängen, steht gewöhnlich im Zusammenhang mit einer Verschiebung des Interessengewichtes auf aktuelle und neue Möglichkeiten erschließende Forschungsbereiche. Wenn aber die Interessenverlagerung ohne ernsthaften wissenschaftlichen Grund zum Verzicht wird, dann entsteht ein Vakuum, das sich durch Eindringen von außen auffüllt. Dieser Prozeß ist keine wissenschaftliche Entwicklung, kein Weg des Fortschritts und deshalb auch nicht förderungswürdig [1].

Zu den Spezialbereichen, deren Abschnürung von der Chirurgie und Formierung zum eigenen Fachgebiet von jedem Chirurgen als eine

---

[1] W. MÜLLER-OSTEN: Aus der Arbeit des Berufsverbandes: Tätigkeitsbericht 1969. Informationen des Berufsverbandes der Deutschen Chirurgen **6** (1969).

fortschrittsbedingte Notwendigkeit angesehen wird, gehört z. B. die Neuro-Chirurgie, in der neurologische Elemente mehr und mehr überwiegende Bedeutung gewinnen.

Trotzdem wird immer wieder die Frage gestellt, ob die „Verselbständigung ab ovo" der richtige Weg war und ob es den notwendigen Gesamt-Überblick des Chirurgen nicht bedenklich begrenzt, wenn er in seiner Weiterbildung nie selbst mit neuro-chirurgischen Problemen in Berührung kommt, mit denen er als Chefarzt eines mittleren oder kleineren Krankenhauses täglich zu tun hat.

Das markanteste Beispiel drohenden Verzichts war die Vernachlässigung der Unfallchirurgie. Sie ist die Mutter der Chirurgie, mit ihr unlösbar verbunden und in ihrer ganzen Breite nur vom Chirurgen beherrschbar. Trotzdem litt sie unter dem zunehmenden Desinteressement bekannter Kliniker und der betonten Begünstigung neuer Arbeitsgebiete wie etwa der cardio-vasculären Chirurgie. Sie stand im Begriff, der Chirurgie verlorenzugehen. Dieser Prozeß ist — im wesentlichen durch das Eingreifen des Berufsverbandes der Deutschen Chirurgen — gestoppt, die Unfallchirurgie ist in der neuen Weiterbildungsordnung (s.d.) als „Teilgebiet" der Chirurgie verankert.

Die weitergehende Spezialisierung begünstigt einen Wandlungsprozeß, der wegführt von den bisherigen Konstruktionen des Fachgebiets und hinüberleitet zu andersartigen Fachaufgliederungen. Gruppierungen nach Organen und Organsystemen, nach Körperteilen und Körperregionen, nach Krankheiten und Krankheitsgruppen, nach diagnostischen, therapeutischen und sozialen Prinzipien treten neben die alten Trennungslinien nach den Geschlechtern und — mehr als bisher — auch nach dem Lebensalter der Kranken. Mehr als 20 Furchen durchziehen so das Fachgebiet Chirurgie [1].

So befindet sich vieles im Fluß, manches ist noch Vision und wenig davon Wirklichkeit.

Statt dessen gilt die Verpflichtung, die Fachgebietsgrenzen einzuhalten. Sie ist Bestandteil der Berufsordnung und kürzlich vom Bundessozialgericht bestätigt worden. In einem Grundsatzurteil erklärte der 6. Senat des Bundessozialgerichts, das in den ärztlichen Berufsordnungen enthaltene Gebot, nach dem sich Ärzte auf ihr Fachgebiet

---

[1] W. Müller-Osten: Die Wissenschaft vom Beruf des Chirurgen. Langenbecks Arch. klin. Chir. **322**, 221 (1968).

beschränken sollen, stehe nicht im Widerspruch zum Grundgesetz der Bundesrepublik [1].

Der Grundsatz der Beschränkung auf das Fachgebiet scheint sowohl unter dem Gesichtspunkt der ärztlichen Handlungsfreiheit, wie sie durch die Approbation verbrieft ist, als auch vom Standpunkt der Omnipotenz des chirurgischen Mutterfachs widersinnig zu sein. Auch müsse doch — so wird weiter argumentiert — der Gedanke Geltung behalten, daß ein Arzt ohne Rücksicht auf starre Fachgebietsgrenzen *die* ärztliche Tätigkeit ausüben dürfe, die er erlent habe, insbesondere jener, der sie am besten beherrsche.

So richtig diese Überlegung im Einzelfall ist, so führt sie doch in der Konsequenz zur Auflösung jeder geltenden Fachgebiets-Einteilung, zur totalen Verwirrung der Kranken und zum Widerspruch mit der bestehenden Rechtsprechung.

Der langsame Entwicklungsprozeß zu evtl. neuen Formen der Facheinteilungen kann deshalb nicht durch persönliche Wunsch-Entscheidungen Einzelner vorweggenommen werden. Das um so weniger, als die neue Weiterbildungsordnung (s.d.) in optimaler Form den gegenwärtigen wissenschaftlichen und praktischen Vorstellungen über den Beruf des Chirurgen gerecht wird.

Die Verpflichtung, die Fachgebietsgrenzen einzuhalten, hat uns aber dazu gezwungen, sie vorher abzustecken, ohne der lebendigen Wissenschaft in irgendeiner Form Zwang anzutun.

Die praktische Erfahrung hat gezeigt, daß das nicht so einfach ist. Schwierigkeiten ergeben sich aus neu stimulierten Ausbreitungstendenzen ehemaliger chirurgischer Tochterfächer und aus Kompetenzansprüchen neuerer Querschnittsfächer. In keinem Fall beansprucht die Chirurgie irgendeine Aufgabe für sich, die sie nicht seit eh und je gehabt hat. Ob es sich dabei z.B. um das erwachte Interesse von Gynäkologen an der Mamma-Chirurgie oder etwa um den Monopol-Anspruch von Röntgenologen auch auf die fachgebundene chirurgische Röntgen-Diagnostik handelt, immer sind es alte chirurgische Funktionen, die zum täglichen Arbeitsgebiet des Chirurgen gehören.

Ein echtes „Grenzgebiet" ist z.B. die Chirurgie der äußeren männlichen Geschlechtsorgane, für die sowohl Chirurgen als auch Urologen zuständig sind.

---

[1] Bundessozialgericht AZ. 6 RKA 17/67 und 18/67.

Über all diese sehr vielfältigen Fragen, die den Krankenhausfrieden stören und die Zusammenarbeit niedergelassener Ärzte behindern können, sind Vereinbarungen mit den Nachbarfächern notwendig, vom Berufsverband der Deutschen Chirurgen angestrebt, vorbereitet oder durchgeführt.

Alles das hat im Universitätsbereich u.U. mindere Bedeutung, um so größere aber — leider — für den weitaus größten Teil der außerhalb der Universität tätigen Ärzte, also auch für diese Chirurgen.

Dabei ist auch und ganz besonders die Zukunft des jungen Chirurgen zu berücksichtigen. Er muß in die Lage versetzt werden, wenigstens den breiten Kern des Fachgebiets Chirurgie zu übersehen, um einmal die Leitung der chirurgischen Abteilung eines Krankenhauses übernehmen zu können. Deshalb sollte die wissenschaftliche und organisatorische Separierung der chirurgischen Sub-Spezialitäten nicht zu einem totalen Zerfall des Fachgebietes führen.

Während in den USA deutliche Tendenzen spürbar sind, die vollständige Trennung dieser ehemals chirurgischen Bereiche administrativ wieder zu überwinden, sind wir vielfach im Begriff, die dort bereits überholten Wege der totalen Zersplitterung jetzt noch zu beschreiten.

Alle Bestrebungen der Neubildung, der Zentralisation wie der Dezentralisation, sollten nicht nur vom Augenblick, noch viel weniger aber von der Interessenlage der unmittelbar Beteiligten her gesehen werden. Leitgedanke kann nur die vorhersehbare wissenschaftliche Entwicklung sein und ihre praktikable Reflexion auf die chirurgische Weiterbildung und Berufsausübung. Mit großer Wahrscheinlichkeit wird in Zukunft eine von völlig anderen Gedanken bestimmte Fachaufgliederung erfolgen. Gerade aus diesem Grunde sollte es sich als notwendig erweisen, Neukonstruktionen nicht isoliert und selbständig, sondern nur in ständiger Konsultation mit den zuständigen chirurgischen Gremien vorzunehmen.

Es ist interessant, daß in Ulm eine Re-Integrierung geplant ist, die unseren Empfehlungen, der Schaffung eines Blocks „Allgemeine Chirurgie", ähneln. „Der Zusammenhang aller chirurgischen Fachgebiete mit der Allgemeinen Chirurgie ist wegen seiner mannigfachen Wechselwirkungen eine unabdingbare Notwendigkeit [1]." Diese Konstruktion entspricht etwa unserer Vorstellung: „Die einzelnen Spezialitäten

---

[1] Bericht des Gründungsausschusses über eine Medizinisch-Naturwissenschaftliche Hochschule in Ulm.

sollen sich genauso auf dieser Basis Chirurgie aufstocken wie sich die Finger auf der ihnen gemeinsamen Grundlage der Hand aufbauen. [1]«

Mitten in diesem Wandel und noch verpflichtet auf den Grundsatz der Einhaltung des Fachgebiets ist es deshalb notwendig, das Fachgebiet Chirurgie exakt zu definieren.

Beginnen wir mit den allgemeinen Tätigkeitsmerkmalen des Chirurgen.

Der Chirurg ist in erster Linie Arzt. Über seinen Erfolg entscheiden seine ärztlichen und menschlichen Qualitäten. Die Erziehung des chirurgischen Nachwuchses zum tätigen Arzt und die ständige Betonung seines ärztlichen Auftrages gehören zu den wichtigsten Aufgaben der chirurgischen Nachwuchs-Schulung.

Die Aufgabe der Differential-Diagnostik stellt den Chirurgen mitten hinein in die vielschichtige Problematik der modernen Medizin und setzt Kenntnisse und Erfahrungen auch auf vielen Nachbargebieten voraus. Chirurgische Differential-Diagnostik erfordert einen engen Kontakt nicht nur wie bisher stets mit der Pathologischen Anatomie, sondern besonders mit der Inneren Medizin.

Die moderne Chirurgie steht unter zunehmendem Einfluß der Pathologischen Physiologie. Der Chirurg weiß heute, wie leicht und wie häufig sich dem chirurgischen Grundleiden im verborgenen gefährliche sekundäre Organschäden verbinden, deren Nichtbeachtung den Erfolg einer technisch noch so vollkommen ausgeführten Operation vereitelt.

Er wird seine Indikationsstellung insbesondere abhängig machen von dem Ergebnis der Prüfung einer möglichen Operationsgefährdung. Das Wissen um diesen von EDUARD REHN geprägten Begriff verlangt vom Chirurgen nicht nur Kenntnisse auf dem breiten Gebiet der medizinischen Grundlagenforschung und der dort erarbeiteten Untersuchungsmethoden. Er muß auch verstehen, ihre Ergebnisse für eine richtige präoperative Vorbehandlung und postoperative Nachbehandlung praktisch auszuwerten.

Als Operation ist jede chirurgische Maßnahme anzusehen, die einen Eingriff in die Integrität des Organismus darstellt. Sie ist deshalb nicht allein auf Handlungen beschränkt, die mit dem Skalpell

---

[1] W. MÜLLER-OSTEN: Wissenschaftliche Aufgliederung oder Zerfall der Chirurgie? Informationsdienst des Berufsverbandes der Deutschen Chirurgen 8 (1964).

durchgeführt werden, sondern schließt neben vielen anderen das ganze
Gebiet der unblutigen chirurgischen Unfallbehandlung ein.

Die Aufgabe des Chirurgen erstreckt sich in vielen Fällen auch
allein auf konservative Behandlung.

Die Nachbehandlung nach chirurgischen Maßnahmen bezieht sich
nicht nur auf die unmittelbare postoperative Tätigkeit, sondern besonders auch auf die der akuten Phase folgende, auf Wiederherstellung gerichtete Aufgabe der Wiedergewinnung der durch Operation
oder Unfall verlorengegangenen oder geschädigten Körperkräfte.

Auch die Begutachtung in allen ihren Teilen ist eine spezifisch chirurgische Aufgabe und kann sinnvoll nur von dem betrieben werden,
der selbst mit dem gesamten Gebiet der Unfallchirurgie vertraut ist;
sie erstreckt sich nicht nur auf die gesetzliche Unfallversicherung, sondern auch auf alle anderen Gebiete des Unfallrechts.

Die Rehabilitation — wieder in ihrem weitesten Sinne verstanden — ist die letzte der chirurgischen Aufgaben dieser Skala. Sie erstreckt sich ebenso auf die Wiedereingliederung eines Verunglückten
in den Arbeitsprozeß wie auf die Rückführung eines Schweroperierten
ins Leben. Beides sind Aufgaben, die mit chirurgischen Maßnahmen
beginnen und häufig schon dabei vorgeplant werden müssen.

Wenn wir zusammenfassend das vorstehend Angedeutete in kurze
Schlagzeilen bringen wollen, so sind Tätigkeitsmerkmale des Chirurgen in großen Zügen etwa so zu präzisieren:

die Allgemeine Chirurgie und ihre wissenschaftlichen Grundlagen,
die Indikationsstellung zum operativen Vorgehen,
die Operationsvorbereitung und die Operationsnachbehandlung,
die Traumatologie der Organe, der Körperhöhlen und des Bewegungssystems (einschl. Nachbehandlung),
die Chirurgie der Haut und der Hautanhangsgebilde,
die Chirurgie von Kopf, Hals, Brust, Rumpf und Extremitäten,
die Chirurgie der äußeren männlichen Geschlechtsorgane sowie die
Notchirurgie der ableitenden Harnwege,
die Chirurgie des Blut- und Lymphgefäßsystems sowie der peri-
pheren Nerven,
die plastische und wiederherstellende Chirurgie,
die neuro-chirurgischen Notmaßnahmen,
die konservative und operative Behandlung chirurgischer Infektionen,

die Röntgendiagnostik des Stütz- und Bewegungssystems, die rönt-
genologische Notfalldiagnostik der Schädel-, Brust- und Bauchhöhle sowie die intraoperative und angiologische Röntgendiagnostik und die Fremdkörpersuche,
die Begutachtung nach chirurgischen Erkrankungen und nach Verletzungen,
die Rehabilitation nach chirurgischen Erkrankungen und nach Verletzungen.

Die neue Weiterbildungsordnung (s.d.), die vom Deutschen Ärztetag beschlossen, von fast allen Landesärztekammern bereits angenommen, bisher aber nur in einigen Bundesländern rechtskräftig geworden
ist, enthält folgende Definition des Fachgebiets Chirurgie:

„Das Fachgebiet umfaßt die operative und konservative Behandlung von chirurgischen Erkrankungen, Verletzungen und Miß-
bildungen sowie die entsprechenden Voruntersuchungen, konserva-
tiven Behandlungsverfahren, ihre Nachsorge und Begutachtung.“
Diese bewußt komprimierte und kurze Definition läßt Ausle-
gungsfragen offen. Der Berufsverband der Deutschen Chirurgen wird
deshalb einen ausführlicheren Kommentar dazu vorlegen.

Erneut sei jedoch darauf hingewiesen, daß mit der weiten Ab-
steckung des chirurgischen Territoriums nur zum Ausdruck gebracht
werden soll, daß ein Chirurg, der sich mit seiner Arbeit in diesem
Rahmen bewegt, das im Einklang mit den Vorschriften der Innehal-
tung des Fachgebiets tut. Ebenso selbstverständlich ist, daß kein Chirurg dieses gesamte Riesengebiet gleichermaßen beherrschen kann oder
soll. Deswegen erübrigt sich eine Stellungnahme zu dem gelegentlich
vorgebrachten Einwand, daß in einer Zeit hochgradiger Spezialisierung von einem Chirurgen nicht ein derartig gewaltiges Aufgabengebiet verlangt werden kann. Wer so denkt, verkennt Sinn und Aufgabe solcher Definitionen.

„Die einzelnen Fachgebiete sind keine Erbhöfe mit unveränder-
lichem Besitzstand und unverrückbaren Grenzen, sondern einem steten
Wandel unterworfen, der sich mit der Entwicklung und dem Fortschritt der Medizin vollzieht [1].“

---

[1] W. Weissauer: Die rechtliche Stellung des Anaesthesisten heute. Jahrestagung
des Berufsverbandes Deutscher Anaesthesisten. Berlin 1969.

Die Facharztweiterbildung

In der deutschen Terminologie wird die „Ausbildung zum Arzt" von der „Weiterbildung zum Facharzt" unterschieden. Der Arzt als einheitlicher Beruf, dessen Ausbildung in den Händen des Staates liegt, erfährt durch seine Weiterbildung zum Facharzt eine Ergänzung, die in den Bereich der ärztlichen Selbstverwaltung gehört. Nicht von ungefähr legt gerade in dieser Zeit die gesamte Ärzteschaft besonderen Wert auf die Feststellung, daß ihr Beruf ein einheitlicher ist und nicht etwa in zwei — Arzt und Facharzt — aufgegliedert werden darf. Deswegen hält die Ärzteschaft mit großer Zähigkeit daran fest, die Ausbildung (zum Arzt) von der Weiterbildung (zum Facharzt) jederzeit und deutlich zu trennen.

Seit Jahren ist vor dem Bundesverfassungsgericht ein — aus anderem Anlaß in Gang gebrachtes — Verfahren anhängig, bei dem es letztlich auf die Feststellung ankommt, ob die von der gesamten Ärzteschaft in ihren maßgeblichen Organisationen stets einheitlich vertretene Auffassung von der Einheit des ärztlichen Berufes verfassungskonform ist. Käme das Bundesverfassungsgericht zu einer anderen Entscheidung, dann gäbe es neben dem „Arzt" in Zukunft eine Fülle von Fachärzten der verschiedensten Gebiete, deren Ausbildung dann voraussichtlich in die reglementierende Hand des Staates übergehen würde.

Da zahlreiche Beispiele darauf hinweisen, daß der Staat seine dirigierenden Kompetenzen neben vielen anderen Aspekten ärztlicher Tätigkeit auch und besonders auf diese Bastion der ärztlichen Selbstverwaltung ausdehnen möchte, wird dem Ausgang dieses Verfahrens von ärztlicher Seite besonderes Gewicht beigemessen. Zwar steht den staatlichen Organen selbstverständlich das Recht der Genehmigung über die von der ärztlichen Selbstverwaltung — also den Ärztekammern — getroffenen Entscheidungen zu; der Staat hat sich aber bisher auf die Überprüfung der Konformität mit rechtsstaatlichen Grundsätzen beschränkt.

Die Ärzteschaft hält also im Rahmen ihrer — beschränkten — Entscheidungsbefugnis entschieden daran fest, die Aufgliederung der einzelnen Facharztbereiche und die Weiterbildung zum Facharzt selbständig zu regeln.

Unter diesem Aspekt gewinnt die vom Deutschen Ärztetag 1968 mit überwältigender Mehrheit angenommene und danach den einzelnen Landesärztekammern zur Beschlußfassung übergebene „Weiterbildungsordnung" ein besonderes Gewicht. Sie soll die frühere „Facharztordnung" ablösen.

Ein wichtiger neuer Gedanke dieser Weiterbildungsordnung ist die Schaffung eines „Arztes für Allgemeinmedizin", der — so die Definition — „im gesamten Lebensbereich seiner Patienten für deren Gesundheitsführung und Krankheitsbehandlung, unabhängig von Alter, Geschlecht und von der Art der Gesundheitsstörung, tätig" ist.

In dieser Begriffsbestimmung kommt neben seinem Auftrag zur kurativen Medizin deutlich der zur Prävention zum Ausdruck. Der „Allgemeinarzt" ist darüber hinaus — soweit eine Einstufung überhaupt notwendig ist — den Fachärzten gleichrangig. Er ist lediglich deshalb nicht „Facharzt für Allgemeinmedizin", weil die „Beschränkung auf das Fachgebiet" — eines der charakteristischen Merkmale des Facharztes — für den Allgemeinarzt natürlich entfallen muß.

Die Facharztweiterbildung wurde — sehr zu Unrecht — vom Chirurgen seit eh und je als solche nicht besonders hoch bewertet. Sein erstes Ziel war und ist die Selbständigkeit als Chefarzt, für die die Facharztanerkennung zwar eine Voraussetzung ist, aber kein entscheidendes Gewicht besitzt. Für diese Qualifikation kann ihrem Wesen nach die Anerkennung als Facharzt für Chirurgie in der Regel nicht ausreichen, sie setzt andere notwendigerweise strengere Maßstäbe. Auch kann es für den Chirurgen jeglichen Tätigkeitsgrades nicht genügen, nur 5 oder 6 Jahre in seinem Fachgebiet gearbeitet zu haben, um selbständig werden zu können. Dafür ist eine meist längere und gezielte fachgebundene Tätigkeit erforderlich.

Die Facharztanerkennung kann also nur einen Grund-Maßstab setzen, auf dem dann die Vertiefung der Kenntnisse und Erfahrungen aufbauen muß. Sie ist weder das Siegel auf einer abgeschlossenen Weiterbildung noch gar Gradmesser für Spitzenleistungen. Trotzdem darf sie keineswegs unterschätzt werden.

Die extreme Ausweitung des chirurgischen Fachgebietes und die bevorstehende Niederlassungsfreiheit innerhalb der Länder der EWG gibt ihr einen besonderen Auftrag. Sie hat bei der Erhaltung und Vertiefung des Gesamt-Niveaus eine entscheidende Funktion und muß dazu beitragen, daß der Facharzt wieder eine Position erhält, deren Zukunftsaussichten sich entscheidend bessern.

Natürlich sind es die herausragenden Einzelkönner, deren Glanz ihren eigenen Arbeitsbereich überstrahlt und die Wegbereiter und Leitbilder von unüberschätzbarer Bedeutung sind. Der Wert einer Gemeinschaft in der Gesellschaft wird aber weniger nach diesen Ausnahmen als nach ihrer Gesamtleistung beurteilt [1].

In einer neuen Weiterbildungsordnung mußte sich die durch den wissenschaftlichen Fortschritt veränderte Struktur des Fachgebietes Chirurgie möglichst exakt widerspiegeln.

Dabei galt es zunächst zu prüfen, ob es denn einen Chirurgen im alten Sinne noch gäbe, ob wir ihn noch brauchten und wie wir ihn ausbilden könnten. Alle Überlegungen führen immer wieder zu dem Ziel, daß gerade wegen der Notwendigkeit und wegen der Bedeutung der Spezialisierung in vielen chirurgischen Tätigkeitsbereichen (z. B. im mittleren und kleineren Krankenhaus sowie in der chirurgischen Praxis) der gut ausgebildete Allgemein-Chirurg noch auf lange Zeit die Zentralfigur bleiben muß. Dabei ist es bemerkenswert, daß auch die autorisierten Assistentenvertreter zunehmend ihre Sorge um eine immer mehr fehlende allgemein-chirurgische Weiterbildung bekunden.

Es bleibt weiter die Frage, ob und gegebenenfalls wie eine Integrierung der zur Selbständigkeit strebenden Spezialgebiete im großen Bereich der Gesamt-Chirurgie erfolgen könne. Es blieb zu prüfen, wie dieser Chirurg nun in einer angemessen kurzen Zeit zur Facharzt-Anerkennung herangebildet werden könne, ohne ihm nur eine Halb-Bildung oder gar An-Bildung statt einer Aus-Bildung zu vermitteln. Dabei ist der Eigenständigkeit einzelner Sonderbereiche der erforderliche Raum zu widmen, ohne wieder in den alten Fehler zu verfallen, unbedacht neue Fachgebiete aus der Chirurgie entstehen zu lassen.

---

1 W. Müller-Osten: Die neue Weiterbildungsordnung. Sonderheft Nr. 2 der Informationen des Berufsverbandes der Deutschen Chirurgen e.V., 1969.

Dieses Ziel kann nur erreicht werden, wenn es gelingt, den präformierten Sub-Spezialitäten schon in der Weiterbildung eine Sonderstellung im Rahmen des Ganzen zu geben. Es ist also notwendig, jedem angehenden Chirurgen einen wirklich ausreichenden Einblick in das breite Gebiet der Chirurgie zu vermitteln und ihm gleichzeitig bereits die Möglichkeit zu bieten, Kenntnisse und Erfahrungen in besonderen Spezialbereichen zu erlangen.

Damit ergibt sich als vernünftigste Lösung die Schaffung von sog. „Teilgebieten". Dies gilt sowohl für die Innere Medizin als auch für die Chirurgie. In der Chirurgie kommen vordringlich die Unfallchirurgie und die Kinderchirurgie in Frage. Beide nehmen bereits eine gewisse Ausnahmerolle im Rahmen der Chirurgie ein und beide müssen aus einer Vielzahl von wissenschaftlichen und praktischen Gründen eng mit der Chirurgie verflochten bleiben. Das gilt vornehmlich natürlich für die Unfallchirurgie. Es wäre ein verhängnisvoller Fehler, die Unfallchirurgie etwa als eigenes Fachgebiet zu verselbständigen.

Das „Teilgebiet" soll also ein in sich abgrenzbarer Bereich einer Fachdisziplin sein, in dem eine besondere Weiterbildung abgeleistet wird und auf den sich später ein Facharzt dieser Disziplin in seiner Berufsausübung beschränken will. Damit ist die Integrierung dieses Sonderbereiches im großen Mutterfach einerseits und seine Rolle als Sub-Spezialität andererseits betont.

Mit dieser Konstruktion ist der wissenschaftlichen Entwicklung und den praktischen Bedürfnissen gleichermaßen Rechnung getragen und eine zukunftweisende Lösung des Spezialisierungsproblems in der Weiterbildung und in der späteren Berufsausübung gefunden worden. Gleichzeitig erfolgt damit eine dokumentarische Verankerung der Teilgebiete innerhalb der Chirurgie.

Ein solcher chirurgischer Sonderbereich ist bisher nicht institutionalisiert worden, die plastische und wiederherstellende Chirurgie. Die Gründe dafür sind vielseitige. Sie liegen sowohl in der relativ schwierigen Definierung dieses Aufgabenbereichs als auch in dem Anspruch, der auch von anderen Fachgebieten darauf erhoben wird. Es ist ein wesentlicher Unterschied, ob z.B. ein Chirurg Mamma-Plastiken vornimmt bzw. Handchirurgie betreibt oder ob ein Augenarzt Keratoplastiken ausführt oder ob ein Urologe Nierenbeckenplastiken macht. Das und manche anderen Maßnahmen auf verschiedenen Fachgebieten wären alles plastische Operationen, die sich aber schwerlich in einem Fachgebiet oder in einem Teilgebiet zusammenfassen ließen.

Wir haben deshalb den Vorschlag gemacht und einen entsprechenden Antrag gestellt, im Bereich plastischer Tätigkeit eine etwaige Teilgebietsbezeichnung an die jeweilige Fachgebietsbezeichnung zu binden und für das Fachgebiet Chirurgie ein Teilgebiet „plastische und wiederherstellende Chirurgie" zu schaffen.

Das würde bedeuten, daß — sollten andere Fachgebiete ähnliche Wünsche der Einführung von „Teilgebieten" haben — der Urologie das Teilgebiet „Plastische Urologie", der Augenheilkunde das Teilgebiet „Plastische Augenheilkunde" usw. zugebilligt werden würde.

Auf diese Weise würde sich jeder Facharzt in seiner Arbeit im Teilgebiet — wie die Vorschriften der Weiterbildungsordnung es bestimmen — auf den seiner Sub-Spezialität tatsächlich entsprechenden Bereich beschränken müssen, das zu vermeidende Übergreifen in andere Arbeitsgebiete wäre nicht möglich und den strengen Beschränkungsvorschriften, die das Bundessozialgericht erneut bestätigt hat, würde Genüge geschehen.

Die praktische Durchführung der neuen Weiterbildungsordnung sieht vor, daß innerhalb der Gesamtausbildung zum Chirurgen zwei Jahre allein auf die Ausbildung im Teilgebiet verwandt werden muß. Dazu sind ganz besondere Anforderungen zu erfüllen, die in den „Richtlinien zur Weiterbildung" festgelegt werden. Der Chirurg, der diese Voraussetzungen erfüllt und die Beschränkungen auf das Teilgebiet auf sich nehmen will, kann dem Titel „Facharzt für Chirurgie" die entsprechende Teilgebietsbezeichnung hinzufügen. Er darf sich in seiner Berufsausübung jedoch dann im wesentlichen nur diesem Teilgebiet widmen.

Die neue Weiterbildungsordnung enthält auch ein weiteres, gerade für die Chirurgie bedeutsames Novum, die Einführung von Definitionen der Fachgebiete. Unter Betonung der Omnipotenz des Mutterfaches wird der Aufgabenbereich der Chirurgen in knappster Form umrissen (s. S. 77).

Nach dieser Grundkonzeption muß die Weiterbildung des angehenden Chirurgen entscheidend systematisiert, konzentriert und vertieft werden. Das kann bei dem jetzigen Status der Chirurgie nicht in 5 Jahren erfolgen. Die neue Weiterbildungsordnung sieht deshalb die Einführung einer 6jährigen Weiterbildungszeit in Chirurgie vor. Besondere Anforderungen stellt diese neue Weiterbildungsordnung nunmehr auch an den Arzt, der die Weiterbildung durchführt, an seine persönliche und fachliche Qualifikation, die Einrichtung und Ausstattung seiner Abteilung und seine Arbeitsrichtung. Erhebliche Verteilung und Streuung des Krankengutes werden dem Facharzt-Anwärter überhaupt erst die Möglichkeit bieten, die geforderte große Zahl von Operationen selbständig auszuführen, deren Art und Menge in den „Richtlinien" festgelegt werden.

Da mindestens 1 Jahr der Weiterbildungszeit bei einem Chirurgen absolviert werden muß, der zur gesamten Ausbildung berechtigt ist und diese Ermächtigung bisher wesentlich von der Größe der Abteilung abhängt, besteht die Gefahr, daß der Nachwuchs zu sehr in die großen Kliniken drängt, weil deren Chefärzte vermutlich auch in Zukunft die Genehmigung zur Gesamtausbildung erhalten werden. Das würde eine Entblößung der kleineren Krankenhäuser, vor allem aber einen gefährlichen Zeitverlust in der Weiterbildung, zur Folge haben. Je größer die Zahl der Aspiranten, um so seltener und später kommt der einzelne ans Operieren. Der Vorschlag, mindestens 1 Jahr der Weiterbildung an einer mittleren oder kleineren chirurgischen Abteilung ableisten zu lassen, das möglichst am Anfang liegen soll, ist deshalb durchaus beherzigenswert [1].

Facharztweiterbildung ist nicht mit akademischer Qualifikation zu verwechseln. Die Habilitation kann die Facharztanerkennung nicht unnötig machen. Hier handelt es sich um zwei ganz verschiedene Vorgänge mit ganz unterschiedlichem Inhalt und Ziel.

Die Weiterbildung zum Facharzt sollte durch einen Befähigungsnachweis abgeschlossen werden. Auch wenn der Deutsche Ärztetag und andere ärztliche Organisationen vor einer Facharzt-Prüfung schon dieses Namens wegen warnen, so sollte man doch (selbstverständlich nur im Rahmen der ärztlichen Selbstverwaltung) einen objektiven Nachweis des erreichten Leistungsstandes vor einem dazu von Kammer, wisssenschaftlicher Gesellschaft und Berufsverband beschickten Gremium verlangen. Er kann auch in den operativen Fächern aus vielerlei Gründen nur schriftlich erbracht werden. Auch dabei könnte man sich der großen amerikanischen Erfahrungen bedienen.

---

[1] A. Weidinger: Facharztweiterbildung und Facharztanerkennung. Vortrag auf dem Bayerischen Chirurgenkongreß. München, 26. Juli 1968.

Die als Ziel einer erheblich verschärften Weiterbildungsordnung genannte Heranbildung einer Auslese kann nicht durch ein spätes Selektionsprinzip erreicht werden, bei dem der weitaus größte Teil, z.T. auch qualifizierte Chirurgen, unverdient auf der Strecke bleibt. Die Fortsetzung solcher Methoden würde zur Folge haben, daß sich in Zukunft nicht einmal der notwendigste Bedarf an Chirurgen decken ließe.

Geht man aber davon aus, daß Höchstleistung am besten dann errungen werden kann, wenn als durchaus erreichbares Ziel eine befriedigende und dann auch unangreifbare selbständige Tätigkeit gehört, und daß diese Weiterbildung gleichzeitig auch auf die Besonderheiten des Berufes abgestellt wird, dann ist nicht nur etwas für die Sicherung des Status der Älteren getan, sondern vor allem ein Teil der Verpflichtung erfüllt, den RENÉ LERICHE in seinem Buch von der „Philosophie der Chirurgie" in die Frage kleidet: „Wie wird das Los derer sein, die morgen kommen?" und die er mit den Worten beantwortet: „Sie widmen sich der Chirurgie in einer Zeit, da sich dieses Fach in hermetisch voneinander abgetrennte Spezialitäten aufzulösen scheint, und müssen sich doch auf alles vorbereiten." Es sei eine der schwierigsten Seiten des chirurgischen Erziehungsproblems, in dieser Zeit der Spezialisierung „Allgemein-Chirurgen zu schaffen", die — wie LERICHE sagt — „jeden Ruf der Krankheit beantworten können" [1].

---

[1] R. LERICHE: Philosophie der Chirurgie. Zürich 1954.

Die akademische Laufbahn des Chirurgen und die chirurgische Universitätsklinik

Wahrscheinlich ist keine der alten professionalen Rollen so beträchtlichen Veränderungen ausgesetzt wie die des Ordinarius [1]. Im Begriff des Ordinarius konzentriert sich in manchen Köpfen geradezu die Vorstellung autoritärer Unantastbarkeit und feudalistischer Struktur. In solcher Vereinfachung erschöpfen sich die Einwände gegen diese Institution und vermindern sie in ihrem Wert. Dabei bedarf sie — besonders je mehr sie „unter Beschuß steht" — der sachlichen Durchleuchtung. Auch das kann hier nur angedeutet werden.

Der Ordinarius, gern als lediglich dank eines überdurchschnittlichen Beharrungs- und Anpassungsvermögens, eines schnell gebrochenen Rückgrades und guter Beziehungen zu seiner Stellung gelangt beschrieben, hat diese Position erreicht, weil er Leistungen vorzuweisen hatte, welche die der meisten anderen übersteigen. Es ist eine ungerechtfertigte Herabsetzung und Simplifizierung, den jahrzehntelangen, ungewissen, opfervollen, entbehrungs- und über Gebühr arbeitsreichen Weg bis zu diesem Ziel in irgendeiner Weise zu schmälern. Sie ist um so unqualifizierter, wenn das aus dem Munde derjenigen geschieht, die im Status eines Lernanfängers zu eigenen Leistungen noch gar nicht befähigt sind oder sich später als dazu ungeeignet erwiesen haben.

Vor jeglicher Kritik an der Institution und an den Personen hat also der Respekt vor der Leistung zu stehen, so unzeitgemäß das auch erscheinen mag.

Das ist kaum in einem anderen Beruf so sehr erforderlich wie in dem des Chirurgen, dessen ganze geschichtliche Vergangenheit geprägt ist von herausragenden Persönlichkeiten, deren Namen mit richtungweisenden Ideen oder glanzvollen Taten verbunden sind.

---

[1] J. J. Rohde: Soziologie des Krankenhauses. Stuttgart 1962.

Wenn man unter diesen Voraussetzungen den Versuch einer kritischen Analyse unternimmt, so wird zunächst deutlich, daß schon das rasante Wachstum des Wissensstoffes die Entwicklung solcher überdimensionaler Persönlichkeiten kaum mehr zuläßt. Selbst der gebildetste und arbeitsamste Mensch kann nur noch einen Teil des Gebietes übersehen, das in seinem vollen Ausmaß noch vor ein bis zwei Generationen souverän beherrscht werden konnte.

Mit der Unübersehbarkeit des Stoffes kommt die Notwendigkeit der Verteilung des Wissensgebietes und damit die Abtretung von Kompetenzen. Nur besseres Können kann noch eine Weisungsbefugnis rechtfertigen. Sie muß mindestens in einer fachlich bestätigten Koordinierungs-Berechtigung begründet sein. Eine allein im übertragenen Amt, in der erreichten Position, im erworbenen Recht gegründete Vorrangstellung, die nicht täglich neu in der größeren Leistung ihre Rechtfertigung findet, ist nicht mehr tragbar.

Damit wird eine Ordnung in Frage gestellt, die unantastbar erschien. Sie macht die Rolle des Ordinarius zu einer nur schwer übernehmbaren Bürde und muß von Grund auf überprüft werden. Unsere Zeit setzt andere Maßstäbe als das 19. Jahrhundert, dessen Vorstellungen das Bild des Ordinarius geprägt und seither — nur wenig modifiziert — Gültigkeit haben.

Hier beginnt das erste große Versäumnis der Universität, diese Herausforderung zur Wandlung nicht rechtzeitig erkannt und daraus selbst und vorbildlich Konsequenzen gezogen zu haben. Sie wären ohne Druck von außen organischer und wohl auch überlegter geworden und hätten nicht unbedingt das ganze System einschließlich seiner kaum wieder aufbaufähigen Elemente ins Wanken gebracht.

So wenig verständlich die Unterlassung einer selbständigen Reformierung überholter Formen ist, so unbegreiflich ist andererseits die bedauerlich häufige Kapitulation und Resignation vor dem drohenden Sturm. Manche gerade der anerkanntesten Ordinarien entziehen sich durch Schweigen oder sogar durch verfrühte Aufgabe des Amtes dieser für den Einzelnen sicher höchst unerfreulichen Konfrontation.

Dabei darf keinesfalls verkannt werden, daß angesichts mancher schwerer Diffamierungen, persönlicher Bedrohungen oder sogar tätlicher Angriffe dazu ein hohes Maß an Mut gehört. Trotzdem fehlt es gelegentlich ebenso an entschlossener Zurückweisung unberechtigter Forderungen wie an konstruktiver Reaktion.

Wenn Beschuldigungen unwidersprochen bleiben, daß Ordinarien Examenskandidaten ohne zwingenden und unausweichlichen Grund Stunden, ja ganze Tage warten lassen, daß Ordinarien aus unsachlichen Motiven die Förderung wirklich befähigter junger Mitarbeiter unterlassen oder gar verhindern, daß Ordinarien das Recht auf geistiges Eigentum anderer nicht stets streng respektieren, sondern etwa Arbeiten von Assistenten und Oberärzten unter ihrem eigenen Namen veröffentlichen, daß Ordinarien die Mitarbeit in ihrer Privatpraxis nicht angemessen honorieren, dann wird damit nicht nur das Ansehen des Angeschuldigten selbst geschädigt, sondern auch ein in der Öffentlichkeit am höchsten geachteter Berufsstand im ganzen herabgewürdigt. Schweigen bedeutet hier nicht ein Über-den-Dingen-Stehen, sondern ein Eingeständnis der Schuld.

Demgegenüber braucht eine in sich gefestigte, selbstkritische Persönlichkeit die uneingeschränkte Transparenz nicht zu scheuen. Sie wird auch vor einer mutigen Offenlegung wichtiger Entscheidungsgründe nicht zurückschrecken, je sachlicher und damit unangreifbarer sie sind.

Der wirklich souveräne „Chef" wird sich in besonderem Maße um die Schaffung und Erhaltung eines bedingungslosen Vertrauensverhältnisses mit allen seinen Mitarbeitern bemühen. Er wird die Leistung achten, Talente fördern, zur Wahrhaftigkeit erziehen, Liebedienerei unterbinden und die innere Freiheit seiner Assistenten stärken. Er wird dafür einstehen, daß jeder begabte und selbständige Kopf sich durchsetzen kann und die Chance zu unbehinderter Entwicklung erhält.

Das erfordert nichts weniger als etwa die Kapitulation vor dem Willen einer unbequemen Minderheit. Im Gegenteil: Je unbestechlicher und strenger der selbstdisziplinierte Chef ist, um so größer ist die Achtung, die er genießt. Nicht das Nachgeben wird honoriert, sondern die bedingungslose Konsequenz bei der Verfolgung richtiger Ziele. Dabei ist verständnisvolle Menschlichkeit und absolute persönliche Integrität die Richtschnur für alles Handeln.

Je mehr der Ältere den dafür würdigen Jüngeren an seinen Überlegungen und auch an seinen Sorgen teilnehmen läßt, um so stärker wird er ihn zu sich heranziehen. Er wird dadurch den Untergebenen in die zwar oft zitierte, aber nicht immer praktizierte Rolle des geachteten Mitarbeiters hineinheben und ihm dadurch Selbstachtung und

Selbstvertrauen, den Mut zur eigenen Meinungsäußerung geben und ihn im Bestehen-Können als Arzt und Mensch schulen.

In kaum einem anderen Arbeitsbereich ist die Summation von Wissen allein so wenig ausreichend für die Heranbildung eines guten Nachwuchses wie beim Arzt, speziell beim Chirurgen. Hier muß jeden Tag die Persönlichkeit des integren, sich verantwortlich fühlenden Lehrers ihren maßstabsetzenden Einfluß ausüben.

LERICHE spricht von drei Eigenschaften, die nach seiner Meinung der wahre Chef haben müsse: „Selbstlosigkeit, Aufrichtigkeit sich selbst und den Patienten gegenüber und liberale Einstellung, was die Ideen anderer betrifft" [1] und erwähnt die folgende Begebenheit: Als er W. S. HALSTED in Baltimore besuchte und dabei DANDY, der gerade die ersten 50 Ventrikulographien veröffentlicht hatte, bei der Ausführung von zwei dieser Untersuchungen zusah, sagte ihm dieser: „Ich muß Ihnen gestehen, daß der Gedanke, Luft in die Ventrikel einzuspritzen, nicht von mir stammt. HALSTED riet mir zu dem Versuch. Ich hatte am Anfang der kürzlichen Veröffentlichungen davon gesprochen. Als ich sie ihm vorlegte, sagte er zu mir: „Streichen Sie das. Ich bin ein alter Mann, dem das nichts mehr hinzufügt. Sie aber spielen mit dieser Karte Ihre Zukunft aus. Es ist nicht nötig, von mir zu sprechen."

Je mehr der Lehrer zum unbedingten und jederzeitigen Vorbild wird, um so dankbarer denkt der Schüler sein ganzes Leben lang an viele Einzelsituationen zurück, in denen in seinen Augen das Leitbild entstand, das er dann immer in sich trägt. Hier eben ist dieses Lehrer-Schüler-Verhältnis auch in unseren Tagen ein kaum verändertes.

Mit der Steigerung der Eigenverantwortlichkeit aus selbständigem Wissen rückt der bisher allein entscheidungsbefugte „Chef" in die Rolle des abwägenden Koordinators und gibt dann seiner Aufgabe als Lenker des Teams, des Gespanns erst Inhalt. Diese so oft diskutierte Funktion ist sehr viel schwieriger als die Ausübung alleiniger Entscheidungsgewalt. Zwar nimmt sie einem Einzelnen die Last des einsamen Entschlusses, verlangt von ihm aber die innere Zustimmung zu menschlicher und fachlicher Gleichberechtigung formal Untergebener, die innere Abtretung eines jahrelang angestrebten Rechts und die Kunst, das nie zu vergessen, was sich der junge Mensch für die Zeit

---

[1] R. LERICHE, a.a.O.

vornahm, in der er einmal die für ihn erreichbare Spitze erklommen hat.

In dieser Funktion ist Autorität unentbehrlich und wird vom jungen Menschen auch zugestanden, wenn darin gleichzeitig Partnerschaft liegt. In dieser Partnerschaft räumt — den Ideen des Theologen THIELICKE folgend — der Mündige der Autorität den Vorrang ein; sie wiederum läßt ihm die Freiheit der Selbstentscheidung und erwartet Vertrauen [1]. DIETRICH VON OPPEN spricht aus, daß Führung dann nicht mehr einseitige Willensdurchsetzung ist, sondern Koordination vieler verschiedener Verantwortungszentren [2].

Es ist dem Soziologen TAYLOR recht zu geben, wenn er sagt, daß erst die Aufspaltung einer Vorgesetztenfunktion in Einzelfunktionen es dem Vorgesetzten ermöglicht, sein spezielles Wissen voll zu vertreten und sich entsprechend zu legitimieren. Er muß sich jedoch auch darüber im klaren sein, daß er die Leistungen dieser früheren Untergebenen nicht mehr adäquat zu beurteilen vermag und sich daraus ein Pluralismus der Hierarchien entwickelt, deren Rangordnung überwiegend funktional begründet ist [3].

Unübersehbar bleibt aber die menschliche Neigung bestehen, mit Erlangung einer Selbständigkeit gleichzeitig die Aufrichtung von Zäunen vorzunehmen und die Autonomie immer kleinerer Arbeitsbereiche zu fordern. „Die Auflösung der institutionellen Gebundenheit und die Freisetzung zu eigener verantwortlicher Entscheidung" ist die Tendenz unserer Zeit. DIETRICH VON OPPEN drückt es sehr deutlich aus, wenn er sagt: „Die Krise der Hierarchie besteht nicht nur in einer wachsenden Selbstverantwortung, sondern außerdem in einer wachsenden Bedeutung der Horizontalen, der Querverbindungen. Der Einzelne steht im Schnittpunkt zahlreicher vertikaler und horizontaler Verbindungslinien, in dem er selbständig, aber nicht isoliert Verantwortung trägt." [4]

Wissenschaftliche und Sachzwänge und menschlich-sittliche Konsequenzen verändern also das Bild der Klinik. Arbeitsteilung und Delegation von Aufgaben und Machtbefugnissen, fruchtbare Zusammenarbeit aller Mitarbeiter, vom Ordinarius bis zum jüngsten Assistenten,

---

[1] H. THIELICKE: Theologie und Zeitgenossenschaft. Tübingen 1967.
[2] D. VON OPPEN: Das Personale Zeitalter. Stuttgart 1960.
[3] J. J. ROHDE, a.a.O.
[4] D. VON OPPEN, a.a.O.

ist entscheidend für den Geist der Klinik und für den Rang der Forschung. Die Einheit von Forschung und Lehre ist nur institutionell, aber nicht mehr personell aufrechtzuerhalten. SCHELSKY hat sehr überzeugend herausgearbeitet, daß sich an der Universität das alte System des individualistischen Gelehrtentums und das arbeitsteilige Institutssystem gegenüberstehen. Beide Systeme widersprechen sich aber in ihren geistigen und sozialen Grundbedingungen. Auf der einen Seite besteht die Notwendigkeit zu Kooperation und Team-Arbeit und damit zu einer Verteilung der Autorität und der Weisungsbefugnis; die andere Seite wird durch die Abhängigkeit von einem oft allmächtigen „Chef" gekennzeichnet. Dabei beruht die Autorität des Chefs in diesem oder jenem Bereich gelegentlich mehr auf seiner Amtsstellung als auf seiner sachlichen Kompetenz. Durch diese Umstände aber werden die Stellung und die Selbständigkeit der Dozenten und Assistenten oft in einer Weise beschränkt, die sich mit dem Grundrecht unabhängiger wissenschaftlicher Mitarbeiter nicht leicht vereinbaren läßt. Die Gefahr, daß wegen der langen Zeit der Abhängigkeit so mancher die wissenschaftliche Laufbahn scheut, ist so gering nicht; ganz abgesehen davon, daß die Entfaltung zur inneren Freiheit und wahren Souveränität durch eine Beschränkung der Selbständigkeit und den Zwang zur Anpassung nicht gerade gefördert wird. Das haben die soziologischen Erhebungen von ANGER und GOLDSCHMIDT eindeutig nachgewiesen [1]. Prof. RAISER, der frühere Präsident des Wissenschaftsrates, hat einmal gesagt, daß sich die in die jüngere Generation der Dozenten gesetzten Hoffnungen nur erfüllen lassen, wenn dem wissenschaftlichen Nachwuchs die Chance zu freier und selbständiger Entwicklung eingeräumt wird.

Aus all dem ergibt sich, daß die Klinik der Zukunft aus einem Kollegium von Ärzten, Forschern und Lehrern bestehen wird. Dabei muß sichergestellt sein, daß eine solche Klinik in ihren Aufgaben und in ihrer Verantwortung klar geordnet ist und mit sicherer Hand geleitet wird. Ein unkoordiniertes Nebeneinander als Ablösung für ein hierarchisches Untereinander wäre deshalb die denkbar unglücklichste Lösung.

Die Beseitigung einer Hierarchie durch einen Pluralismus solcher Konstruktionen ist keineswegs der ideale Weg. Es ergibt sich vielmehr

---

[1] D. SAUBERZWEIG, a.a.O.

als Konsequenz für die chirurgische Klinik die Notwendigkeit der Einrichtung von mit begrenzter Selbständigkeit ausgestatteter Abteilungen, die in ihrer inneren Organisation frei, ihrem Zusammenspiel untereinander aber an die Koordination durch eine Einzelpersönlichkeit gebunden sind. Diese Person kann gegebenenfalls wechseln. Sie muß aber vertraut sein nicht nur mit den jeweiligen Aufgabenbereichen, sondern mit den Forschungsintentionen und -Möglichkeiten.

Zwar ist es unbestritten richtig, wenn ARNOLD [1] sagt, daß es „eine unverantwortliche Entstellung der Geschichte unserer Kliniken und Institute" wäre, „wenn man heute behaupten würde, daß in diesem System nur Unterdrückung und Ausbeutung herrschten". Die praktisch kaum behinderte Weisungsgewalt des Klinikdirektors und die de facto nahezu unbeschränkte Abhängigkeit des Mitarbeiters von ihm aber geben ihm eine Stellung, die ihn leicht in Gefahr bringen, seine eigene innere Position nicht kritisch genug zu betrachten.

BROGLIE hat im persönlichen Gespräch ein anschauliches Bild der Funktion dieses notwendigen Koordinators entworfen, indem er im Hinblick auf das einem großen Orchester vergleichbare Zusammenspiel einer großen Klinik davon spricht, daß nicht nur Konzertmeister herangebildet werden müssen, sondern auch Dirigenten.

Neben den besonderen charakterlichen Anforderungen, die an einen derartigen Koordinator gestellt werden, ergeben sich schwerste fachliche Probleme aus dieser Funktion. Ein Allgemein-Chirurg, der ebenso kompetent in der Bauch-Chirurgie ist wie in der Unfall-Chirurgie, der spezielle Kenntnisse in der Thorax- und Gefäß-Chirurgie besitzt, der die Voraussetzungen für die Technik der Organtransplantationen kennt und all die vielen chirurgischen Teilbereiche besonders auch in ihren patho-physiologischen Grundlagen so übersieht, daß er ein wirklicher Koordinator sein kann, ist kaum mehr denkbar. Die fast unausweichliche Begrenzung auf einen Teil des Ganzen macht einen maßstabsetzenden Überblick nahezu unmöglich. Diese Übersicht aber ist notwendig, um der Forschung Intentionen und Schwergewichte zu geben, evtl. auch die Geldmittel richtig zu verteilen und die besten Mitarbeiter heranzuholen.

Die Lösung der beiden „Grundprobleme — Wissensbewältigung und Effektivitätserhöhung — erfordert zeitgerechte Organisations-

---

[1] O. ARNOLD: Formen der kollegialen Zusammenarbeit in der klinischen Medizin. Mitteilungen des Hochschulverbandes **14**, 119 (1966).

formen wissenschaftlicher Arbeit in Forschung, Klinik und Lehre. Diese können nur auf der Basis einer weitgehenden Arbeitsteilung gelingen" heißt es im Lagebericht der Deutschen Forschungsgemeinschaft[1]. Und weiter: „Die zunehmende Spezialisierung zu beklagen, ist unrealistisch. Es gibt keine Alternative. Eine echte Aufgabe besteht jedoch darin, ihren unbestrittenen Nachteilen durch neue Formen der Integration entgegenzuwirken." Das ist die Aufgabe unserer Zeit, der man sich nicht überall und bewußt genug stellt. Sie ist unserer Generation keineswegs nur bezüglich der Forschung aufgegeben. Die Forschungsgemeinschaft macht diese Wandlung in sachlich kühler Weise deutlich, wenn sie schreibt: Es habe sich ein Elite-Begriff herausgebildet, „der die Idee einer geschlossenen, privilegierten Gruppe vollkommen ablehnt. Auch in der jüngeren deutschen Generation hat sich eine unkonventionelle Denk- und Verhaltensweise entwickelt, eine nüchtern-sachliche Haltung, ein Idealismus ohne Illusion. Für sie ist jeglicher apriorische Autoritätsanspruch der Universität in Frage gestellt, wie er ihr in der Rolle des Prüfers, des Doktorvaters und des Instituts- und Klinikdirektors entgegentritt. Wer immer ihre Achtung erobern will, muß sich ausweisen, nicht nur vor der kritischen Vernunft, sondern auch durch die Fähigkeit und den Mut praktischer Bewährung".

Die Einheit von Hilfe, Lehre und Forschung, in deren Rahmen die Tätigkeit des akademischen Lehrers eingespannt ist[2], läßt sich immer schwerer bewahren. Creutzfeld sagt dazu: „Ein einziger Klinikdirektor im bisherigen Sinne ist nicht mehr imstande, zugleich Chef einer großen Klinik, praktizierender Arzt, akademischer Lehrer und aktiver klinischer Forscher für das gesamte Gebiet der Inneren Medizin zu sein und schließlich noch ein Privatleben zu führen."[3] Das gilt ebenso auch für die anderen klinischen Disziplinen. Das noch immer anzustrebende Prinzip des „Unter-Einem-Dach"[4] läßt sich kaum

---

[1] Deutsche Forschungsgemeinschaft: Zur Lage der medizinischen Forschung in Deutschland. Wiesbaden 1968.

[2] F. Stelzner: Die Akademische Laufbahn des Chirurgen. 1. Seminar des Berufsverbandes der Deutschen Chirurgen zur Vorbereitung der chirurgischen Ober- und Assistenzärzte auf die Selbständigkeit. Beilage zur Sonderausgabe 2 (1969) der Informationen des Berufsverbandes der Deutschen Chirurgen.

[3] W. Creutzfeld: Das Departement-System als Organisationsform der Inneren Medizin und einer Universitätsklinik: Medizinische Klinik 60 (1965).

[4] K. H. Bauer: Eröffnungsansprache des Präsidenten der 69. Tagung der Deutschen Gesellschaft für Chirurgie 1952, Langenbecks Arch. klin. Chir. 273, 3 (1952/53).

mehr für alle chirurgischen Teile verwirklichen, seine Beseitigung hätte aber einen allseits ungünstigen Einfluß, besonders auch für die Kranken, zur Folge.

Neben der eigenen klinischen, lehrenden und forschenden Tätigkeit ist der Umfang des Auftrages des Ordinarius so extrem weit gesteckt, daß er eine spezielle Heranbildung erfordert. Es wird größter Anstrengungen bedürfen, um Chirurgen auf diese ständig zunehmende Aufgabenfülle vorzubereiten. Allein mit der Beherrschung der Chirurgie — soweit das noch möglich ist —, mit herausragenden Forschungsleistungen auf einzelnen Sektoren und mit einer vollendeten operativen Technik ist es nicht getan. Die menschlichen Qualitäten, wie sie seit den Anfängen der Heilkunde den richtigen Arzt kennzeichnen, müssen zusammenwirken mit einer speziellen Führungskunst, die nicht ohne weiteres jedem guten Chirurgen eigen sein *kann*. Auch didaktische Fähigkeiten, die nicht automatisch mit chirurgischem Können verbunden sind, bedürfen, ohne sie zu überwerten, doch ausdrücklich der Schulung und Vertiefung. Schließlich wird weit mehr als das in den letzten Jahrzehnten nötig war, eine selbst zu schaffende Verbundenheit mit dem Stand gefordert, aus der heraus der Hochschullehrer dann seine besondere Verpflichtung als überragendes und darum doppelt zum Vorbild geschaffenes Mitglied der Gemeinschaft zu erfüllen hat.

Alle diese vielgestaltigen und Menschen bis an die Grenze der Leistungsfähigkeit fordernden Aufgaben kann niemand vom Hochschullehrer ohne weiteres erwarten. Er muß seinerseits dazu ausgebildet werden, durch Vorbild und systematische Schulung. Wer das verkennt, bereitet das Ende dieser Position vor.

Keine dieser Aufgaben darf der Hochschullehrer delegieren, in welcher speziellen Rolle auch immer er tätig ist.

Daß es schon unter diesem Aspekt kaum mehr durchführbar sein wird, einen einzelnen Ordinarius mit der Leitung einer chirurgischen Universitätsklinik von 300, 400, 500 Betten zu betrauen, leuchtet ein. Diese Leitung könnte mehr und mehr nur theoretischer Natur sein, obwohl sie zur Zeit wohl noch die zahlenmäßig überwiegende Organisationsform darstellt.

So werden sich immer mehr voneinander verschiedene Formen der chirurgischen Universitätskliniken ergeben. In der einen wird ein Ordinarius Direktor der Klinik sein und weitere Ordinarien fachlich selbständig ihre chirurgischen Spezialbereiche vertreten. Daneben ergeben sich weitere Variationsmöglichkeiten der verschiedensten Art.

Mit der Ausweitung der Aufgaben der Abteilungsleiter ist die früher unbefriedigend endende Laufbahn des sog. „Mittelbaues" chancenreicher geworden. Subspezialisten mit kleinsten Aufgabenbereichen, auf die eine moderne chirurgische Klinik nicht verzichten kann, brauchen durch ihre Selbstbeschränkung nicht in eine Sackgasse zu geraten. In manchen Fällen blieb ein solcher Spezialforscher in einer Position hängen, die ihm weder die erstrebten und vom Ganzen her wohl auch notwendigen Arbeitsmöglichkeiten noch eine vergleichbare finanzielle Basis sicherten. Hier kann nur ein echtes Äquivalent zu der sehr viel erfolgreicheren Stellung anderer chirurgischer Teilbereich-Vertreter den berechtigten Anreiz bieten.

Die Selbstentwicklung der Organisationsformen der einzelnen chirurgischen Universitätskliniken hat ein so buntes Bild mit den verschiedensten Abstufungen und Kombinationen hervorgebracht, daß kaum mehr zwei Kliniken sich vollständig gleichen. Das ist in solcher Übergangszeit nicht verwunderlich. Reglementierendes Eingreifen wäre hier sicher schädlich. Trotzdem sollte sich allmählich durch den Erfahrungsaustausch ein Konzept entwickeln, auf das sich auch der akademische Nachwuchs einrichten kann. Eine allzulange bestehende Periode der Unsicherheit verhindert ein klares Laufbahnbild und bewirkt unter Umständen Fehlsteuerungen und Fehlentscheidungen befähigter junger Chirurgen.

Welche Formen bieten sich an?

Vergleichen wir skizzenartig und in aller Kürze die bisherige Struktur der chirurgischen Universitätsklinik mit den Modellen, wie sie in ihren Anfängen bereits bestehen, im Entstehen begriffen sind oder empfohlen werden.

Die Klinik in einer sog. hierarchischen Gliederung ist durch die Abstufung der einander untergeordneten Gewalten charakterisiert. Damit wird das Wesen des Direktorialprinzips nicht richtig wiedergegeben [1]. Die patriarchalische Organisationsform der „klassischen chirurgischen Klinik" gründete sich auf die natürliche Autorität des Klinikdirektors, der sein Fachgebiet in dessen ganzer Ausdehnung beherrschte. Mit der Ausweitung des Wissensstoffes und der Delegierung

---

[1] Deutsche Forschungsgemeinschaft, a.a.O.

von Pflichten ist das alte System nicht mehr zu vereinbaren. Es ist ineffizient und eine echte Partnerschaft kaum möglich. Deshalb bietet sich die Arbeits- und Gewaltenteilung an. Eine Gefahr dabei ist groß: „Die durch die Dynamisierung der Struktur vergrößerte Effektivität darf nicht durch Reibungsverluste im Kampf um den Anteil am Gesamtkuchen aufgezehrt oder überkompensiert werden."[1]

Im Mittelpunkt jeder Klinik hat die Krankenbehandlung zu stehen. Das ist einer der Gründe, weshalb die Überlegungen um neue Strukturformen der Klinik noch zu stark in den Hintergrund gedrängt werden. Anstelle einer sorgfältig koordinierten Planung tritt deshalb häufig die zufallsbedingte bzw. klinikspezifische Improvisation. Das, was sich nach den vorhandenen Möglichkeiten anbietet, wird ausgebaut und institutionalisiert.

Daher entwickelt sich auch auf dem Weg zum — angestrebten — Department-System gelegentlich ein Übergangsstadium, das JEUTE das „Satelliten-System" nennt. Um einen größeren Kern, der beispielsweise das große Gebiet der Allgemeinen Chirurgie (im neuen Sinne) — mit oder ohne Einschluß der Unfallchirurgie — umfaßt, gruppieren sich mehrere kleinere Abteilungen für die Subspezialitäten (Herz-, Gefäß-, Kinder-, Plastische Chirurgie usw.). Hier besteht also noch ein starkes Übergewicht des Kerngebietes, dessen Leiter einen gewissen Zusammenhang des Ganzen gewährleistet.

Nach dem Vorschlag von MATTHES[2] sollen einer Hauptklinik zwei bis fünf Forschungslehrstühle — einige davon mit 30 bis 80 Betten — angegliedert werden, die ihrerseits dann Kristallisationskerne spezialisierter Arbeitsgruppen im Rahmen der Gesamtklinik bilden. Das wäre eine Kombination des bisherigen deutschen Systems mit dem angelsächsischen.

ARNOLD[3] will die Struktur der Hauptklinik belassen und nur zeitweilig, soweit entsprechend qualifizierte Wissenschaftler als Leiter zur Verfügung stehen, für zeitlich begrenzte Aufgaben gesonderte Abteilungen ausgliedern.

Ein wirklich neuer Weg ist praktisch nur bei völligem Neubau eines Klinikum möglich. Ein solcher Weg ist in Ulm beschritten wor-

---

[1] W. WILD: Das Physik-Departement an der TH München, Zit. nach: Deutsche Forschungsgemeinschaft, a.a.O.

[2] Zit. nach Deutsche Forschungsgemeinschaft, a.a.O.

[3] O. H. ARNOLD: Formen der kollegialen Zusammenarbeit in der klinischen Medizin. Mitteilungen des Hochschulverbandes **14**, 119 (1966).

den. Dem Ulmer Modell liegt der Gedanke zugrunde, daß wissenschaftliche Arbeit eine Spezialisierung erfordert, der stationäre klinische Bereich aber keine Gliederung. Deshalb verfügen die Fachabteilungen auch nicht über eigene Betten. Die Kranken werden vielmehr nur nach pflegerischen und organisatorischen Gründen zusammengelegt. Dieses System ist vorerst auf das „Zentrum Innere Medizin" beschränkt und wird von Creutzfeld folgendermaßen charakterisiert: „Bei konsequenter Durchführung des skizzierten Prinzips ist garantiert, daß jeder angehende Internist eine vollständige Ausbildung erhält und jeder im Department arbeitende Spezialist mit allen Gebieten der Inneren Medizin verbunden bleibt. Die Spezialisierung bezieht sich nämlich nur auf die diagnostisch aufwendigen und komplizierten Verfahren und die wissenschaftliche Forschung, nicht jedoch auf den Routinebetrieb." [1]

Jeute beschreibt dieses System so: „Die bisherige hierarchische, vertikale Gliederung (fachlich und organisatorisch) wird durch eine zusätzliche horizontale Organisationsform ergänzt. Die Ärztegruppe der Vertikalstruktur hätte demnach folgende Aufgaben: Patientenaufnahme, Anamnese, Benachrichtigung der einzelnen Horizontalsektionen, die in der Diagnostik und Therapie mitzuwirken haben, Abstimmung der therapeutischen Leistungen, allgemeine Betreuung und Führung der Patienten, Planung poststationärer Maßnahmen, insbesondere der Rehabilitation, sowie die organisatorischen und administrativen Belange. In einer solchen Klinik gibt es in der Regel einen geschäftsführenden Oberarzt, der im eigentlichen Sinne verantwortlich für die Abteilung ist. Der Horizontalbereich ist die Palette der sog. Unterspezialitäten. In der Inneren Medizin z.B. Hämatologie, Rheumatologie, Gastroenterologie, Kardiologie, Pulmologie, Nephrologie, Endokrinologie usw. Solche Sektionen bestehen entsprechend der Größe der Abteilung aus einem oder mehreren Ärzten. Ihre Aufgabe besteht darin, jeden Patienten vom Standort des Teilfachgebiets aus zu untersuchen und gegebenenfalls Therapievorschläge zu machen. Diese Arztgruppe besucht die Patienten nicht nur aufgrund besonderer Vorbestellung, sondern quasi routinemäßig.

Die Gesamtleitung der Klinik (horizontal und vertikal) wird durch einen Horizontal-Vertikal-Verbund in Form von 1 bis x Personen

---

[1] W. Creutzfeld, a.a.O.

sichergestellt. Auf diese Weise erreicht man, daß das Fach nicht auseinanderfällt und die Differenzierung der Medizin den Patienten zugute kommt. Das ist Ulm, das bedeutet aber auch für 300 interne Betten ca. 70 Ärzte. Ulm hat aber nichts mit einem Department-System zu tun"[1].

Es ergeben sich nicht zu unterschätzende Probleme besonders bezüglich der Therapie unter grundlegend anderer Aufgabenstellung in der Chirurgie.

Die konsequente Weiterentwicklung dieser Idee ist die Organisationsform der Deutschen Klinik für Diagnostik. Hier entfällt jede Vertikalstruktur. Vollständig gleiche Partner stehen nebeneinander. Der Kranke sucht sich einen „Hausarzt", der seinerseits so viel Spezialisten aller Einzelbereiche, die ohne Fachgrenzen zusammenarbeiten, heranholt, wie es für die Erarbeitung der Diagnose erforderlich ist. Im Problemfall wird sie dann in der Gesamtbesprechung aller beteiligten Ärzte fixiert.

Schließlich lassen sich noch andere Formen denken, die jedoch mehr für Krankenhäuser in Betracht kommen und dort besprochen werden sollen (s. S. 105 ff.).

Die Vollständigkeit erfordert es, hier darauf hinzuweisen, daß für die Kinderchirurgie gesonderte Organisationsformen vorgeschlagen werden. So meint REHBEIN, daß — den besonderen Bedingungen der Pflege des operierten Kindes entsprechend — ein klinisches Zentrum für das Kind errichtet werden sollte, in das, von außen, die jeweiligen Spezialisten, so auch der Kinderchirurg, hineinkommen sollten.

Schon aus dieser kurzen Skizze ergibt sich das bunte Bild der gegenwärtigen, geplanten und erwogenen Klinikform. In dieser Lage wäre es mit großer Wahrscheinlichkeit sehr schädlich, weiterhin alles nur treiben zu lassen, ohne wenigstens exakte Analysen jeder denkbaren Form durchzuführen und danach ganz klare Anhaltspunkte herauszustellen.

Da diese fehlen, werden weiterhin Improvisationen bevorzugt. Natürlich ist das verständlich, solange so wenig Klarheit über die zukünftige Gestalt der Universitäten selbst besteht. In diesem z.T. höchst unproduktiven Umwandlungsprozeß stagniert vieles. Trotzdem sollten gerade in dieser Situation eindeutige und vernehmbare Impulse von den Klinikern kommen, Zielsetzungen und Forderungen, die nicht

---

[1] K. JEUTE: Vortr. vor dem Bundesverb. der Priv. Krankenanst. 11. 10. 69/Garmisch.

so leicht zu übersehen sind, damit nicht von den Politikern Fakten geschaffen werden, die unter Umständen den Interessen einer vernünftigen klinischen, forschenden und lehrenden Tätigkeit zuwiderlaufen.

Auch an dieser Stelle sei die Forderung wiederholt, möglichst im
Anschluß an eine große Universitätsklinik beschleunigt Forschungsmöglichkeiten über diese Lebensfragen unseres Berufes zu schaffen [1].

Den einzelnen chirurgischen Subspezialitäten sollte möglichst bald
eine ihrer Bedeutung adäquate Arbeitsmöglichkeit geschaffen werden.
Das ist für die Entwicklung jedes Teilgebietes und der darin arbeitenden Chirurgen wichtig. Die Entscheidung, wieweit sich ein wissenschaftlich interessierter Chirurg im Rahmen der Gesamt-Chirurgie z.B.
auf das Gebiet der Unfallchirurgie konzentrieren soll, hängt sehr davon ab, welche Zukunftsaussichten er auf diesem chirurgischen Sektor
hat. Ergibt sich auch weiterhin, daß ein solcher Chirurg kaum Chancen besitzt, etwa Ordinarius und Direktor einer chirurgischen Universitätsklinik im herkömmlichen Sinne zu werden, so werden sich
manche qualifizierte und an der Unfallchirurgie interessierte Chirurgen von vornherein von der Universität abwenden. Das vor Jahren
geprägte Wort eines aussichtsreichen und bekannten Chirurgen, daß es
„berufliches Harakiri" bedeute, wenn sich ein solcher Chirurg mit der
Unfallchirurgie befaßt, hat noch immer die gleiche Berechtigung.

Ähnlichen Situationen stehen die Vertreter anderer, vernachlässigter chirurgischer Subspezialitäten gegenüber, wobei z.B. die Plastische
und wiederherstellende Chirurgie eine besonders ungünstige Rolle
einnimmt.

So verständlich es ist, attraktive und zukunftsreiche chirurgische
Teilgebiete, wie etwa die Herzchirurgie, zeitweilig zu forcieren, und so
notwendig es ist, ihr die erforderlichen Arbeitsvoraussetzungen durch
beträchtliche Kapazitätssteigerungen zu schaffen, so wenig sollte diese
Interessenbetonung zur Vernachlässigung anderer wissenschaftlich,
fachlich und volkswirtschaftlich nicht unwichtigerer Gebiete führen.

Wir sahen bereits, daß die Anvisierung der beruflichen Zukunft
schon in der Weiterbildung erfolgt. Der mit der Heranbildung Jüngerer Betraute übernimmt damit eine schwere Aufgabe, weil er den
jüngeren Mitarbeitern, die sich ihm anvertrauen, den richtigen Rat geben muß. Das bezieht sich nicht nur auf deren persönliche Eignung,

---

1 W. Müller-Osten: Die Wissenschaft vom Beruf des Chirurgen. Langenbecks Arch.
klin. Chir. **322**, 221 (1968).

sondern auch auf eine solide Kenntnis der Berufsfragen und Zukunftsmöglichkeiten, die sich dem Anfänger erschließen. Der Ausbilder kann
sich also nicht mit nebelhaften Vorstellungen von den denkbaren
Berufswegen, von den zu erfüllenden Voraussetzungen und von den
Gegebenheiten der einzelnen chirurgischen Tätigkeitsbereiche begnügen.
Aus der Tatsache, daß dieser Aspekt der Weiterbildung früher wenig
berücksichtigt wurde, ergaben sich manche Fehlleitungen und im Gefolge
davon berufliche Fehlentwicklungen. SCHULTEN sagte: „Der Hochschullehrer hat manchmal nur ungenügende Kenntnisse von der praktischen
Tätigkeit, für die er den Studenten erziehen soll; er erzieht ihn daher zu
dem, was er selber ist, zum Kliniker, und nicht zum praktizierenden
Arzt, das setzt sich in der Assistentenzeit unverändert fort." [1]

Die besondere Pflicht des Ausbilders gliedert sich also in zwei völlig voneinander getrennte Teile, in die Heranbildung zum Chirurgen
(gegebenenfalls mit besonderer Betonung eines Teilgebiets) und zur Beachtung der sich dem Auszubildenden daraus ergebenden Berufschancen.

Natürlich werden Auswahl und Eignung, Charakterschulung und
Wissensvermittlung, Weitergabe von praktisch-chirurgischen Kenntnissen und Anleitung zu wissenschaftlichem Denken und Urteilen im
Mittelpunkt dieser Weiterbildung stehen. Der andere Zweig dieses
Auftrages, die Weitergabe ebenso genauer Kenntnisse und Erfahrungen auf dem immer komplizierter werdenden Gebiet des Berufes, seiner Voraussetzungen und Möglichkeiten, sollte darüber nicht vernachlässigt werden.

Damit stellt sich dem Älteren eine Aufgabe, die er auch nicht delegieren darf, die er vielmehr selbst übernehmen muß, die er aber nur
erfüllen kann, wenn er diesen ständig wachsenden Fragenkomplex
nicht nur kennt, sondern laufend mitbestimmt.

Hier ergeben sich die ersten Ansatzpunkte dafür, einen Graben
einzuebnen und nicht wieder entstehen zu lassen, die sich zwischen
Wissenschaft und Praxis gebildet hatte, zeitweilig unüberwindbar erschien und der im Interesse des Berufes beseitigt werden sollte. Je
ernster der mit der Heranbildung eines erstklassigen Nachwuchses
betraute leitende Chirurg diese umfassende Aufgabe nimmt, desto
mehr dient er der Festigung des Berufes des Chirurgen und damit auch
sich selbst.

---

[1] H. SCHULTEN: Der Arzt. Stuttgart 1960.

Einer kurzen Erörterung bedarf auch die jetzt viel diskutierte Frage der privatärztlichen Tätigkeit des Klinikchefs. Der Wissenschaftsrat sagt dazu, daß die „Privatpraxis Energien beansprucht, die der wissenschaftlichen Arbeit verlorengehen". Die Westdeutsche Rektorenkonferenz stellt fest, die Hochschullehrer sollten „von der persönlichen Arztpraxis so weit befreit werden, daß ihre geistige und zeitliche Kapazität der Forschung und Lehre in vollem Umfang zugute kommt" [1]. Über die Verteilung der Privateinnahmen wird gesagt, daß das Dekanat Vereinbarungen über die Beteiligung aller an der Krankenversorgung mitwirkenden Ärzte treffen solle.

Dem ist entgegenzuhalten, daß das persönliche Engagement aus einem freien Beruf gar nicht wegdenkbar ist; es zu behindern, wäre für die Entwicklung des Berufes ein sehr schlechter Dienst. Daß die privatärztliche Tätigkeit niemanden so absorbieren soll, daß er für seine andere klinische Tätigkeit keine Zeit mehr hat, sondern diese nahezu ganz seinen „nachgeordneten Ärzten" überläßt, bedarf eigentlich keines besonderen Hinweises. Ein solches Verhalten wäre nicht nur unärztlich, sondern auch fahrlässig, weil es den wohlbegründeten Anspruch auf Privatpraxis generell in Frage stellen würde.

Zieht der Liquidationsberechtigte andere Mitarbeiter für seine Tätigkeit heran, so wird er sie — auch in der Universitätsklinik — an dem Ertrag beteiligen. Das ist eine Frage der Selbstachtung. Einen Anspruch auf Entgelt daraus abzuleiten, erscheint jedoch nach wie vor verfehlt. Die finanzielle Seite, die früher so völlig in den Hintergrund gedrängt wurde, daß eine Entschädigung für Assistenz zu den extremen Ausnahmen gehörte, kann heute nicht mehr negiert werden. Sie ist auch im Hinblick auf die graduierte Partnerschaft ein leicht zu entschärfendes explosives Moment.

Daraus ergibt sich auch ein wichtiger Aspekt bezüglich der Stellung der Oberärzte. Ihnen wird eine im Rahmen der Klinik zu gewährende begrenzte Ausübung eigener konsiliarischer und stationärer Tätigkeit zuzubilligen sein. Oberärzte an Universitätskliniken sind gewöhnlich qualifizierte Chirurgen, denen das zugestanden werden sollte, was z.B. in Hamburg allen klinisch tätigen Fachärzten an den staatlichen Krankenhäusern durch die Gesundheitsbehörde verbrieft worden ist. Da diese Tätigkeit nur im Einklang mit den Erfordernis-

---

[1] Westdeutsche Rektorenkonferenz. Deutsches Ärzteblatt **25** (1969).

sen ihrer Funktion als Oberarzt erfolgen kann, bedarf sie besonderer Fixierung.

Damit wäre ein Äquivalent für die oft weit das übliche Maß an Arbeitszeit übersteigende Tätigkeitsdauer der verantwortlichen Oberärzte geschaffen. Einem so wichtigen und für den inneren Arbeitsablauf einer Klinik unentbehrlichen ausgewachsenen Chirurgen wie dem Oberarzt einer Universitätsklinik kann in der heutigen Zeit schon wegen seiner unter Umständen auf ihn allein beschränkten Spezialkenntnisse eine privatärztliche Tätigkeit nicht mehr versagt werden.

Der Marburger Bund hat wegen einer Arbeitszeitbegrenzung schon seit langem Forderungen erhoben, die sich im wesentlichen auf die Assistenzärzte erstrecken. Es ist nicht unbillig, sich auch hier im Einklang mit den Vorstellungen unserer Zeit über eine Begrenzung der Arbeitsdauer Gedanken zu machen und nicht einfach von den Überlegungen leiten zu lassen, welche die ältere Generation beherrschte, als sie selbst noch als Assistenz- oder Oberarzt tätig war. Damals galten andere Maßstäbe, die man — ob gern oder ungern — nicht einfach auf die heutigen Arbeitsbedingungen übertragen kann. Vernachlässigt man solche Gesichtspunkte, so entstehen unnötig Spannungen, die sich für die gesamte Arbeit störend auswirken. Es werden auch arbeitsrechtliche Probleme aufgeworfen, die dann sehr nüchtern und sehr nivellierend entschieden werden würden.

Daß sich für die jüngeren Chirurgen, die in der akademischen Laufbahn Spitzenpositionen anstreben, solche Begrenzungen ihrer Arbeitszeit im Endeffekt von selbst als unmöglich erweisen werden, ist ein Sonderfall, der sich von allein regelt und nicht für die Gesamtheit gilt.

Die Bundesärztekammer hat im März 1969 in einer Eingabe an den Bundestag zum wiederholten Mal mit allem Nachdruck eine sofortige nachhaltige Verbesserung der Situation der Wissenschaftlichen Assistenten an den Universitätskliniken gefordert. Sie stellte die Notwendigkeit, für einen Wissenschaftlichen Assistenten ein ihn stark benachteiligendes Beamtenverhältnis zu begründen, in Frage und verlangte ein unverzügliches Eingreifen des Gesetzgebers.

Der 72. Deutsche Ärztetag hat folgende Entschließung gefaßt, die wegen ihrer grundsätzlichen Bedeutung im Wortlaut wiedergegeben werden soll:

„Mehrere tausend Ärzte arbeiten als ‚Wissenschaftliche Assistenten‘ in Medizinischen Kliniken und Universitätsinstituten als

‚Beamte auf Widerruf'. Dieser Status ist arbeitsrechtlich rückständig und sozial unzumutbar; er entspricht weder der Vorbildung, den wissenschaftlichen und ärztlichen Leistungen noch der Verantwortung dieser großen Arztgruppe.

So wird unter Hinweis darauf, daß Beamte keinen Anspruch auf Überstundenvergütung haben, den in der Stellung von Beamten auf Widerruf tätigen Wissenschaftlichen Assistenten nicht selten zugemutet, wöchentlich 60 bis 70, ja bis zu 100 Stunden zu arbeiten, ohne daß sie dafür die Überstundenvergütungen erhalten, auf die jeder Angestellte selbstverständlichen Anspruch hat. Die Erbringung solcher Überstunden abzulehnen, ist häufig einfach deshalb nicht möglich, weil sonst die Krankenversorgung ernsthaft gefährdet würde.

Kündigungsschutz wie er jedem Angestellten gesetzlich zusteht, gibt es für Beamte auf Widerruf ebenfalls nicht. Auch in ihrer Altersversorgung sind sie wesentlich schlechter gestellt als tariflich angestellte Ärzte.

So fehlt diesen Ärzten praktisch jede soziale Sicherung; sie können sich jedoch hiergegen nicht wehren, ohne ihre wissenschaftliche Laufbahn zu gefährden.

Dieser unhaltbare Zustand ist sozialer Anachronismus, der so schnell wie möglich beseitigt werden muß, um so mehr als er den Leistungsstand unserer Universitätskliniken und Institute in Forschung und Lehre wie auch in der stationären Krankenversorgung gefährden kann. Der Gesetzgeber wird aufgefordert, dafür Sorge zu tragen, daß diese Arztgruppe endlich ebenfalls in den Genuß der sozialen Rechte gelangt, die, durch Tarifverträge gesichert, den Angestellten im Öffentlichen Dienst gewährt werden."

Auch die seit eh und je diskutierte Frage, ob beim Chefwechsel ein Wissenschaftlicher Assistent dem Assistenten des neuen Klinikdirektors seinen Platz räumen müsse, ist immer wieder Anlaß zu Meinungsverschiedenheiten und auch zu Gerichtsverfahren. In einem noch nicht rechtskräftigen Urteil hat das Verwaltungsgericht Freiburg entschieden, daß die Neubesetzung der Klinikspitze kein Grund sei, um den alten Assistenten zu kündigen [1].

---

[1] mb, der Arzt 22 (1969).

Die Situation des Wissenschaftlichen Assistenten ist für den Einzelnen so schwer übersehbar geworden, daß sie zum Inhalt eines „Ratgebers" gemacht worden ist [1].

Wenn hier den Forderungen und Wünschen der Assistenten so breiter Raum gewidmet wurde, so deshalb, weil sie vielfach berechtigt und zu lange mißachtet worden sind. Darum darf aber abschließend nicht verschwiegen werden, daß die spezifisch ärztlich-chirurgische Aufgabe sich häufig gerade jenseits allen Anspruchs und aller Berechtigungen stellt. Das Denken und Handeln des Arztes bietet Rechten weniger Raum als Pflichten. So wenig dem Assistenzarzt wie jedem arbeitenden Menschen günstige Arbeitsbedingungen vorenthalten werden dürfen, so sehr kennzeichnet die ärztliche Arbeit, wenn sie richtig getan wird, ein — wie es scheint — recht unzeitgemäßer Begriff — das zeitlose Dienen um den Kranken.

Die chirurgische Universitätsklinik wird zu einem immer komplizierteren Gebilde mit immer eigenständigeren Partnern. Sie ist längst nicht mehr das Modell für das Krankenhaus, das sie einst war. Sie folgt ihren eigenen Gesetzen. Ihre Entwicklung ist noch mitten im Fluß. Sie wird gesteuert werden von einer Vielzahl von Faktoren, fachlicher und menschlicher Art. Manche jahrzehntelang als unantastbar angesehenen Einrichtungen werden verschwinden. Einiges wird sich selbst einregulieren, anderes wird gelenkt werden müssen. Je schneller das Ganze aus der Phase der Umstrukturierung und aus dem Stadium der Anpassung an sich ständig verändernde Bedingungen herauskommt und wieder einen überschau- und vergleichbaren Standort gewinnt, um so gewichtiger wird sein Platz wieder werden.

---

[1] R. CZYCHOLL, E. DICHTL: Ratgeber für Wissenschaftliche Assistenten. München 1969.

Das Krankenhaus heute

Krankenhäuser sind in der Bundesrepublik Deutschland zum über-wiegenden Teil (rund 55%) im Eigentum der Öffentlichen Hand. Vom Rest sind rund 37% sog. Freie Gemeinnützige und rund 8% Private Krankenhäuser.

Innerhalb dieser Zahlen bestehen erhebliche Unterschiede. So existieren in Schleswig-Holstein prozentual etwa doppelt so viel Öffentliche Krankenhäuser wie in Nordrhein-Westfalen. Der Anteil der Freien Gemeinnützigen Krankenhäuser in Nordrhein-Westfalen ist mehr als dreimal so groß wie der in Bayern. Während die Privaten Krankenhäuser in Baden-Württemberg mit rund 14% bei weitem am zahlreichsten sind, gibt es ihrer im Saarland nur 2%. Beachtenswert erscheint die Tatsache, daß die Zunahme der Bettenzahl bei den Privaten Krankenhäusern in letzter Zeit größer ist als bei den beiden übrigen Formen.

Ebenso unterschiedlich ist auch die innere Aufgliederung. Von den 1966 vorhandenen insgesamt rund 640 000 Betten ist der Anteil der Betten für chirurgisch Kranke (rund 106 611) etwa der gleiche geblieben wie der für Kranke mit inneren Leiden (rund 101 718) [1].

Die Krankenhauszahl nahm von 1950 bis 1966 um 7%, die Bettenzahl um 18% zu. Die Zahl der behandelten Patienten stieg von 6,2 Millionen (1950) auf 8,4 Millionen (1966), also um 35%. Die im Krankenhaus Beschäftigten nahmen indes von 1955 bis 1966, also in 11 Jahren, um 65% (!) zu. Dabei ist die folgende Statistik von hoher Bedeutung: In diesen Jahren stieg die Zahl

der Ärzte um 24%,

des Pflegepersonals um 61%,

---

[1] F. Fehler: Das Krankenhauswesen der Bundesrepublik Deutschland im Spiegel der amtlichen Statistik. Der Krankenhausarzt 6 (1969).

des medizinisch-technischen Personals um 71%,

der Wirtschaftskräfte um 57%,

der Verwaltungskräfte um 86% (!).

Auch diese Zahlen sind bei Auswertung der Tatsache von Bedeutung, daß die Krankenhäuser zwar einen Wert von 46 Milliarden DM repräsentieren und jährlich etwa 8 Milliarden DM umsetzen, dabei — wie die Krankenhausenquête der Bundesregierung ausweist — aber ein Defizit von rund 2 Milliarden DM entsteht.

Interessant ist für die Beurteilung der Gesamtsituation, daß 1965 nur rund 35 000 Betten, d.h. rund 5,6% aller Krankenbetten, in Universitätskliniken standen [1].

Unterstellt man, daß auch in den Universitätskliniken rund 18% der Betten für chirurgisch Kranke bestimmt sind, dann stehen rund 107 000 chirurgische Krankenhaus-Betten etwa 6000 Betten in chirurgischen Universitätskliniken gegenüber.

Rund zwei von drei Krankenhäusern dienen der Behandlung von Akut-Kranken. Chirurgische Kranke nehmen mit rund 20% etwa die gleiche Bettenzahl in Anspruch wie die intern Erkrankten (rund 19%) und die psychiatrisch-neurologisch Kranken (rund 19%).

Während in den Krankenhäusern auf 1000 Betten 55 Ärzte entfielen, waren es in den Universitätskliniken 119 [2].

Unter den zahlreichen Krankenhausproblemen wollen wir im wesentlichen drei herausgreifen, die verschiedenen gegenwärtigen und zukünftigen Strukturformen des Krankenhauses, seine wirtschaftlichen Funktionen und seine Aufgabe als Lehranstalt.

1. Die Krankenhausstrukturen werden sich in Zukunft immer weiter von denen der Universitätskliniken entfernen, vielleicht mit Ausnahme der Groß- und Lehrkrankenhäuser.

Gehen wir — wie bei der Betrachtung der Gliederungsformen der jetzigen und zukünftigen Universitätskliniken — von dem gegenwärtigen „Normalkrankenhaus" aus. Es hat auf einem — nach Größe, besonderer Ausrichtung und speziellem Auftrag unterschiedlich großen — Fundament an Assistenten eine sich nach oben schnell zuspitzende Pyramidenform. Es ist sehr stark auf eine Person, den Chefarzt, zugeschnitten, dessen Weisungen in allen Bereichen gelten,

---

[1] K. Jeute: Die Krankenhäuser im Jahre 1965. Der Krankenhausarzt 6 (1967).
[2] K. Jeute, a.a.O.

und hat damit das Gesicht, das er ihm gibt. Dieses Direktorialprinzip ist gekennzeichnet durch einen patriarchalischen Aufbau, wie ihn die Universitätsklinik in etwa gleicher Form aufwies. Das hat zunächst nichts mit Autorität oder Herrschaftsanspruch — frei von Wertungen — zu tun, sondern ist in jahrzehntelanger ungestörter Übung gewachsen und hat sich in der Vergangenheit, besonders bei starken Chefpersönlichkeiten, bewährt.

Es bietet den Assistenten, die sich in Weiterbildung befinden, ein Eindringen in das gesamte Stoffgebiet, das — von der jeweiligen Interessenlage des Chefs beeinflußt — durch den Krankenzustrom vorgezeichnet ist, und schafft am einfachsten — soweit das noch möglich ist — eine gute Allround-Weiterbildung.

Eine besondere Schwierigkeit liegt in der Blockierung der Oberärzte und Assistenten, die keine oder nur geringe Selbständigkeit erlangen können und sich — je nach der Einstellung des souveränen Chefs — vielfach beherrscht fühlen, in den meisten Fällen aber unabhängig davon ausweichen und um freiwerdende Chefarztposten an Häusern gleicher Struktur bemühen bzw. sich niederlassen müssen.

Eine weitere Schwierigkeit liegt in der ständig größer werdenden Diskrepanz zwischen dem Wunsch des Kranken, vom Chefarzt persönlich behandelt zu werden, und der wachsenden Unmöglichkeit einer praktischen Verwirklichung dieses Wunsches und damit schließlich im Beharren in bisherigen Gleisen.

Schließlich liegt ein Problem in der Behinderung, die zwangsläufig der wissenschaftlich bedingten Ausdehnung des Fachgebiets gesetzt wird. Unter den sich daraus ergebenden Konsequenzen sei zunächst die Überforderung des Chefarztes genannt, der Verantwortung übernehmen muß, die er immer weniger zu tragen imstande ist.

Trotzdem hat das System in vielen Jahren Hervorragendes geleistet und nichts ist unberechtigter, als nur deshalb Kritik zu üben, weil es alt ist.

Meist praktische Gründe der Krankenversorgung haben dazu geführt, daß sich an einzelnen Häusern eine unfallchirurgische Abteilung mit teils voller Eigenständigkeit, teils begrenzter Autonomie abzuschnüren begonnen hat. Da Unfallchirurgie die aufwendige Behandlung der Körperhöhlen- und Organverletzungen ebenso umfaßt wie die Versorgung von Gliedmaßenschäden, ergeben sich hier schon deshalb Probleme, weil bei einer selbständigen unfallchirurgischen Ab-

teilung der gesamte Apparat der allgemein-chirurgischen Abteilung
ein zweites Mal notwendig ist — es sei denn, die Chirurgie der Kör-
perhöhlen- und Organverletzungen bliebe wie bisher in der allgemein-chirurgischen Abteilung. Damit wäre jedoch nicht viel gewonnen.
Wertvoll für die chirurgische Weiterbildung wäre eine solche Teilung
auch nur, wenn die Assistenten und Oberärzte regelmäßig rotierten.

Die wissenschaftliche Entwicklung hat daneben eine weitere Struk-
turform gesetzt, die sich ganz automatisch ergab und die wir bei den
Darstellungen der Universitäts-Strukturen bereits als „Satelliten-System" (JEUTE) beschrieben haben.

Die konsequente Fortentwicklung ist das Department-System.
Nicht mehr ein Zentralbereich, sondern mehrere fachlich und organisatorisch autonome Teilbereiche gleicher „Rangordnung" stehen nebeneinander. Der Vorteil liegt auf der Hand: Volle Ausnutzung der speziellen wissenschaftlichen Entwicklung. Auch der Nachteil ist unübersehbar: Rasche zentrifugale Orientierung. Die Zusammenarbeit —
nicht mehr obligatorisch — hängt von den Einzelpersönlichkeiten ab,
wird von vielen äußeren Momenten (Persönlichkeit und Kontakt-
freudigkeit der Chefs, Größe und Ausstattung der Abteilungen, Stationen usw.) bestimmt. Da keine fachliche Koordinierung, zerfällt das
Fachgebiet. Sollte dennoch eine Koordinierung für Zusammenarbeit
auf dem Gebiet der Weiterbildung (evtl. auch der Forschung) beabsichtigt sein (beispielsweise durch einen turnusmäßigen Wechsel des
geschäftsführenden Direktors), so ist dafür ein „Horizontalspezialist"
(JEUTE) von hohen Graden erforderlich, eine — wie wir sahen —
immer seltener anzutreffende Zentralfigur. Fehlt sie, so ist die Weiterbildung der Assistenten in den Nachbar-Abteilungen oder -Kliniken
beträchtlich erschwert.

Versucht man eine Synthese zwischen vertikalen und horizontalen
Gliederungen, so entsteht ein System, etwa von der Struktur des Ulmer Modells, das wir oben bereits beschrieben haben, das sich aber —
wie HEILMEYER mehrfach hervorgehoben hat — für den nicht-
akademischen Bereich, insbesondere für mittlere und kleinere Krankenhäuser, überhaupt nicht eignet.

Die Organisationsform, wie sie in der Deutschen Klinik für Diagnostik in Wiesbaden entwickelt wird, auf die wir bereits hingewiesen
haben, ist eine so spezielle, daß sie nur für besondere große Einzel-
kliniken in Frage kommt. Hier gebührt ihr besondere Beachtung.

JEUTE [1] erwähnt noch ein weiteres System, nämlich kleine Abteilungen zu schaffen, die organisatorisch und fachlich sehr wohl noch von einem Arzt zu führen sind, die etwa 50 bis 60 Betten umfassen und die sich damit dem vergleichbaren internationalen Maßstab annähern. Der leitende Arzt ist absolut selbständig. Der Primus inter pares vertritt das Fach nach außen und sorgt für alle notwendigen Abstimmungen, die zwischen den Abteilungen besorgt werden müssen. „In einem solchen System müßten sich schwerpunktmäßig bestimmte Fachteilgebiete in den einzelnen Abteilungen entwickeln. Der Vorzug dieses Systems liegt darin, daß es auf fast alle Krankenhäuser angewandt werden kann, insbesondere aber auch auf die mittleren und Belegkrankenhäuser. Weiter bleibt die organisatorische und fachliche Leitung mit einem begrenzten Patientenkreis in einer Hand, und schließlich hätte der Patient die Sicherheit, daß er vom Chef betreut würde."

JEUTE propagiert dieses System noch aus einem anderen Grunde: „Für 200 chirurgische Betten brauchte man vor 25 Jahren einen Chefarzt, einen Oberarzt und 5 bis 6 Assistenzärzte. Heute braucht man für dieselbe Klinik neben dem Chef 3 bis 4 Oberärzte und ca. 12 Assistenzärzte, das ist mehr als das Doppelte. Wenn in der früheren Klinik neben dem leitenden Arzt der Oberarzt und vielleicht ein weiterer Assistenzarzt Fachärzte waren, so sind es heute ganz bestimmt neben dem Chef 3 bis 4 Oberärzte und sicherlich weitere 2 bis 3 Assistenzärzte. Die Zahl der Abteilungen hat allerdings längst nicht so zugenommen, d.h. die Veränderung liegt vorwiegend darin, daß die Ärztepyramide breiter wurde."

Demgegenüber weist JEUTE darauf hin, daß die Form der kleinen Abteilungen sicher gut in eine realistische Entwicklung des Gesundheitswesens hineinpasse. Eine optimale Medizin würde „patientennah durch eine Vielzahl leitender Ärzte angeboten".

Schließlich verweist JEUTE noch auf besondere Faktoren in dieser Konstruktion, auf das anzustrebende jugendliche Alter dieser leitenden Ärzte, auf die Möglichkeit, Allgemein-Ärzten mehr Weiterbildungsplätze zur Verfügung zu stellen, da nicht alle Assistenzärzte dieser Abteilungen Facharzt-Aspiranten seien, auf die Förderung des

---

[1] K. JEUTE: Krankenhausprobleme unserer Zeit. Krankenhausarzt 1 (1970).

Belegarztwesens und auf die guten Erfahrungen mit diesem System in Holland.

Auf diese Weise würde jedem Chirurg die Möglichkeit stationärer Behandlung geboten werden. Damit würde allmählich der niedergelassene Chirurg, jenes in dieser Anzahl höchst unerwünschte Kind des 2. Weltkrieges, allmählich umgewandelt in einen Krankenhausarzt, dessen Tätigkeit sich zur Hälfte stationär und zur Hälfte ambulant abspielt.

Während sich bei den zuvor beschriebenen Krankenhausformen die Honorarfrage nach der Trias Gehalt, Altersversorgung, Liquidationsrecht regelt, wäre bei dem zuletzt genannten System die Abrechnung nach der gesetzlichen Krankenversicherung durch die Kassenärztliche Vereinigung denkbar.

Allen diesen Überlegungen ist das eine gemeinsam: Neben der Schaffung breiter und befriedigender Arbeitsmöglichkeiten im stationären Bereich für alle Chirurgen muß die Erhaltung des freiberuflichen Charakters des Arztes stehen. Weisungsgebundenheit durch Institutionalisierung ärztlicher Tätigkeit auf der einen Seite und Behinderung der freien Arztwahl durch staatliches Reglementieren auf der anderen widersprechen sich unvereinbar.

So gut das scheint, so offen bleibt die Frage nach der optimalen Krankenversorgung und chirurgischen Weiterbildung.

2. Sieht man in der Erkennung und Behandlung von Krankheiten die wesentlichsten Aufgaben des Krankenhauses, so wird klar, daß die Pflege der Kranken im Mittelpunkt zu stehen hat. Nur dort fühlt sich der Kranke geborgen und aufgehoben, wo er sorgsam und liebevoll gepflegt und betreut wird. Es muß deshalb stetes Bemühen aller im Krankenhaus Beschäftigten bleiben, dem Pflege-Gedanken immer Vorrang einzuräumen und ihn zu bewahren. Vom Grade der individuellen Betreuung hängt mit Recht die Einschätzung des Krankenhauses durch die öffentliche Meinung weitgehend ab. Darüber wird noch näher zu sprechen sein.

An dieser Stelle sei aber das Krankenhaus einmal unter einem anderen Aspekt betrachtet, der auch für den Chirurgen, soweit er zum Leiter des Krankenhauses bestellt ist, wichtig sein kann. Das Krankenhaus ist nicht nur eine Pflegestätte, sondern auch ein bedeutsamer Wirtschaftsfaktor — noch dazu von höchst kompliziertem Aufbau. Für die wirtschaftliche Beurteilung des Krankenhauses hat man den

Eindruck, daß sich der *Pflege*-Gedanke, soweit er sich z.B. noch immer in dem Begriff „Pflegesatz" ausdrückt, an einem ganz falschen Punkt fixiert hat. So zwingend notwendig der Grundsatz der Krankenhaus-Pflege für die menschlich-ärztliche Betreuung des Kanken stets in den Mittelpunkt gerückt werden muß und so erforderlich es ist, das immer wieder neu zu unterstreichen, so absurd erscheint es, auf wirtschaftlichem Gebiet noch immer bei den Vorstellungen zu verharren, als sei die Pflege das, was als wichtigster *Kosten*-Faktor im Zentrum der Berechnung stehen müsse. Die betriebswirtschaftliche Kostenermittlung nach modernen Gesetzen der Industrie — wie sie z.B. in der im Entstehen begriffenen Deutschen Klinik für Diagnostik praktiziert wird — unterscheidet sich nicht unwesentlich von den anders ausgeübten Verfahren, wo manche Kosten in den verschiedensten „Titeln" anderer Ressorts versteckt sind und deshalb kaum oder schwer ermittelt werden können.

Mit der Pauschalvergütung nach Pflegesätzen wird ein Prinzip aufrechterhalten, das kaum mehr Berechtigung hat. Zwar bilden die für Krankenpflege im weitesten Sinne aufzuwendenden Mittel einen beträchtlichen Anteil der Unkosten des Krankenhauses, den weitaus größeren und stärker ins Gewicht fallenden stellen aber die Aufwendungen für diagnostische (Labor, Röntgen, Nuklearmedizin etc.) und für therapeutische Zwecke (Operation, Intensivpflege) dar.

RICHTER hat Untersuchungen über die internationalen Formen der Krankenhausfinanzierungen angestellt und kommt zu dem Ergebnis, daß die Kostenvergütung ein Ausfluß der jeweiligen politischen Grundeinstellung des betreffenden Landes ist [1].

Er stellt die sozialpolitische Lösung, wie sie in der Bundesrepublik Deutschland praktiziert wird, der Staatsfinanzierung in Großbritannien, Skandinavien sowie den Ostblock-Staaten und der betriebswirtschaftlichen Lösung in den außereuropäischen Ländern, insbesondere den USA, gegenüber und kommt zu folgendem Ergebnis: Die sozialpolitische Lösung ist eine bundesdeutsche Merkwürdigkeit und verdient besondere Beachtung. „In dem Lande, das sein Wirtschaftswunder seiner freien Marktwirtschaft verdankt, widersprach eine Verstaatlichung des Krankenhauswesens den Grundprinzipien des Staates. In dem Lande, das sich rühmte, die höchsten Sozialleistungen

---

[1] G. RICHTER: Muß ein Krankenhaus mit Defizit arbeiten? Das Krankenhaus **3** (1969).

der Welt zu erbringen, ‚was wohl in der Zahl der verausgabten Gelder richtig ist, aber nicht so sicher in der erzielten Wirkung!‘, widersprach es anderen Prinzipien, die Krankenhäuser als freie Unternehmungen aufzufassen. Der resultierende Konflikt wurde durch einen Kompromiß ‚gelöst‘, der ausgerechnet in dem Wirtschaftszweig mit hoher Variabilität der Einzelleistungen eine Pauschalierung mit Ersatz einiger, in der Gesamtsumme billiger Nebenkosten festsetzte (§ 9 Pflegekostenverordnung NRW). Die in der Gesamtsumme teuren, weil regelmäßigen Nebenkosten für Röntgen-, Labor- und Operationssaalbenutzung werden dagegen nicht bezahlt und können nur durch eine lange Verweildauer eingebracht werden. Wie diese halbfreie Lösung das Verhalten der Krankenhausunternehmer beeinflußt, zeigt sich im durchschnittlichen bundesdeutschen Krankenhausaufenthalt: Etwa 24 Tage.“

In den Ländern mit der Auffassung, das Gesundheitswesen sei Staatsangelegenheit, werden die Krankenhäuser direkt durch die Öffentliche Hand finanziert. Das Verhalten der Ärzte und Leiter dieser Staatsbetriebe ändert sich dabei genauso wie das Verhalten der Betriebsleiter in einer staatlich kontrollierten Wirtschaft. Die Verweildauer beträgt nach RICHTER 12 bis 18 Tage.

In den USA dagegen entwickelte sich die Krankenhausfinanzierung in Form von Addition der einzelnen Nebenkosten zu den Pflegekosten. „Diese Berechnung der Krankenhauskosten erweist sich als die preisgünstigste für alle Beteiligten. Sie beeinflußt das sozialökonomische Verhalten der Ärzte und Krankenhausunternehmer so, daß die USA und die anderen Länder mit diesem Berechnungsprinzip die kürzeste Verweildauer haben: Etwa 8 Tage.“

Diese Überlegungen sind so wichtig, daß wir ihnen breiteren Raum widmen müssen. Eine Analyse seiner Theorien führt RICHTER zu folgenden Schlüssen: Die herrschende irrige These, daß „Kosten im Krankheitsfalle keine Rolle spielen dürften“, habe zu interessanten Folgen geführt. Gerade in dem Wirtschaftszweig mit der größten Verschiedenartigkeit der „Dienstleistungen“, mit ganz unregelmäßigen Pflegezeiten und Nebenkosten und mit der zu schärfster betriebswirtschaftlicher Kalkulation zwingenden Auflage der Wirtschaftlichkeit entwickelte sich aus sozialpolitischen Gründen oder „aus einer falsch verstandenen Verwaltungs-Vereinfachung“ eine Pauschalierung des Entgeltes. Diese Pauschalbezahlung der Krankenhäuser mag bis zum

2. Weltkrieg ausreichend gewesen sein; die folgende Wissensexplosion
mit Verteuerung der Behandlungsmethoden machte sie ungenügend,
und Zeit und Häufigkeit multiplizierten den anfänglich kleinen
Rechenfehler zu Milliarden-Beträgen.

Während in den USA eigene Fakultäten oder Hochschulen für
Krankenhaus-Betriebswirtschaft bestehen, beschäftigt sich bei uns
außer den unmittelbar Betroffenen niemand mit diesen auch für den
im Krankenhaus beschäftigten Chirurgen so wichtigen Fragen.

Daraus ergeben sich einige unausweichliche Konsequenzen, die eine
Abkehr von bisherigen Vorstellungen über das Krankenhaus notwendig machen sollten. Auch sie können hier nur angedeutet werden.

Nach IMMISCH [1] ist die Zahl der möglichen Diagnosen mit etwa
30 000 anzusetzen. Um aus einer solchen Menge in kürzester Zeit die
richtige Diagnose zu erarbeiten, ist im Krankenhaus ein Dienstlei-
stungsbetrieb von höchster Personalintensität notwendig. Diagnostische Kliniken bieten sich deshalb geradezu an. Auch in diesem Zusammenhang sei auf die Deutsche Klinik für Diagnostik hingewiesen.

Damit entsteht sofort ein zweites Problem: Der mit der modernen, umfangreichen Diagnostik verbundene Aufwand und die daraus
entstehenden hohen Unkosten der „Untersuchungsperiode" sind in ein
Pauschalsystem überhaupt nicht mehr hineinzuzwingen. Sie einerseits
durch Rationalisierung zu verringern, andererseits dem Krankenhausträger außerhalb der sog. „Pflegesätze" voll zu vergüten, wäre eine
erste notwendige Maßnahme zur finanziellen Sanierung der Krankenhäuser.

Das jedoch könnte nur möglich sein, wenn die Berechnung der
Krankenhauskosten mit einem niedrigen Tagessatz für Unterkunft
und Verpflegung mit getrennter Bezahlung sämtlicher Einzelleistungen erfolgen würde. Das wird nun auch vom Deutschen Krankenhaus-
institut angestrebt [2].

Daraus ergäbe sich weiter, daß eine „Flucht in die Verlängerung
der Verweildauer" niemandem dienlich wäre. Konnte bisher nur ein
möglichst langer Krankenhausaufenthalt des Patienten das Krankenhaus vor noch größerem Defizit bewahren, so entfiele dieses Moment,

---

[1] H. IMMISCH: Klinische Diagnosen-Schlüssel. Stuttgart 1966.
[2] J. FEHLER, N. HOHLBERG: Datenverarbeitung im Krankenhaus. Krankenhausinformationssystem METH Inf. MED. 6 (1), 27—30 (1967).

und auch der Arzt könnte sich allein auf seine ärztliche Aufgabe beschränken.

Um diesen ärztlich-menschlich ebenso unbefriedigenden wie wirtschaftlich unrationellen Ausweg zu verhindern, müssen die Voruntersuchungen bei aller Intensivierung zeitlich aufs äußerste konzentriert werden. Ihre Bezahlung muß ebenso wie die teuren Operationsnebenkosten und sonstigen technischen Aufwendungen gesondert erfolgen.

Verkürzt man den Krankenhausaufenthalt radikal, dann können in der gleichen Zeit, in der bisher ein Patient im Krankenhaus lag, unter Umständen 3 Patienten untersucht, operiert und wieder in ambulante Behandlung entlassen werden. Durch die Einzelleistungs-Bezahlung erhöhen sich die Einnahmen des Krankenhauses. Durch die Verkürzung der Verweildauer werden die Ausgaben der Krankenkassen wieder kompensiert. Der Bettenbedarf wird verringert. Die Ärzte — auch die niedergelassenen — werden für ihre Mehrbelastung finanziell gleichfalls besser honoriert.

Voraussetzungen dafür sind jedoch eine gewisse, wenn auch geringe Beteiligung des Kranken an den Krankenhauskosten, die ihm „transparent" gemacht werden müssen, und — damit verbunden — eine systematische publizistische „Umerziehung" der öffentlichen Meinung von der „Selbstverständlichkeit" stationärer Behandlung der möglichst vielen Krankheiten sowie Hinwendung auf ebenso perfekte und billigere ambulante Voruntersuchung und Nachbehandlung. Das wiederum setzt voraus, daß der Krankenhausaufenthalt so kurz wie nur möglich und die ambulante Voruntersuchung und Nachbehandlung so erstrangig wie möglich sind.

Diese zunächst utopisch erscheinenden Vorstellungen lohnen sich, einmal ganz bis zu Ende analysiert und durchdacht zu werden. Auf diese Weise ließen sich auch solche Probleme lösen wie die, die ständig als Argument gegen den Krankenhausarzt ins Feld geführt werden, z.B. der vermeidbare Krankenhausaufenthalt gehfähiger Patienten in einem Gipsverband, die geringe Ausnutzung der Bettenkapazität und das offenbare Neben-, wenn nicht Gegeneinander der Ärzte im Krankenhaus und der Ärzte außerhalb des Krankenhauses.

Seit dem 13. Mai 1969 gehören die „Wirtschaftliche Sicherung der Krankenhäuser und die Regelung der Krankenhauspflegesätze" zu den Kompetenzen des Bundes.

Offensichtlich mit dem Ziel, dem Krankenhaus zur Minderung seines Defizits neue Einkunftsquellen zu erschließen, wird vom zuständigen Bundesministerium, insbesondere der derzeitigen Ministerin und ihrem Staatssekretär, der Vorschlag gemacht, die Krankenhäuser in die vorbeugende Gesundheitspflege einzuschalten und darüber hinaus auch die ambulante Behandlung von Kassenpatienten im Krankenhaus zu institutionalisieren.

Während diese Ideen auf den Widerstand großer Teile der Ärzteschaft stoßen, wird auf anderem Wege eine beträchtliche Erweiterung der Aufgaben einzelner Krankenhäuser erfolgen.

3. Die Pläne, die Ausbildung der Studenten schon möglichst frühzeitig vom rein Theoretischen ans Krankenbett zu verlagern, erfordern eine Mitbeteiligung einer größeren Zahl von Krankenhäusern an dieser Aufgabe, weil die Universitätskliniken allein ihr zahlenmäßig nicht gewachsen sind.

Es stellt sich deshalb die Frage, nach welchen Gesichtspunkten diese Krankenhäuser ausgewählt werden sollen. Der Gedanke, die Auswahl in erster Linie von der Person des Ausbilders abhängig zu machen, ist in dem Entwurf einer neuen Approbationsordnung vom 20. 9. 1969 ganz unberücksichtigt geblieben. Der Wissenschaftsrat hatte die Zulassung eines Krankenhauses von dem akademischen Grad des entsprechenden Abteilungsleiters abhängig gemacht und demzufolge auch von „Akademischen Krankenhäusern" gesprochen. Bundesärztekammer und Deutscher Ärztetag hatten dieses Konzept entschieden abgelehnt. Die neue Weiterbildungsordnung spricht davon, daß dem Abteilungsleiter mindestens ein Lehrauftrag erteilt werden solle.

Es stehen sich auch hier zwei Prinzipien gegenüber. Auf der einen Seite wird betont, daß die Weiterbildung zu Fachärzten eine wichtigere und schwierigere Aufgabe sei als die Ausbildung von Studenten. Dem wird entgegengehalten, daß die unmittelbare Beziehung zum Studium Voraussetzung für eine solche Lehrtätigkeit sei.

Eine weitere Frage wäre, ob diese Lehrkrankenhäuser „Wissenschaftliche Oberärzte" und „Wissenschaftliche Assistenten" benötigen, die nur für die Ausbildung der Studenten tätig sind. Das wird gefordert, weil ein allein auf Kranken-Versorgung abgestelltes Krankenhaus nicht die für Ausbildungszwecke nötige Zahl von „nachgeordneten" Ärzten besitzt. Schüfe man an einem solchen Lehrkrankenhaus zweierlei Arzt-Typen, so würde nicht nur die Einheit des krankenhausärztlichen Dienstes gefährdet, nicht nur die Aufstiegschance gemindert, sondern auch die praxisnahe Ausbildung der angehenden Ärzte beeinträchtigt. Damit würde aber gerade das verhindert, was mit der Einführung des Internatsjahres erreicht werden soll, den angehenden Ärzten frühzeitig nahezubringen, wie die ärztliche Tätigkeit am Krankenbett in der täglichen Arbeit des Krankenhausarztes wirklich aussieht. Dabei müßten neben den chirurgischen Problemen die bedrängenden Fragen der Sozialversicherung eine Rolle spielen.

Auch all das bleibt in dem Entwurf der Approbationsordnung unberücksichtigt. Im Gegenteil: Die Formulierung des § 4, Absatz 6 weist stark in Richtung einer Differenzierung zwischen Ärzten, die für die Krankenversorgung, und solchen, die für die Ausbildung der Studenten verantwortlich sind. Damit würde eine unnötige und vermeidbare weitere Differenzierung in das Krankenhauswesen hineingetragen, die keine erkennbaren Vorteile brächte, wohl aber eine neue Kluft dort aufrisse, wo sie nach keiner Richtung hin erforderlich ist.

Die Deutsche Krankenhausgesellschaft und der Verband der leitenden Krankenhausärzte haben Anhaltszahlen für die Besetzung von Krankenhausfachabteilungen mit Ärzten veröffentlicht. Wenn wir im folgenden den Empfehlungen des Verbandes der leitenden Krankenhausärzte [1] folgen, so deshalb, weil die Anhaltszahlen der Deutschen Krankenhausgesellschaft sich auf alle Ärzte, auf leitende Ärzte, Oberärzte und Assistenzärzte, beziehen, während der Chefarztverband nur auf die Assistenzärzte abstellt und die Zahl der Oberärzte aus den Assistenzarztzahlen gesondert abgeleitet werden. Vorbehalte müssen sich aus der ganz verschiedenen Arbeitsausrichtung der einzelnen chirurgischen Abteilungen und der Frage ergeben, ob eine Ambulanz (gegebenenfalls in welcher Größe) einbezogen wird. Mit solchen Einschränkungen geben wir die Zahlen des Verbandes der leitenden Krankenhausärzte wieder, die für eine chirurgische Abteilung 1 : 13/17,5 und unter Einbeziehung des Oberarztes (3 Assistenten — 1 Oberarzt) 1 : 10/13 lauten.

Eines wird bei der Beschäftigung mit all diesen Fragen immer wieder neu in den Vordergrund gerückt: Der Arzt, der dem Krankenhaus Gesicht und Ansehen gibt, muß sich erheblich mehr als das im allgemeinen geschieht, um diese Fragen kümmern. Nur er ist imstande,

---

[1] R. Hess: Anhaltszahlen für die Besetzung von Krankenhausfachabteilungen mit Ärzten. Der Krankenhausarzt 12 (1969).

hier richtige Impulse zu geben und neue Ziele anzuvisieren, weil Krankenbehandlung eine ärztliche Aufgabe ist und weil nur der kundige Arzt die Entwicklung der Medizin in der Zukunft übersehen kann. Überläßt er das einer — im Spezialgebiet noch so erfahrenen — Verwaltung, so entstehen zwangsläufig Verzerrungen. Es entwickelt sich jenes so häufige Unbehagen, daß der Kranke, statt behandelt zu werden, verwaltet wird, daß das Übergewicht im internen Krankenhausbetrieb sich mehr und mehr auf die Verwaltungsseite verschiebt, besonders dann, wenn immer stärker akademisch vorgebildete Verwaltungskräfte in den Vordergrund drängen.

Es ist dem bisherigen Präsidenten der Deutschen Krankenhausgesellschaft, Domkapitular MÜHLENBROCK, nur recht zu geben, wenn er den Chefarzt immer wieder auffordert, sich seiner Aufgaben in der Leitung des Krankenhauses mehr und mehr bewußt zu werden und anzunehmen.

Über die zum Gelingen solcher Überlegungen notwendige weitaus intensivere ärztliche Zusammenarbeit und Kommunikation vom und zum Krankenhaus, die bisher nicht so selten sehr im argen liegt, wird später noch eingehend zu sprechen sein (vgl. dazu S. 177 ff.).

Noch ein kurzes Wort zu dem sog. „Klassenlosen Krankenhaus" — ein viel diskutiertes, damit aber nicht klarer gewordenes Schlagwort. Das Drei-Klassen-Krankenhaus ragt — wie HANS MEENZEN sagt — „aus der nivellierten Mittelmäßigkeit unserer Gesellschaftsstruktur wie die mächtige Ruine einer verflossenen Zeit heraus" [1]. Gemeint ist dabei im Grunde nicht ein Einheitspreisgeschäft, in dem jedem alles zum gleichen Preis angeboten wird. Gemeint ist vielmehr eine wohlabgestufte „Krankenhausgastronomie" mit entsprechend unterschiedlicher Verpflegung, Einrichtung und Ausstattung der Zimmer und sonstigem Komfort. Nur eines soll gleich werden: Das Entgelt für ärztliche Leistung. Es sei nicht zu verstehen — so wird argumentiert — weshalb dem einen die medizinische Hilfe geradezu kostenlos geboten wird, während der andere je nach Privatliquidation unterschiedlich zu bezahlen habe.

Während einerseits Differenzierungen selbstverständlich akzeptiert werden, soll die ärztliche Leistung zum Einheitssatz eingekauft werden können.

---

[1] H. MEENZEN: Bein im 19. Jahrhundert.

So wenig verschwiegen werden darf, daß unbegründet hohe ärztliche Liquidationen solchen nivellierenden Überlegungen Vorschub leisten würden, so nachdrücklich muß darauf verwiesen werden, daß die abgestufte Bezahlung ärztlicher Leistungen nicht nur eine uralte Pflicht, sondern ein ebenso altes Recht gerades des Vermögenderen ist, der sich einst sogar selbst einstufte. Was man auch im modernen Staat — vornehmlich aus sozialen Gründen — als Selbstverständlichkeit bezeichnet, z. B. die Steuerprogression, sollte bei der ärztlichen Leistung nicht minder selbstverständlich sein. Entschließt man sich jedoch zur Beseitung aller selbstzuwählenden Unterschiede, so darf das nur kompromißlos und ohne jegliche Ausnahme erfolgen. Wie wenig das jedoch gelingt, beweist allein die extrem hohe wirtschaftliche Einstufung der privilegierten Klasse in der klassenlosen Gesellschaft.

Der Chirurg als Leiter des Krankenhauses

Schon der Begriff „Krankenanstalt" ist weder im Sprachgebrauch noch in der Gesetzgebung einheitlich [1]. Wie wäre es verwunderlich, wenn nicht auch die Leitung des Krankenhauses äußerst verschiedenartiger Natur wäre.

Vom „Direktor des Krankenhauses" (z.B. H. MEYERINGH in Peine und G. MAURER im „Krankenhaus rechts der Isar, München, vor Übergang in ein Klinikum), über den „Ärztlichen Direktor" bis zum kaum mehr als Krankenhausleiter erkennbaren Chefarzt, der alle Krankenhausfunktionen dem Verwaltungsleiter überlassen hat, sind die extremsten Differenzierungen bekannt.

Der Arzt als maßgeblicher Krankenhaus-Chef ist eine große Seltenheit geworden. Häufiger ist er allein mit der Überwachung und Wahrnehmung der allgemeinen medizinischen und hygienischen Belange des Krankenhauses beauftragt. In Punkt 2 der „Leitsätze über die Stellung der leitenden Krankenhausärzte" im Erlaß des Preußischen Ministers für Volkswohlfahrt vom 30. 4. 1924 heißt es: „Steht dem leitenden Arzt nicht auch die Oberleitung im wirtschaftlichen Betriebe zu, so ist er wenigstens für den gesamten Betrieb der Anstalt, soweit es sich um die medizinischen und hygienischen Belange handelt, insbesondere für den allgemeinen Krankendienst und die gesundheitlichen Maßnahmen, zuständig und verantwortlich. Ihm ist die nötige Selbständigkeit zu gewähren."[2]

Von dieser selbstverständlich erscheinenden Aufgabe des leitenden Arztes eines Krankenhauses haben sich manche Ärzte — teils aus Arbeitsüberlastung, teils aus Desinteressement gegenüber diesem ihnen

---

[1] H. NACHTRAB: Gesetzliche Regelungen für die Eröffnung und Unterhaltung von Krankenanstalten in Deutschland. Der Krankenhausarzt **5** (1969).
[2] H. NACHTRAB, a.a.O.

fremd erscheinenden Arbeitsbereich — selbst distanziert, andere sind
daraus entfernt worden.

Die Struktur des modernen Großkrankenhauses erlaubt es nicht
mehr, daß ein Arzt, der in Wirtschaftsfragen nicht so bewandert sein
kann, ganz nebenbei die sehr umfangreichen Kenntnisse und Erfahrungen, die für den Leiter eines derartigen Wirtschaftsunterneh-
mens erforderlich sind, miterwerben und allein verantwortlich eine
ihm so fremde Aufgabe übernehmen kann. Dort jedoch, wo das aus
alter Tradition noch Brauch ist, hat es sich oft recht bewährt.

Daß sich aber der Arzt von seiner Funktion als maßgebliches und
mitbestimmendes Mitglied des Dreiergremiums (Chefarzt, Verwaltungsleiter, Oberin) zurückzieht und nur notgedrungen in diesem Kreis
einen mehr symbolischen Platz einnimmt, wirkt sich in der Regel nicht
nur auf das betroffene Krankenhaus selbst, sondern auch als ungünsti-
ges Beispiel auf andere äußerst nachteilig aus. Die so oft beklagte Abwertung der Stellung des Chefarztes, auf die wir noch zurückkommen
werden, beginnt an dieser Stelle.

Ist in dem notwendig gewordenen Management in der Führung des
Krankenhauses der leitende Arzt nicht mehr aktiver, richtungweisender Mitarbeiter, dann wird das Krankenhaus zum Verwaltungsinstru-
ment. Wenn sich der Arzt mit Fragen des modernen Krankenhauses in
allen seinen Aspekten nicht mehr maßgeblich beschäftigt, dann darf er
sich nicht wundern, wenn diese ihm zukommende Aufgabe von anderer
Seite übernommen wird. Wenn Kongresse mit solcher Thematik von
der vielfachen Zahl von Verwaltungsleitern besucht wird als von
Ärzten, dann muß das Schwergewicht eines Tages auch bei ihnen liegen. Das um so mehr, wenn immer häufiger — worauf wir schon hin-
wiesen — betriebswirtschaftliche Experten in die Position der Verwaltungsleiter einrücken. Damit würde eine Entwicklung abgeschlossen,
die nicht sicher im Interesse des Krankenhauses liegt, die nicht mehr
rückgängig gemacht werden könnte, an der aber der Arzt im wesentlichen selbst schuld ist.

Daß der Arzt allein diesem Trend nicht widerstehen kann, bedarf
keiner Unterstreichung. Er braucht die Unterstützung, die ihm z.B.
von dem Präsidenten der Deutschen Krankenhausgesellschaft angeboten worden ist.

Wie schwierig diese Aufgaben des ärztlichen Leiters des Krankenhauses sind, mag an folgenden Überlegungen deutlich werden.

Drucker [1] gibt 8 Bereiche an, in denen Ziele für Leistung und Ergebnis nach den modernen Prinzipien der Betriebsführung gesetzt werden müssen:

1. Marktgeltung
2. Neuerungen
3. Produktivität
4. Sachliche und finanzielle Betriebsmittel
5. Ertragsfähigkeit
6. Leitung und Entwicklung des Managements
7. Leistung und Einstellung der Mitarbeiter
8. Verantwortung gegenüber der Öffentlichkeit.

Richter [2] überträgt das auf das Krankenhaus und fordert:

1. Steigerung des medizinischen und wissenschaftlichen Berufes
2. Teilnahme am medizinischen Fortschritt
3. Hohe Zahl behandelter Patienten bei kurzer Verweildauer
4. Apparative Einrichtungen und finanzielle Leistungsfähigkeit
5. Ausreichende finanzielle Überschüsse für notwendige Anschaffungen
6. Leistung und Fortbildung der Ärzteschaft und Verwaltungsleitung
7. Leistung und Einstellung des Pflege- und sonstigen Personals
8. Verantwortung gegenüber den Patienten und der Öffentlichkeit.

Es ist also unerläßlich, den leitenden Krankenhausarzt auf diese seine Aufgabe vorzubereiten und auch zu schulen, weil niemand imstande ist, die komplizierten Fragen des Krankenhauswesens ohne sorgfältiges Studium zu beherrschen. Noch einmal sei auf das amerikanische Beispiel verwiesen.

Auch ein anderes Problem muß offen angesprochen werden. Je schwächer der ärztliche Direktor als Primus inter pares ist, um so leichter lassen sich eigene Interessen der anderen Chefärzte durchsetzen. Es ist deswegen menschlich nur zu verständlich, daß das Chefarztkollegium — wenn es dazu berechtigt ist — sich gern einen „bequemen" ärztlichen Direktor auswählen wird. Ein solcher aber kann dieser wesentlichen ärztlichen Position großen Schaden zufügen. Daß damit

---

[1] P. F. Drucker: Die Praxis des Managements. Düsseldorf 1966.
[2] G. Richter: Organisation des ärztlichen Dienstes und Rationalisierung im Großkrankenhaus. Das Krankenhaus 5 (1969).

nicht einem „Herrscher" als ärztlichem Direktor das Wort geredet werden soll, versteht sich von selbst.

Der Chirurg als Leiter des Krankenhauses ist — ebenso wie jeder andere ärztliche Direktor — in seiner Aufgabe auch dadurch stark behindert, daß er es bei den leitenden Ärzten anderer Fachdisziplinen häufig mit strengen Individualisten zu tun hat, die — aus anamnestisch durchaus verständlichen Gründen — zunächst einmal im Interesse ihrer eigenen Abteilungen denken und eventuell kaum Verständnis für die Erfordernisse des Managements besitzen.

Die ständige Kommunikation mit gegenseitiger Kritik und Diskussion ist aber nicht nur aus ärztlichen Gründen unerläßlich, sie vermeidet auch unnötige Kompetenzschwierigkeiten und ist die Voraussetzung für eine reibungslose Zusammenarbeit.

Wir haben bereits von der „unserer Zivilisation unangemessenen und deshalb blamablen Unordnung unseres Gesundheitswesens" [1] gesprochen, für die die Soziologen den Begriff „Anomie" geprägt haben.

Wenden wir uns nun einem weiteren Grunde für gelegentliche Fehlsteuerung zu, der mangelnden Zukunftsplanung für das Krankenhaus.

Hier hat der ärztliche Leiter nicht nur eine wichtige, sondern die entscheidende Aufgabe. Von ihr sollte er sich keinesfalls, auch nicht von der so mächtigen, weil letztlich zahlenden Instanz, der zuständigen Stadt-, Kreis- oder Landesverwaltung, abdrängen lassen.

Gemeint ist die notwendige Vorausschau vor Krankenhausneubauten.

Einer solchen Planung muß eine sehr sorgfältige Abwägung aller Zukunftsfunktionen *dieses* Krankenhauses vorausgehen.

Die erste Frage, die überhaupt beantwortet werden muß, ist die Frage der weiteren Notwendigkeit eines Krankenhauses an diesem Platz. So bitter es ist, so werden sicher manche kleinere Krankenhäuser in Zukunft nicht mehr existenzfähig sein, und damit wird manchen Chirurgen die Grundlage für ihre Arbeit genommen werden müssen. Es ist aber nicht zu verantworten, die bisherige Vielzahl kleiner und kleinster Krankenhäuser durch eine ebenso große Anzahl zwar moderner und größerer, aber letztlich nicht zueinander passender Krankenhäuser zu ersetzen.

---

[1] J. J. ROHDE: Soziologie des Krankenhauses. Stuttgart 1962.

Es ist nicht nur die technische und organisatorische Komponente zu berücksichtigen, nicht nur die medizinische Entwicklung, sondern vielleicht sogar in erster Linie die Frage, ob sich ein neues Krankenhaus an dieser Stelle im gesamten Einzugsbereich und unter Berücksichtigung aller Aspekte auch weiterhin als notwendig erweist.

Bei der Beantwortung dieser Frage muß sowohl die Entwicklung der Medizin und besonders die Auswirkung der Spezialisierung berücksichtigt werden als auch die Gestaltung und Veränderung der Industrie dieses Bezirks, die Bevölkerungsstruktur, der Ausbau des Straßennetzes und vieles andere mehr.

Bezüglich der medizinischen Entwicklung und ihrer Folgen für den inneren Aufbau des Krankenhauses muß der leitende Arzt das entscheidende Wort sprechen. Dabei bedarf er natürlich der Konsultation mit den Vertretern der einzelnen Fachgebiete und einer zentralen Planungsstelle.

Auf die Chirurgie angewandt bedeutet das eine auf längere Zeit hinaus festgelegte Grundsatzplanung für die notwendigen chirurgischen Schwerpunkte.

Es wäre sinnlos, weil viel zu aufwendig und nicht ausnutzbar, jede der derzeitigen und voraussichtlich zukünftigen chirurgischen Subspezialitäten nun in jedem neuen Krankenhaus unterzubringen. Es muß vielmehr sehr genau in Gemeinschaft mit den Planungsstäben des Landes, des Kreises, mit Betriebswirten und eventuell auch mit Soziologen ermittelt werden, an welchem Platz welcher Schwerpunkt am dringendsten benötigt wird und wie er erreichbar ist. Dabei wird man davon ausgehen müssen, daß jedes Krankenhaus eine allgemein-chirurgische einschließlich einer unfall-chirurgischen Abteilung braucht. Ob die Unfall-Chirurgie im Einzelfall organisatorisch noch mit der Allgemeinen Chirurgie verbunden bleiben kann oder ob sofort zwei — organisch und organisatorisch eng zusammenhängende, korrespondierende — Abteilungen geschaffen werden müssen, hängt allein von den speziellen Gegebenheiten ab, d.h. im wesentlichen von der Ausbildung und Interessenlage der leitenden Chirurgen und von der Größe und Besonderheit etwaiger Industriebetriebe.

Es wird aber nötig sein, thorax-, cardio-, angio-chirurgische und sonstige subspezialistische Abteilungen so zu plazieren, daß sie von jedem Ort des Einzugsbereiches aus bequem erreichbar sind und sich

jeweils der vorhandenen allgemein-chirurgischen Abteilung anschließen.

Das setzt weitsichtige Planungen voraus, die sich keinesfalls stets
nur an vorhandene Landes- oder Kreisgrenzen oder sonstige politische
Einheiten halten dürfen. Natürlich erscheint es zunächst utopisch,
solche — verwaltungsmäßig gesehen — unüberspringbaren Grenzen
bei derartigen Planungen übergehen zu wollen. Trotzdem entspricht
es nicht mehr den Erfordernissen unserer Zeit, in so engen und für derartige Planungen nicht organisch strukturierten Räumen zu denken.
Manchmal ergibt sich vielmehr aus geographischen oder anderen Gründen eine ganz andere Aufteilung, die bei solchen Planungen in erster
Linie berücksichtigt werden muß.

Das erfordert ein Zukunfts-Denken, das ohne Schulung nicht von
jedem Arzt erwartet werden darf und das sich nur dann erfolgreich
bewähren wird, wenn es auf einen Partner in der jeweiligen Verwaltung des übergeordneten Bezirkes trifft, der ebenso weitsichtig und
vorausschauend zu planen gewohnt ist.

Man darf dabei nicht verkennen, daß das Ganze durch eingefah-
rene bürokratische Gleise beträchtlich erschwert werden kann. Dort,
wo es gilt, Kompetenzen zu übersteigen oder Grenzen zu übersprin-
gen, werden mit großer Wahrscheinlichkeit zusätzliche Barrikaden errichtet werden, die zwar ebenfalls antiquiert, aber kaum zu beseitigen
sind. Dadurch entstehen Fehlplanungen und Verzögerungen, Mehrkosten und Unzufriedenheit.

Dem ärztlichen Leiter eines Krankenhauses ist also eine Fülle von
Aufgaben gestellt, von denen die Koordinierung der oftmals divergierenden Interessen der verschiedenen Arbeitsrichtungen wohl die
schwierigste ist. Er darf sich dabei nicht auf das Geschenk einer persönlichen Durchsetzfähigkeit verlassen — er muß überzeugen können.
Das kann er aber nur, wenn er die überlegene Sachkenntnis besitzt.
Dabei ist hier nicht so sehr die chirurgische Eignung gemeint und das
Ansehen, das er sich als herausragender Vertreter seines Fachgebietes
erworben hat, sondern vielmehr der Sachverstand in Krankenhausfra-
gen und speziell in den Problemen des eigenen Krankenhauses.

Der Chirurg als Chefarzt

Der Jurist Bösche schreibt im Hessischen Ärzteblatt 1963 über den Chefarzt: „Dieser ... Arzttyp genießt sowohl in der Öffentlichkeit als auch innerhalb des Berufsstandes der Ärzte ein erhebliches, durch überdurchschnittliche Qualifikation und ein Übermaß an Arbeitspensum begründetes Ansehen. Er prägt mit seiner Leistung und nicht zuletzt auch mit seinem Namen Ruf und Bedeutung des Krankenhauses, an welchem er tätig ist."[1]

Die Wahl des Chefarztes erfolgt in der Regel durch Nicht-Ärzte. Sie sind auf fachliche Beratung angewiesen, entscheiden nicht selten aber nach Gesichtspunkten parteilicher, konfessioneller, landsmannschaftlicher oder sonstiger Art. Hier hat neben anderen ärztlichen Instanzen der Berufsverband der Deutschen Chirurgen eine so intensive Aufklärungsarbeit auch in der Öffentlichkeit geleistet, daß von den entscheidenden Gremien mehr und mehr fachliche Beratung erbeten und zunehmend auch berücksichtigt wird.

Die Bundesärztekammer hat im August 1969 folgende Grundsatzforderungen für Auswahl und Berufung von leitenden Krankenhausärzten bekanntgegeben:

1. Für eine sachgerechte Auswahl leitender Krankenhausärzte ist eine öffentliche Ausschreibung der Stelle, die allgemein bekanntgegeben werden muß und keinen sachfremden Beschränkungen unterliegen darf, Voraussetzung.

2. Bei der Auswahl der Bewerber ist von deren Gesamtqualifikation auszugehen. Die Tätigkeit als leitender Krankenhausarzt

---

[1] Zit. nach H. Junghanns: Berufsbild des Krankenhausarztes. Hippokrates 7 (1965).

darf nicht vom Bestehen einer Chefarzt-Prüfung oder einer ähnlichen formellen Qualifikation abhängig gemacht werden.

3. Bei der Auswahl des geeignetsten Bewerbers sollte durch den Krankenhausträger ein Gremium eingeschaltet werden, dem Vertreter der Ärztekammer, des Berufsverbandes oder der wissenschaftlichen Fachgesellschaft sowie der Fakultät gleichberechtigt angehören.

Bei der Besetzung einer chirurgischen Chefarztstelle sind natürlich in erster Linie die fachlichen Qualitäten des Chirurgen für *diese* Position zu berücksichtigen. Dabei wird sorgfältig zu prüfen sein, welcher der Bewerber für die spezielle Ausrichtung und Aufgabe gerade dieses Postens die besten Voraussetzungen mitbringt.

Daneben sind die Besonderheiten des Krankenhauses, das den Chefarzt sucht, in die Überlegungen einzubeziehen. Hierbei kommt es nicht auf die wissenschaftliche Qualifikation an, sondern auf die spezielle Vertrautheit mit den Problemen des Hauses, dessen chirurgische Abteilung der Bewerber leiten soll. Es genügt — wie die vorhergehenden Ausführungen gezeigt haben — keineswegs mehr, als Krankenhauschef die Chirurgie erstklassig zu beherrschen. Man muß vielmehr die Problematik des Krankenhauses im allgemeinen und des zu besetzenden im besonderen kennen.

Deshalb wird die Vorbereitung auf diese Aufgabe sich — auch in der Universitätsklinik — weit mehr als bisher auf diesen Teil der Spitzenfunktion erstrecken müssen. Sonst müssen Universitäts-Chirurgen zwangsläufig ins Hintertreffen geraten. So viele ausgezeichnete Krankenhauschefs auch aus den Universitäten hervorgegangen sind, so ist es doch unverkennbar, daß sie der Gefahr stärker erliegen können, in Unkenntnis der besonderen Probleme des Krankenhauses selbst oft unmerklich Positionen aufzugeben, die besser gehalten worden wären. Selbstverständlich unterliegt auch der aus einem Krankenhaus gleichen Milieus stammende Chefarzt gelegentlich ähnlichen Gefahren. Er sollte aber die spezielle Problematik besser kennen und sich unter diesem Aspekt bei gleicher Qualität nicht als der von vornherein Ungeeignetere erweisen.

Ohne sorgfältige *Kenntnis vom Beruf des Chefarztes* ist die Gefahr des Schadens nicht nur für die Einzelperson, sondern für die Gesamtheit der Chirurgen und für alle Krankenhausärzte eminent und wird täglich größer.

Der permanente Abstieg im Gewicht der Chefarztposition ist natürlich vielen soziologischen und anderen Ursachen zur Last zu legen. Er ist aber nicht zuletzt begünstigt worden durch die Tatsache, daß gerade den Spitzenkönnern oft „nur" die fachliche Perfektion genügte, die eigene Stellung aber nebensächlich war.

Die Ahnungslosigkeit der meisten Ärzte — und gerade auch der chirurgischen — in Vertragsfragen läßt sie Abmachungen unterschreiben, die nicht immer juristisch geprüft und in ihren Konsequenzen erkannt wurden. Wie oft spielt dabei die so verständliche Ungeduld nach dem langen Warten auf die sehnsüchtig erhoffte Selbständigkeit eine Rolle. „Es wird nichts so heiß gegessen wie es gekocht wird!" Wie oft ist dieses banale, aber menschlich doch so verständliche Wort dabei gefallen. Leider wird das Essen manchmal mit der Zeit keinesfalls kühler und genießbarer. Die heißen Stellen, an denen eine nachhaltige Verbrennung entstehen kann, sind nicht nur finanzieller Natur, wenn auch dort besonders schnell spürbar (s. auch S. 202 ff.).

„Wenn der Chefarzt in Teilbereichen den Weisungen der Oberin unterstellt wird, wenn ihm ein entscheidendes Mitspracherecht bei der Aufstellung des Stellenplanes sowie der Anstellung und Entlassung des nachgeordneten ärztlichen Dienstes versagt wird, wenn ihm durch den Abschluß befristeter Verträge und der Vereinbarung weitestgehender Entwicklungsklauseln ohne jede Mindestgarantie oder Entschädigung sowie durch die Aufnahme von Teilkündigungsvorbehalten keine Gewähr mehr für den Bestand der ihm bei Vertragsschluß eingeräumten Stellung geboten wird, wenn ihm schließlich durch die Vereinbarung von Gehältern entsprechend der Eingangsgruppe der akademischen Laufbahn, Auferlegung von Kostenabgaben von teilweise mehr als 50% der Liquidationseinnahmen oder gar Beschränkung auf einen Anteil an der Liquidation oder durch eine minimale oder gar keine Beteiligung des Krankenhausträgers an seiner Altersversorgung sowie einem kurzfristigen Wegfall des Liquidationsrechts im Krankheitsfall auch die finanzielle Basis einer unabhängigen Stellung genommen wird, dann kann angesichts der sich daraus ergebenden finanziellen und betrieblichen Abhängigkeit vom Krankenhausträger von einer dem ärztlichen Berufsbild entsprechenden Stellung des Chefarztes nicht mehr gesprochen werden" [1].

---

[1] R. Hess: Vertragsgrundsätze und Vertragswirklichkeit. Der Krankenhausarzt 12 (1969).

Von Brandis weist in diesem Zusammenhang auf schwerwiegende Eingriffe in die Berufsfreiheit u.a. durch Festlegung der Liquidationshöhe seitens des Krankenhausträgers hin [1].

Immer wieder hat die Ärzteschaft auch die Grundsätze herausgestellt, nach denen das Liquidationsrecht des leitenden Krankenhausarztes geregelt werden sollte. Erst der 72. Deutsche Ärztetag 1969 hat in zwei Entschließungen festgestellt, daß das Liquidationsrecht für ärztliche Leistungen nur einem Arzt, nicht aber dem Krankenhausträger zusteht. Er hat ferner dagegen protestiert, daß das Liquidationsrecht des leitenden Krankenhausarztes dadurch eingeschränkt wird, daß die Krankenhausträger dieses Honorar in irgendeiner Form, die über eine Kostenerstattung hinausgeht, in Anspruch nehmen. Er hat schließlich seine Auffassung bekräftigt, daß die leitenden Krankenhausärzte ihre Mitarbeiter im Verhältnis ihrer Arbeit und Verantwortung beteiligen.

Das Chefarzt-Honorar ist zu einem Politikum geworden. Während niemand Spitzenkräften in der Wirtschaft, Filmschauspielern, Fußballspielern ihr Einkommen neidet, wird ausgerechnet der nach jahrzehntelanger Ausbildung mit besonderer Arbeitsbürde und Verantwortung belastete Chefarzt ständig öffentlich wegen seiner angeblich so hohen Einnahmen kritisiert. Daß der Krankenhausträger daran kräftig partizipiert, wird verschwiegen; von der Tendenz, sie ganz für das Krankenhaus zu vereinnahmen, wird öffentlich nicht gesprochen. Daß auch diese so bemängelten Einkünfte des Chefarztes nicht etwa aus Mitteln der defizitären Krankenhausträger stammen, sondern aus seiner privatärztlichen Tätigkeit, und daß sie die Verluste des Krankenhauses verringern, ist ebenfalls kaum jemals irgendwo zu lesen (s. auch S. 104 ff.).

Die Auswirkungen der Zukunftsformen der Spezialisierung und damit der Notwendigkeit, Aufgaben zu delegieren, betreffen natürlich auch den Chefarzt. Damit stellen sich ihm ähnliche Probleme wie dem Ordinarius. Nur ist selbstverständlich nicht in jedem Krankenhaus für jede Subspezialität Raum und nicht jeder Oberarzt kann eine eigene Abteilung bekommen.

Die Verhältnisse sind häufig von Krankenhaus zu Krankenhaus sehr verschieden. Es lassen sich deshalb allgemeingültige Regeln schwer

---

[1] H. J. von Brandis: Unzumutbare Bedingungen in Chefarztverträgen. Informationen des Berufsverbandes der Deutschen Chirurgen **12** (1968).

aufstellen. Insbesondere ist die Frage der Verselbständigung oder der Noch-Integration oft äußerst schwer zu entscheiden. Grundsätzlich aber wäre es sicher ein Fehler, wollte man jetzt schon endgültige Verhältnisse insoweit schaffen, als man jede zur Selbständigkeit drängende Abteilung von der Chirurgie „abnabeln" würde. Das zu verhindern, ist zwar manchmal extrem mühsam, denn immer kleiner werdende Autonomiebereiche drängen zur administrativen Loslösung. Damit würde aber nicht nur der Chirurgie als Fachgebiet ein schlechter Dienst erwiesen, sondern auch den Chirurgen, in Sonderheit dem chirurgischen Nachwuchs.

Ebenso wie an den chirurgischen Universitätskliniken bedarf es also hier einer sorgfältigen Analyse der Gesamtsituation innerhalb des Fachgebietes und im Rahmen eines größeren Krankenhausplanes.

Dabei ist auch ganz besonders an die Notwendigkeit einer zweckentsprechenden Weiterbildung der dem Chefarzt anvertrauten jungen Ärzte — soweit sie sich zum Chirurgen eignen — zu denken. Sie ist erheblich mühsamer geworden und ein besonders ernstzunehmender Auftrag des Chefarztes (s. dazu S. 78 ff.).

Er hat dem chirurgischen Nachwuchs einen verwertbaren Einblick in das gesamte Gebiet der Chirurgie zu vermitteln. Dabei wird er dafür sorgen müssen, daß nicht nur der Form halber die Vorschriften der Weiterbildungsordnung erfüllt werden, sondern daß der junge Chirurg sich später — auf eigenen Füßen stehend — darauf stützen und verlassen kann. Der chirurgische Chefarzt wird also nicht nur sicherstellen müssen, daß der Facharzt-Anwärter die von ihm verlangten Operationen selbständig ausführt, er wird ihm auch Gelegenheit geben müssen, das zu erlernen, was nicht in dem Weiterbildungskatalog steht. Das muß unter Umständen durch Rotation des Assistenten auch auf anderen Abteilungen erfolgen. Hat es sich in dem Krankenhaus beispielsweise eingebürgert, daß die Schockbehandlung auf der Anaesthesie-Abteilung erfolgt, so wird der chirurgische Chef dafür sorgen müssen, daß der chirurgische Facharzt-Anwärter dort die Schockbehandlung genauestens kennenlernt, denn diese chirurgische Aufgabe muß er in den allermeisten Krankenhäusern als Chefarzt sehr genau beherrschen, weil er sie selbst durchführen und seine Mitarbeiter dazu anleiten können muß. Gibt der Chef seinen für die Facharzt-Weiterbildung geeigneten Mitarbeitern nicht die Gelegenheit, beispielsweise auf der urologischen Abteilung Nierenchirurgie zu erlernen,

so kann ein solcher junger Chirurg eine Nierenruptur nicht richtig
beherrschen und disqualifiziert sich schon deshalb als Chef der chirurgischen Abteilung eines Krankenhauses, an dem kein Urologe tätig ist.

Noch für längere Zeit wird der Chirurg an vielen Krankenhäusern
vor der Notwendigkeit stehen, Aufgaben erfüllen zu müssen, die in
manchen großen Krankenhäusern bereits von Sub-Spezialisten übernommen worden sind. Insoweit befinden wir uns jetzt in einer Über-
gangssituation, die gerade dem Chirurgen, der aus einer Spezialklinik
kommt, ganz besonders schwere Bürden auferlegt.

Dabei darf aber nicht verkannt werden, daß nicht nur die Spezialisierung und damit die notwendige Delegierung von Sonderaufgaben,
sondern auch — und fast möchte man sagen: vor allem — die Steige-
rund der Efficienz der zu leistenden Arbeit zur Abkehr von der ausschließlichen Ein-Mann-Regierung zwingt.

DRUCKER [1] sagt dazu: „Es gibt nichts, was den Menschen erfolgreicher zur Verbesserung der Leistung anspornt, als eine Arbeit, die
hohe Anforderungen stellt. Nichts vermittelt ihm mehr Stolz auf sein
Können und seine Leistung. Sich mit Mindestleistungen zu begnügen,
bedeutet stets die Vernichtung des Leistungswillens. Stellt man die
Arbeit aber auf die beste Leistung ab, die bei fortgesetzter Anstren-
gung eben noch zu erreichen ist, so wirkt dies als Antrieb zur Lei-
stungssteigerung."

RICHTER [2] vergleicht die Lage an den deutschen Krankenhäusern
mit einer Fluggesellschaft, in der der Generaldirektor an sämtlichen
Langstreckenflügen teilnimmt, da nur er sich für fähig hält, alle Entscheidungen während der Flüge selbst zu treffen. Trotz wissenschaftlich
fundierter Ausbildung ihrer Piloten wäre diese Fluggesellschaft nicht
funktions- und lebensfähig, da nur die Flüge stattfinden können, an
denen er teilnimmt. Die Piloten wären demoralisiert und desinteressiert.

Diese überspitzte Darstellung ist nur mit Vorbehalt auf die chirurgischen Krankenhausabteilungen übertragbar. Die spezifische Situation
des Lehrer-Schüler-Verhältnisses, die es — in modifizierter Form —
in der Chirurgie gibt und noch geben wird und die gar nichts etwa
mit sklavischer Abhängigkeit zu tun hat (man wird immer von einer
„Chirurgen-Schule" sprechen), auf der einen und der sehr dezidierten

---

[1] P. F. DRUCKER, a.a.O.

[2] G. RICHTER: Organisation des ärztlichen Dienstes und Rationalisierung im Großkrankenhaus 5 (1969).

Verantwortlichkeit auf der anderen Seite erzwingen eine besondere Betrachtung.

Aber mit den unvermeidlichen, der chirurgischen Aufgabenstellung inhärenten Einschränkungen besteht kein Zweifel an der Erreichung einer besseren Funktionstüchtigkeit einer Krankenhausabteilung, die weit mehr vom Team-Geist getragen wird als allein vom Prinzip der Subordination unter die Weisungsgewalt einer in seinen Möglichkeiten zwangsläufig überschätzten und sich deshalb u.U. auch selbst überschätzenden Einzelpersönlichkeit.

Hier wird der Unterschied zwischen Universitätsklinik und Krankenhausabteilung evident. Dabei darf nicht ausgeschlossen werden, daß auch an einer Universitätsklinik ähnliche Grundsätze immer mehr Gestalt gewinnen.

Es wird immer wieder gesagt, wir Deutschen seien noch nicht reif für eine echte Team-Arbeit im Krankenhaus. Dabei wird darauf verwiesen, unser Lebensziel sei nach langen Jahren des Sich-Fügen-Müssens die Erreichung der Selbständigkeit, die Erreichung des eigenen Weisungsbereiches.

Da ist sicher etwas Wahres dran. Die Partnerschaft in der Klinik — nicht nur auf dem Papier, sondern in ihrer vollen Kompromißlosigkeit — ist vielfach tatsächlich etwas Neues für uns, an das wir uns gewöhnen, das wir uns in der für uns passenden Form erst erarbeiten müssen.

Team-Arbeit klingt leicht, ist aber sehr schwer, weil sie von jedem Beteiligten etwas Wichtiges voraussetzt, ein hohes Maß an Selbstdisziplin im Denken und Handeln. Sie kann nur auf dem Boden der Achtung vor der Person und Meinung des Anderen wachsen. Sie darf nicht zur Formlosigkeit und Voreiligkeit verführen. Sie muß vielmehr zu besonderer Sorgfalt und Abgewogenheit vordringen. Team-Arbeit darf Kritik nicht ausschließen, sondern muß sie sogar fördern, weil Kritik, wenn sie konstruktiv sein soll, ja frei sein muß von Emotionen aller Art und weil sie jeden schult.

Dann aber wird die Atmosphäre entspannt, gelöst, selbstverständlich. Dann wird die Diskussion offen und unvoreingenommen. Dann werden Meinungen frei geäußert, weil sichergestellt ist, daß sie nicht unterdrückt, sondern gewürdigt werden.

Alles das ist nicht auf Anhieb möglich. Es erfordert Geduld und Behutsamkeit. Aber dann entsteht Zusammenklang, Miteinander und Füreinander und im Gefolge Leistung und Erfolg.

Das Team, das Gespann, braucht einen Lenker, der seine Zügel sehr locker und sehr subtil zu handhaben weiß und der — gestützt auf Vertrauen — sich dieses Vertrauen jeden Tag neu erwerben muß.

So gesehen hängt der unbeschränkte Erfolg einer echten Team-Arbeit auch von der Gnade der großen Persönlichkeit ab, die diese Rolle des Teamster sicher und selbstlos übernehmen kann.

Der Vorsprung, den eine so gestaltete Abteilung vor anderen hat, mag groß sein, unerreichbar ist er nicht. Je mehr sich der Team-Arbeit fordernde Chef an seiner Aufgabe selbst schult und je schneller er vergißt, daß er mit dem Tage seiner Amtsübernahme endlich die Allgewalt erreichen wollte, die ihm an seinem eigenen Chef so imponiert hat, um so schneller wird er diesen Vorsprung wettmachen. Denn Lenken-Können ist erlernbar und muß genau so zum Unterrichtsstoff gehören wie jedes chirurgische Spezialwissen.

Wenn wir die Organisationsformen des ärztlichen Dienstes etwa eines Krankenhauses des herkömmlichen deutschen Stils beispielsweise mit der Mayo Clinic in Rochester/USA vergleichen, so erkennt man auf der einen Seite einen steilen hierarchischen Aufbau mit einem Kommunikationsweg, der entweder die Form einer Kette oder eines Sterns aufweist (KRECH). Demgegenüber hat die kybernetische Organisationsform Kommunikationswege, die einem Netz entsprechen, das bei starker Verknüpfung der Informationskanäle Probleme in kürzester Zeit mit der geringsten Fehlerquote zu lösen vermag.

Wie ist nun die Frage nach der optimalen Größe der chirurgischen Krankenhausabteilung zu beantworten? Leidlich feststehende Richtzahlen lassen sich nach all dem z.Z. nicht geben. Das ist für den Krankenhausträger, der sich aus verständlichen Gründen gern an solche Zahlen halten möchte, besonders mißlich.

Man kann mit einiger Sicherheit wohl nur sagen, daß (mit JUNGHANNS[1]) die chirurgische Krankenhausabteilung herkömmlicher Art mit einem relativ schnellen Wechsel der Patienten und einer verhältnismäßig kurzen Verweildauer in ihrer Größe z.Z. 150 Betten nicht überschreiten sollte. Ebenso wird man aber wohl voraussagen können, daß sie in Zukunft im Wandel ihrer Strukturformen immer kleiner werden wird.

---

[1] H. JUNGHANNS, a.a.O.

Der Chirurg als Oberarzt
einer Krankenhausabteilung

Der Oberarzt ist ein Facharzt, von dem ein besonderes Maß an Können, Arbeit und Verantwortung erwartet wird und dem deshalb im Krankenhausbetrieb eine erhebliche Aufgabe zufällt.

Ein so bewerteter Chirurg hat bei entsprechender Leistung Anspruch auf uneingeschränktes Gehör bei seinem Chef und auf angemessene Entlohnung durch den Arbeitgeber. Seine Mitbeteiligung an privatärztlicher Tätigkeit des Chefarztes sollte eine entsprechende Entschädigung erfahren — entweder durch den Arbeitgeber (wenn der Chefarzt dafür Abgaben zu zahlen hat), durch den Chefarzt (wenn dieser von solchen Abgaben an den Krankenhausträger freigestellt ist) oder durch beide (als Leistung des Chefarztes und unter angemessener Anrechnung auf dessen Abgaben an das Krankenhaus).

Wenn nicht besondere Gründe das verbieten, sollte dem Oberarzt in begrenztem Rahmen eigene ambulante und stationäre privatärztliche Tätigkeit zugestanden werden, wie das die Gesundheitsbehörde Hamburg [1] getan hat. Das um so mehr, wenn der Oberarzt Spezialkenntnisse auf einem chirurgischen Sonderbereich besitzt.

Für eine gute Zusammenarbeit zwischen Chefarzt und Oberarzt am wichtigsten aber ist die menschliche Achtung und Anerkennung, die der Chefarzt dem tüchtigen Oberarzt zuteil werden läßt. Der Erfolg ärztlicher Arbeit ist bei aller Würdigung der häufig maßgeblichen Leistung des Chefarztes sehr oft das Ergebnis gemeinschaftlicher Tätigkeit, woran der Oberarzt in der Regel besonderen Anteil hat.

Diese Besonderheit seiner Stellung berechtigt ihn gegebenenfalls nicht nur zur Kritik, sondern verpflichtet ihn sogar dazu. Dabei wäre Formlosigkeit fast stets mehr ein Zeichen von Anmaßung als von besserer Erkenntnis. Der Stil ist ein Ausdruck der Persönlichkeit. Auch

---

[1] Richtlinien der Gesundheitsbehörde Hamburg vom 25. 6. 1968.

im Verhältnis zum Älteren erweist sich der Charakter. Den Raum abzustecken, in dem die Begegnung erfolgt, ist nicht nur Sache des Älteren. Dieser wird zwar dem Jüngeren das Miteinander um so lieber erleichtern, je mehr er spürt, daß Entgegenkommen nicht als Selbstverständlichkeit hingenommen wird. Das Verhältnis des Schülers zum Lehrer, das einer guten alten Tradition folgend, in den Chirurgen-Schulen aller Zeiten ein ganz besonderes war, muß geprägt sein von fachlichen, vor allem aber von menschlichen Bindungen.

Der sich langsam vollziehende Prozeß der Entwicklung vom Anlernling zum Partner stellt auch dem Jüngeren große Anforderungen. Glaubt er, nur Forderungen an den Älteren zu haben, so wird niemals die lebenslange Bindung entstehen, die auch heute noch der Grundstock der Verehrung ist, die dem großen Lehrer als höchstes Ziel von seinen Schülern entgegengebracht wird. Selbst die nüchternste soziologische Betrachtung sollte dieses Verhältnis als das erstrebenswerte ansehen, weil es allein die Voraussetzung für jene Freude am Beruf schafft, die wirkliche Opfer zu bringen imstande ist. Ohne sie aber wird der beste Techniker kein Arzt und kein Chirurg.

Die Mittlerfunktion des Oberarztes zwischen Chef und Assistenten stellt ihm auch in dieser Kategorie besondere und keineswegs einfache Aufgaben. Er leitet die unmittelbare Erziehung des jungen Arztes zum Chirurgen, er muß ihm im täglichen Umgang nicht nur die fachlichen Kenntnisse und Fertigkeiten vermitteln, er muß ihm helfen, seinen ärztlichen Auftrag in seiner ganzen Bedeutung zu begreifen — die wahrscheinlich schwierigste Aufgabe.

Dazu muß er selbst Vorbild sein, sowohl im Umgang mit dem Assistenten als mit den Kranken. Nur der Oberarzt ist anerkannt, von dem jeder Assistent weiß, daß er stets am besten und am genauesten orientiert ist und Bescheid weiß, der bei der Visite nicht „schwimmt", der nicht „den Magen" oder „die Galle" sieht, sondern den kranken Menschen. Nur der genießt Achtung und Vertrauen, der sofort zur Stelle ist, wenn er gebraucht wird, der dem jungen Kollegen nicht Entscheidungen überläßt, die ihn überfordern, der ihn nicht zu autodidaktischer „Erledigung" ihm unklarer Fälle zwingt.

Nur der Oberarzt hat Wert, der die Arbeit des Assistenten überwacht, der seine Operationsberichte, Krankengeschichten, Arztbriefe nicht nur auf Pünktlichkeit, sondern auch auf Verständlichkeit prüft. Nur der Oberarzt wird ständig in der Erinnerung des Assistenten bleiben, der ihm rechtzeitig Verständnis für seine kollegialen Pflichten gegenüber den Ärzten außerhalb des Krankenhauses vermittelt hat. Nur der Oberarzt wird seiner Aufgabe gerecht, der den Assistenten unablässig anleitet, wie man als Arzt mit Schwerkranken umzugehen hat, wie man ihnen nicht nur ärztlich-technisch richtig hilft, sondern ihnen ärztlich-menschlich zur Seite steht. Nur der Oberarzt erfüllt seine Pflicht, der dem jungen Chirurgen vom ersten Tage seines Krankenhauslebens an einhämmert, daß ärztliche Arbeit — so groß die Gefahr auch immer ist — niemals zur gleichgültigen Routine werden darf, daß der Kranke in keinem Fall zum Objekt, zur Nummer entwürdigt werden darf, sondern daß er vielmehr stets das Zentrum ist, um das sich jegliche ärztliche Arbeit dreht.

Wenn der junge Mediziner am Vorbild des Oberarztes sieht, daß der Arzt zwar nicht alles Leid der Welt mittragen kann, daß er aber nie aufhören darf, mit seinem Herzen bei seiner Arbeit zu sein, dann erhält er einen unauslöschlichen Eindruck für sein ganzes Leben. Nur wenige junge Chirurgen besitzen — unbewußt — das richtige Verhältnis zu Krankheit und Kranken. Den anderen muß es täglich neu vor Augen geführt und eingeprägt werden. Zu all dem ist in erster Linie der Oberarzt da.

Der Oberarzt sollte nur im Ausnahmefall, die entweder in seiner Person oder in der Konstruktion des Krankenhauses liegen, eine Dauerstellung einnehmen. Es wäre besser und würde die Arbeit reibungsloser gestalten, wenn einem solchen Oberarzt in anderer Form eine angemessene Selbständigkeit eingeräumt würde.

Hat er aber eine Dauerstellung, so erfordert das ein vielseitiges besonderes Einfühlungsvermögen, um nicht das Gefühl der institutionalisierten Zweitklassigkeit beim Oberarzt aufkommen zu lassen. Sonst könnte sich daraus die Quelle vieler offener und — noch gefährlicher — unausgesprochener Rivalitäten ergeben.

Sieht der Oberarzt seine Stellung als Durchgangsposition an, wie es üblich ist, so muß er sich vor allem in folgender Hinsicht auf die von ihm angestrebte Chefarztstellung vorbereiten: Einmal durch Abklärung, wieweit eine Nachfolgeschaft des Chefarztes möglich ist[1]. Sollte sich eine solche Lösung anbieten, dann wäre es Aufgabe des Oberarztes, so früh und so intensiv wie möglich die spezifischen Füh-

---

[1] A. WEIDINGER, a.a.O.

rungsaufgaben dieses seines zukünftigen Krankenhauses kennenzulernen und sich darin einzuarbeiten. Oft wird es für alle Beteiligten die beste Lösung sein, auf diesem Wege die Nachfolgeschaft frühzeitig zu sichern und einen für die speziellen Bedürfnisse des Krankenhauses fach-chirurgisch und administrativ gleichermaßen geeigneten Chefarzt in Aussicht zu haben. Eine solche Möglichkeit kann sich natürlich erst nach einigen Jahren der Zusammenarbeit zwischen Chef- und Oberarzt allmählich entwickeln.

Scheidet ein solches Aufrücken für den Oberarzt aus, so sollte er sich so rechtzeitig wie möglich fragen, ob er auf dem Wege über die Allgemeine Chirurgie die erstrebte Chefarzt-Position erwerben kann oder ob er dazu die Vertiefung von Spezialkenntnissen braucht (Schwerpunktkrankenhäuser, Sonderabteilungen o.ä.). Er wird sich dann in Absprache mit dem Chefarzt ganz besonders solcher Aufgaben annehmen müssen und dabei vor allem die wissenschaftliche Arbeit auf diesem Gebiet nicht vernachlässigen dürfen.

Sieht er jedoch kein klares Ziel vor Augen, so sollte er sich neben der unablässigen Vertiefung seiner chirurgischen Erfahrungen und Kenntnisse sehr intensiv der Fragen des Berufes annehmen, den er später — freiwillig oder gezwungen — anvisieren muß. Daß er sich dabei natürlich in erster Linie mit den allgemeinen Problemen des Chefarztes in den verschiedenen Krankenhausformen beschäftigen muß, liegt auf der Hand.

Er muß sich aber klar sein, daß bislang nur ein unzureichender Prozentsatz der Chirurgen Aussichten hat, Chefarzt zu werden. Es braucht also keinesfalls an seiner eigenen Untüchtigkeit zu liegen, wenn er dieses Ziel nicht erreicht. Deshalb muß er wissen, welches die Besonderheiten einer andersartigen chirurgischen Berufsausübung sind und welche Vorbedingungen er gegebenenfalls erfüllen muß.

Wie umfangreich diese Anforderungen sein können, wird sich aus den nächsten Kapiteln ergeben. Versäumt der Oberarzt aber, sich rechtzeitig auf alle Eventualitäten einzurichten, so kann sich das sehr nachteilig auswirken. Der weit verbreitete Irrtum, daß jeder Chirurg z.B. in eigener kassenärztlicher Praxis selbstverständlich auch Röntgen-Diagnostik treiben könne oder daß er natürlich Durchgangsarzt würde, wenn er es wolle, sollte rechtzeitig aufgeklärt sein, bevor falsche Voraussetzungen zu Fehlentscheidungen führen.

Das Studium der Besonderheiten des chirurgischen Berufes ist also vor allem eine Spezialaufgabe des Oberarztes. Wie wenig diese Zukunftsfrage trotzdem von vielen Oberärzten berücksichtigt wird, ist eines der erstaunlichsten, weil unerklärlichsten Phänomene ärztlicher Berufstätigkeit.

An dieser Stelle sei erwähnt, daß die Aufteilung einer chirurgischen Abteilung herkömmlicher Art in mehrere parallele kleine Abteilungen mit Schwerpunktcharakter die Frage aufwerfen würde, ob es dann noch eines Oberarztes im bisherigen Sinne in der Mittlerfunktion zwischen Chefarzt und Assistenzärzten bedürfe. Zur Diskussion sollte hier etwa folgende Organisationsform stehen: Ein Abteilungsvorstand mit einer entsprechenden Anzahl älterer Assistenten für Stationsleitung und Weiterbildungsaufgaben sowie einer Zahl jüngerer Assistenten als Facharzt- und als „Allgemeinarzt"-Anwärter.

Der Chirurg als Assistenzarzt im Krankenhaus

Die Tätigkeit des Assistenzarztes in einer chirurgischen Krankenhausabteilung ist ihrem Wesen nach eine vorübergehende, d.h. eine mithelfende und gleichzeitig der eigenen Weiterbildung und Fortbildung dienende. Diese Stellung als Schlußpunkt einer Laufbahn anzusehen, wie es mitunter geschieht, um diese in Bedarfszeiten attraktiver zu gestalten, widerspricht im allgemeinen ihren Grundzügen, weil ihr der Charakter des Endgültigen fehlt.

Davon zu trennen sind Assistenzärzte, die als Fachärzte für Chirurgie einen Sonderdienst verrichten (z.B. als Leiter einer Blutbank oder in sonstiger selbständiger Mitarbeit im Rahmen eines chirurgischen Teams) und deshalb auch einen von anderen unterschiedenen Status erreicht haben. Für diese Ausnahmefälle schlägt GRIESSMANN die Einführung der Bezeichnung „Klinikarzt" vor [1]. Ihm schwebt dabei auch vor, auf diese Weise den Beruf des Chirurgen jungen Ärzten schmackhafter zu machen, indem er ihnen frühzeitig neben einem solchen Titel finanzielle Sonderzuwendungen gibt. Dieser Gedanke ist ernsthaft erwägenswert und die ablehnende Haltung der Ärztekammer Schleswig-Holstein („Wir konnten uns nicht davon überzeugen, daß die Schaffung einer neuen Dienstbezeichnung jetzt besonders hilfreich wäre" [2]) schwer verständlich.

Von dieser Ausnahmesituation abgesehen ist der Assistenzarzt — schon der Bezeichnung entsprechend — ein Arzt, der zu assistieren, d.h. zu helfen hat. Als solcher ist er für den Abteilungsbetrieb unentbehrlich und deshalb angemessen zu entlohnen. Der unwürdige, nur aus dem Überangebot einerseits und der Mißachtung akademischer Leistung andererseits erklärbare, Zustand, der in den dreißiger und

---

[1] H. GRIESSMANN: Der Klinikarzt. Informationen des Berufsverbandes der Deutschen Chirurgen 11, 52 (1967).
[2] H. GRIESSMANN, a.a.O.

fünfziger Jahren dieses Jahrhunderts als geradezu selbstverständlich
hingestellt wurde, daß nämlich solche Arbeit als der eigenen Weiterbildung dienend keiner oder nur einer höchst ungenügenden Entlohnung bedürfe, sollte schon unter dem Gesichtspunkt der Unentbehr-
lichkeit des Assistenzarztes endgültig überwunden sein. Zwar setzt die
Anerkennung der Weiterbildung voraus, daß diese in einer Assistenz-
arzt-Stellung abgeleistet wird. Zwar ist dementsprechend die Funktion des Assistenzarztes nicht allein auf ärztliche Hilfeleistung (Assistenz) ausgerichtet. Aber die Sicherstellung eines geordneten Dienst-
betriebes fordert die Beschäftigung von Assistenzärzten und begründet
damit auch ihren Anspruch auf Dienstbezüge, die dem Alter, der Vorbildung und dem Schwierigkeitsgrad ihrer Tätigkeit entsprechen.

Damit entsteht gleichzeitig ein Anspruch auf eine Begrenzung der
Arbeitszeit. Auch wenn dieser Anspruch nicht immer in so einfacher
Weise realisierbar ist wie etwa bei einem Büroangestellten, so er-
wächst dem Arbeitgeber aus einer erforderlich werdenden Überschreitung der Dienstzeit die Verpflichtung zu einer jeweils im einzelnen zu
beziffernden Entschädigung.

Der Gedanke unbezahlter ärztlicher Arbeit sollte endgültig beseitigt sein und auch im Zeichen etwaiger konjunktureller Schwankungen
oder Angebotssteigerungen nicht wieder auftauchen.

Die Arbeit, die der Marburger Bund für die soziale Stellung der
angestellten Ärzte geleistet hat, muß besonders anerkannt werden.

Auch die selbstverständliche Hinnahme unentgeltlicher persönlicher
Dienstleistungen junger Chirurgen für ihren Chef ist kein Ruhmes-
blatt. Sie hat zu ihrem Teil dazu beigetragen, die Stellung des Arztes
allmählich abzuwerten. Niemand — und insbesondere niemand aus
einer älteren Generation — wird verkennen, daß es sich im Verhältnis Lehrer—Schüler nicht um ein Geschäft handelt und daß unter
Umständen gerade die Heranziehung eines jungen Chirurgen zur persönlichen Hilfeleistung bei den Privatpatienten des Chefs auch ein besonderer Beweis seines Vertrauens ist, aber ebenso gilt der Grundsatz,
daß jede Arbeit ihres Lohnes wert ist.

Deshalb ist die Beteiligung des Assistenzarztes im Rahmen seiner
persönlichen Mitwirkung an dem Ertrag des Chefarztes aus dessen
privatärztlicher Tätigkeit immer mehr zur Gewohnheit geworden.
Unter Hinweis auf die Erörterung dieser Fragen in früheren Kapiteln
sei jedoch noch einmal darauf verwiesen, daß dem Chefarzt eine ver-

briefte Doppelabgabe für den gleichen Zweck im grundsätzlichen Interesse ebenso wenig zugemutet werden darf wie etwa eine Doppelversteuerung der gleichen Einnahme.

Im Hinblick auf die Facharztanerkennung und den zukünftigen Beruf wird der Assistenzarzt in Zukunft weit mehr noch als bisher jeden Tag seiner Weiterbildung sorgfältig einzuplanen haben.

Die vor ihrer Rechtsgültigkeit stehenden Vorschriften der Weiterbildungsordnung (s.d.) erzwingen von jedem chirurgischen Facharzt-Anwärter eine gezielte Vorbereitung, eine — geradezu nach Stundenplan einzuteilende — zielgerechte Zeitausnutzung.

Nachdem endlich das System einer — im wesentlichen unkontrolliert — abgeleisteten Zeitdauer als einzigem Kriterium für die fachliche Vorbereitung verlassen wurde, ist an seine Stelle eine Planung getreten, die — bevor sie je praktiziert wurde — wegen ihrer enormen Anforderungen dem Facharzt-Anwärter nur schwer erfüllbare Aufgaben stellt. Er kann sich verschenkte Zeit nicht mehr leisten und wird sorgsam abzuwägen haben, ob er die Nachweise, die er zu erbringen hat, an *einer* Krankenhausabteilung überhaupt erarbeiten kann. Er wird genau überlegen müssen, ob und gegebenenfalls wann er deshalb seine Stellung wechseln muß. Er wird sich frühzeitig darum bemühen müssen, dann auch eine solche Stelle zu haben.

Das alles kann er nicht allein. Er bedarf in besonderem Maß der uneigennützigen Hilfeleistung und Anleitung durch den Chefarzt.

Schon wiederholt ist darauf verwiesen worden [1, 2, 3, 4] welche große Bedeutung für den heranwachsenden Chirurgen der Wechsel in der praktischen Arbeit an einem großen und einem kleineren Krankenhaus oder auch bei einem niedergelassenen Chirurgen hat. ZUKSCHWERDT und NISSEN erwähnen die erhebliche Umstellung, die mit der Übersiedlung von dem glänzend ausgestatteten Großstadt-Krankenhaus zu dem der Kleinstadt mit seinen beschränkten materiellen Mitteln verbunden ist, und schlagen einen Assistenten-Austausch vor, der die Ausbildungsbreite verbessern würde.

---

[1] L. ZUKSCHWERDT: Eröffnungsvortrag auf der 94. Tagung der Vereinigung Nordwestdeutscher Chirurgen am 4. 12. 1964 in Hamburg.

[2] R. NISSEN: Präsidentenrede 81. Tagung der Deutschen Gesellschaft für Chirurgie. Langenbecks Arch. klin. Chir. 308, 4 (1964).

[3] W. MÜLLER-OSTEN: Die Position des Chirurgen heute. Mitteilungen des Berufsverbandes der Deutschen Chirurgen 7 (1967).

[4] A. WEIDINGER: Facharztweiterbildung und Facharztanerkennung. Vortrag. Bayer. Chirurgen-Kongreß 27. 7. 1968.

Nur wer diesen extremen Unterschied in der Einrichtung und Arbeitsweise dieser beiden Krankenhausformen aus der täglichen Arbeit heraus kennt, weiß, wie schwer es dem verwöhnten Assistenten eines Großkrankenhauses fällt, sich an die viel schwierigeren Arbeitsbedingungen unter den zwangsläufig begrenzten Möglichkeiten des kleineren Hauses zu gewöhnen.

Was an der großen Abteilung häufig — leider — andere für ihn tun, muß er an einer kleineren selbst machen. Ein Chirurg, dem einfache Laboruntersuchungen fremd geworden sind, weil das — „natürlich" — eine Laborantin macht, wird an der kleinen Abteilung nachts seine Mühe damit haben. Wenn ein Assistenzarzt der Großklinik die Behandlung der lebensbedrohenden Störungen der Körperkonstanten beim Unfall stets nur dem Anaesthesisten überläßt, ohne sich auch selbst darin zu versuchen, wird ihm das am kleineren Krankenhaus, wo nicht Tag und Nacht ein erfahrener Anaesthesist zur Verfügung stehen kann, schwerfallen. Ist er beim Operieren an mehrere Assistenten und Schwestern gewöhnt, so wird es ihm nicht leicht werden, auch ohne solchen Aufwand auskommen zu müssen. Auch ohne Fernsehkette wird er sich abfinden müssen.

Die Arbeit am kleineren Krankenhaus bringt dem Chirurgen schon als Assistent weiter gesteckte Aufgaben als am großen. Während oft lange Zeit vergeht, bevor er in der großen Abteilung zum Operieren kommt, wird er in der kleinen zwangsläufig viel früher tätig werden können und müssen. Hat er einen Chef- und Oberarzt, die sichere Operateure und schulisch erfahren sind, dann kann er viel früher manuelle Praxis erlangen als ihm das an einer großen Klinik möglich wäre. Er wird auch in seiner Entscheidungskraft früher gefordert, weil er manchmal allein handeln muß, wo sonst höhere Instanzen ihm das abnehmen. Gerade die ganze Breite der Allgemeinen Chirurgie wird dem jungen Assistenzarzt kaum anderswo so präsentiert wie an einer gut geleiteten kleineren Krankenhausabteilung.

Vieles von dem, was ein niedergelassener Chirurg diagnostisch und therapeutisch täglich zu tun hat, lernt er erst in der Praxis. Je größer die weiterbildende Klinik war, um so weniger hat er von dem gesehen, was als Niedergelassener sein tägliches Brot ist. Manches hat er — sehr zu Unrecht — früher unterschätzt.

Sich frühzeitig mit einem ganz anderen Bereich chirurgischer Arbeit vertraut zu machen, bringt auch dem späteren Kliniker Gewinn.

Er lernt aus eigener Anschauung die Arbeitsbedingungen des niedergelassenen Chirurgen kennen und welche diagnostischen und therapeutischen Gebiete diesem zukommen. Er erlangt ein ganz anderes Verhältnis zu den Möglichkeiten, aber auch den Gefahren der Chirurgie des Alltags.

Auch dem, der später stets an der großen Abteilung bleiben wird, ist die Vorbereitung auf den — hoffentlich nicht eintretenden — Katastrophenfall, die er auf diese Weise erfahren kann, unentbehrlich, weil er sonst dem dabei notwendigen Improvisieren-Müssen hilflos gegenüberstünde. Das wirksame Arbeiten mit einfachen Mitteln würde ihm zum unlösbaren Problem. Das große Experiment des Krieges hat häufig genug gezeigt, daß der gut ausgebildete Chirurg des kleinen Krankenhauses manche Aufgabe einfacher und selbstverständlicher löste als der an Perfektion Gewöhnte.

Dieser Wechsel wird den jungen Chirurgen auch vor einer anderen Gefahr bewahren helfen, der Überschätzung der eigenen und der Geringachtung der fremden Leistung. Vieles, was an Diagnostik und Therapie durch den Einsatz großer menschlicher und technischer Hilfsmittel, durch die stets gegebene Zusammenarbeit verschiedener Kliniken und Institute verhältnismäßig leicht zu ermöglichen ist, wird — dem einzelnen zur alleinigen Aufgabe gestellt — eine beachtenswerte Tat. Ebenso steht es mit dem Fehler. Nur wer auch auf sich alleingestellt stets die richtige Entscheidung getroffen und alle Irrtümer vermieden hat, darf die Freiheit für sich beanspruchen, die Mängel beim andern zu brandmarken. Lernt der junge Assistent frühzeitig die außerordentlichen Schwierigkeiten aus eigenem Erleben kennen, denen der gegenübersteht, dem der Apparat fehlt, wird er weniger jener Hybris verfallen, die eine der unerfreulichsten Früchte des Hochmuts ist und die manchmal schon den Jüngsten auf der Stirn geschrieben steht.

Die Erinnerung an die schwere Arbeit im kleineren Krankenhaus, wo sich so manches Mal nur ganz wenige „gestandene" Chirurgen unablässig im Dienst ablösen müssen, wo die stille, nicht im Scheinwerferlicht stehende Leistung ein besonderes Maß an Befriedigung schafft, wo man den einzelnen — schon den ganz jungen Chirurgen — kennt, wo er menschlich und fachlich gewogen und wo seine Verantwortung besonders gewertet wird, wird dem Chirurgen — wenn er sich offene Augen bewahrt — sein ganzes Leben lang begleiten.

Sie soll ihn erziehen zur Kollegialität, zum verständnisvollen Miteinander mit den Ärzten in der Praxis, insbesondere den niedergelassenen Chirurgen. Sie vermittelt ihm die Erfahrung, daß keiner der Chirurgen aus den verschiedenen Tätigkeitsbereichen isoliert arbeiten kann, daß er vielmehr angewiesen ist auf die Verbindung mit denen anderer Sparten. Nur wenn er die Bedingungen und Sorgen der fremden Bezirke kennt, wird er später alle drohenden Gefahren des Berufes richtig bewerten und abwenden helfen können. Daß das bei uns noch lange nicht so ist, werden wir an anderer Stelle untersuchen (s. S. 170 ff.).

Der Assistenzarzt wird sich im kleineren Haus vielleicht früher mit den überhandnehmenden Problemen seines Standes beschäftigen müssen, weil er meist engeren Kontakt mit seinem Chefarzt hat als das am Großkrankenhaus möglich ist, und weil der Chef der kleineren Abteilung häufig intensiver und nachhaltiger mit berufsständischen Fragen konfrontiert wird als der einer großen.

Das zentrale Nachwuchsproblem ist die Zukunftschance des jungen Chirurgen. Hier besteht seit langem ein vielseitiges Versäumnis. So intensiv die freie Berufswahl verteidigt werden muß, so unverständlich und auch unverzeihlich ist es, hochqualifizierte akademische Tätigkeit im Krankenhaus zwar auf Zeit zu benötigen, sich aber über reine Deklamationen hinaus niemals Gedanken über eine entsprechende Verwendung solcher Arbeitskräfte *nach* Beendigung ihrer temporären Krankenhausarbeit zu machen. Damit ist keineswegs Planwirtschaft gemeint, sondern es wird Vorausschau gefordert, um allgemeine und persönliche Investitionen nicht gedankenlos zu verschleudern. Es ist ein Widersinn, wenn sich der folgende Ablauf immer wiederholt: Ein fertiger, mit extremem Aufwand an Zeit, Geld und Geisteskraft ausgebildeter Chirurg findet — nur infolge eines falschen Systems — keine adäquate Möglichkeit, später diese Fähigkeiten entsprechend zu verwenden, sondern muß, um leben zu können, unter Verzicht auf vieles Erlernte in eine Tätigkeit ausweichen, für die alle diese Hochspezialisierung im wesentlichen überflüssig ist. Daß sich ein derartiger — auch volkswirtschaftlich unhaltbarer — primitiver Vorgang ständig neu abspielt, zeigt in erschreckender Deutlichkeit den Mangel an zentralen Überlegungen und das Fehlen einer Bildungsökonomie im chirurgischen Arbeitsbereich. Hier nur das so oft strapazierte „Risiko des freien Berufes" als Argument anzuführen, zeigt, daß man die Bedeutung dieses unwürdigen Vorgangs in höchst vereinfachender Weise verkennt. Es ist nicht mehr vertretbar, einerseits weitgehend ausgebildete Mitarbeiter zu benötigen, ohne die der Krankenhausbetrieb gar nicht aufrechterhalten werden kann, andererseits aber diesen Chirurgen nach ihrem erforderlichen und durch das Nachdringen erzwungenen Ausscheiden aus der Krankenhausabteilung keine Arbeitsmöglichkeit mehr zu bieten, die ihnen eine sinnvolle Verwertung ihres geistigen Potentials garantiert. Hier ist nicht das „freie Spiel der Kräfte" angegriffen, sondern das Ausweichen gegenüber jeglicher planerischen Überlegung, ohne die ein Gemeinwesen im Konkurrenzkampf mit anderen von vornherein unterlegen ist.

Bestünde hier eine unausweichliche Konsequenz oder ließen sich überhaupt Ansatzpunkte für konstruktive Überlegungen erkennen, würde sich jedes weitere Wort erübrigen. Aber davon ist — wenigstens z.Z. — keine Rede. Der Versuch, spezialisierte Mitarbeiter in lebenslänglichen subalternen Positionen zu halten, treibt sie nur aus ihrer Arbeit und schafft keinen Nachwuchs. Vor allem: die Steuerlosigkeit macht die Chirurgie zusätzlich zu den anderen dafür maßgeblichen Gründen so unpopulär und so wenig attraktiv, daß in Kürze echte Nachwuchsprobleme entstehen werden. Man hat den Idealismus und Opfersinn junger Chirurgen zu lange überstrapaziert.

Wohin das führen kann, zeigen die Untersuchungen von H. MEYERINGH [1], der für das Jahr 1968 in Niedersachsen folgendes ermittelt hat: Bei einer Abteilungsgröße bis zu 100 Betten waren in der Inneren Medizin 77%, in der Gynäkologie 71%, in sonstigen Abteilungen 96% der Assistentenstellen besetzt, in der Chirurgie dagegen nur 54%. Von diesen 54% waren 11% Ausländer.

---

[1] H. MEYERINGH: Der Assistentenmangel. Alte und neue Sorgen. Der Krankenhausarzt 2, 29 (1969).

Der Chirurg als Belegarzt

„Es ist schwer einzusehen, warum die öffentliche Hand, die so große Geldmittel zum Unterhalt der öffentlichen Krankenhäuser gibt, nicht auch für Modernisierung und Unterstützung von Privatkliniken dort etwas tut, wo qualifizierte, frei praktizierende Chirurgen auf die Möglichkeit zur Betätigung warten. Wenn die Belegärzte einer solchen Klinik sich einer organisierten beruflichen Selbstkontrolle unterwerfen, dann läßt sich aus ihrer Mitte ein aufsichtsführendes Kuratorium konstituieren, das den Behörden die medizinische Leistungssicherung garantiert, die sie verlangen dürfen [1]."

Das Belegkrankenhaus und die Privatklinik müssen im Zeichen der fortschreitenden Spezialisierung in ganz anderer Weise zum Gegenstand der Überlegungen und Planungen gemacht werden als das früher geschah. Gut ausgestattete und geleitete Belegkrankenhäuser und Privatkliniken — bisher ganz allein aus persönlicher Initiative einzelner mutiger Ärzte entstanden — werden immer unentbehrlicher. Sie bedürfen deshalb zwingend der — vor allem finanziellen — Förderung durch den Staat [2].

Es sollte doch als eine erstaunliche Erkenntnis den zur Planung verpflichteten Institutionen des Staates längst aufgefallen sein, daß sich 8,5% [3] an Krankenbetten ohne Zuschuß durch den Staat helfen müssen und auch halten können [4, 5] und daß ihre Zahl dennoch steigt [6].

---

[1] R. Nissen: Präsidentenrede 81. Tagung der Dtsch. Ges. für Chirurgie 1964. Langenbecks Arch. klin. Chir. **308**, 8 (1964).

[2] W. Müller-Osten: Zum Thema: Belegarzt. Informationen des Berufsverbandes der Deutschen Chirurgen **8** (1968).

[3] Krankenhausenquête der Bundesregierung, Mai 1969.

[4] O. Adam: Der Chirurg als Belegarzt. 1. Seminar des Berufsverbandes der Deutschen Chirurgen zur Vorbereitung der chirurgischen Ober- und Assistenzärzte auf die Selbständigkeit. Beilage zur Sonderausgabe 2 (1969) der Informationen des Berufsverbandes der Deutschen Chirurgen.

[5] H. Türk: Diskussionsbemerkung zum gleichen Thema (siehe unter 4.).

[6] U. Peschel: Zur Situation der chirurgischen Privat-Kliniken. Podiumsgespräch während der Mitgliederversammlung des Berufsverbandes der Deutschen Chirurgen am 15. April 1966 in München.

Die Krankenhausquête der Bundesregierung glaubt sogar, daß bei dem größeren Teil der als Akutkrankenanstalten aufzufassenden Privaten Krankenhäuser keine Notsituation bestünde. Insgesamt haben diese nur einen Anteil von 1% am gesamten Defizit der Krankenhäuser [1].

Hinter dieser einfachen Aussage verbirgt sich eine Fülle von Erkenntnissen, von denen in diesem Zusammenhang nur folgende interessieren:

Die Privatkrankenhäuser arbeiten auch als Akutkrankenanstalten wirtschaftlicher als die anderen. Der Wegfall eines übersteigerten Verwaltungsapparates senkt vermeidbare Unkosten. Die Privatverwendung und -steuerung der Mittel ist kostensparender. Durch Koordinationsmangel oder Instanzenweg verursachte Ausgaben entfallen (vgl. z.B. die Entstehung des Neubaus des Allgemeinen Krankenhauses Altona in Hamburg).

Ein beträchtlicher Teil der Diagnostik erfolgt vor der Krankenhausaufnahme. Das unnötige und teuere Neben- und Hintereinander abklärender Untersuchungsverfahren im ambulanten und später noch einmal im stationären Bereich entfällt.

Gehälter für leitende Ärzte werden in der Regel nicht gezahlt, weil die Klinikinhaber entweder selbst oder aber freiberufliche Belegärzte diese Funktion ausüben.

Es gehört ein beträchtliches Quantum Mut dazu, sich in das Abenteuer einer neuen Privatklinik zu stürzen, weil das Risiko erheblich ist, die Unkosten groß und die Personalschwierigkeiten unübersehbar sind. Nur das Bedürfnis, seine erlernte Tätigkeit auch weiter ausüben zu können, treibt den Chirurgen dazu, Opfer auf sich zu nehmen, deren Ausmaß dem Krankenhauschef im allgemeinen unbekannt sind.

Die schnell wachsenden Unkosten, besonders infolge der notwendigen ständigen Anpassung an den neuesten Stand der Medizin, die Verknappung der Arbeitskräfte, der Wandel in der Einstellung zur Arbeit bei manchen Angehörigen des Pflegeberufes und demgegenüber die preisgebundenen Pflegesätze bei laufend steigenden Ansprüchen der Wohlstandsgesellschaft schaffen Probleme, die nur mit größtem persönlichem Einsatz und Verzicht zu bewältigen sind.

---

[1] Krankenhausenquête der Bundesregierung. Mai 1969.

Die chirurgische Privatklinik — früher oft als das erstrebenswerte Ziel völliger Unabhängigkeit gepriesen — ist jetzt häufig nur noch unerstrebte Konsequenz mangelnder Bedarfsprüfung seitens des Staates.

So blieben und bleiben viele jüngere chirurgisch tadellos ausgebildete Ärzte auf Selbsthilfe angewiesen. Diese besteht z.T. in der Schaffung eigener Privatkliniken oder im Erwerb von Belegbetten. Selten einmal werden Belegbetten frei zur Verfügung gestellt, meist muß der Interessent sich dafür finanziell engagieren, sei es innerhalb einer Gemeinschaft von Ärzten mit einem Bettenpreis, sei es dem Inhaber einer Privatklinik gegenüber.

Der Chirurg muß es meist unter schweren Einschränkungen seiner persönlichen Handlungsfreiheit tun, weil Kredite ihm dafür kaum gegeben werden, zumal Sicherheiten infolge des Fehlens persönlichen Eigentums nicht geboten werden können. Er tut es aber, um im Beruf zu bleiben und durch seine Tätigkeit seine oft unrationelle finanzielle Basis zu verbessern.

Jahrzehntelang wurde in Teilen der Bundesrepublik Deutschland, so auch in Hamburg, die Arbeit in Belegkliniken kassenärztlich nicht honoriert. Der Chirurg mußte also umsonst operieren und nachbehandeln. Viele Chirurgen haben diese unzumutbaren Opfer gebracht und die Krankenkassen haben das ebenso selbstverständlich hingenommen. Auch das gehört zu den Absonderlichkeiten des ärztlichen, speziell des chirurgischen Berufes, die für Unkundige kaum glaubhaft erscheinen, zumal in einer Zeit, in der selbst die unqualifizierte Arbeit ständig im Kurs steigt.

Erst 1967 gelang es endlich, in Hamburg mit den Krankenkassen einen Vertrag zu schließen, der den Belegärzten für ihre Tätigkeit — soweit sie DM 16,— übersteigt — wenigstens die Mindestsätze der Gebührenordnung zukommen läßt. So gering diese Summe — wieder gemessen an dem Ertrag viel einfacherer, verantwortungsärmerer und risikofreier Beschäftigung — auch ist, so stellt sie doch den ersten, wenn auch im Grunde selbstverständlichen Fortschritt für diese bisher kostenlos tätigen Ärzte dar.

Die Auszahlung der Mindestsätze der Gebührenordnung an die Belegärzte ist aber nur möglich, wenn das Krankenhaus den sog. kleinen Pflegesatz bekommt, der sich vom großen dadurch unterscheidet, daß im kleinen die Kosten für ärztliche Tätigkeit nicht enthalten sind.

Demzufolge verlangen manche Belegkrankenhäuser mit kleinem Pflegesatz ein Bettengeld vom Belegarzt. In den Krankenhäusern mit großem Pflegesatz erfolgt die ärztliche Tätigkeit durch den Belegarzt — wie früher — auch weiterhin umsonst.

Diese noch immer schiefe Situation des Belegarztes ist aus folgenden Gründen untragbar: Die belegärztliche Tätigkeit ist ein Erfordernis der wissenschaftlichen Entwicklung (Konzentration der Krankenhäuser auf Schwerpunktaufgaben), eine Entlastung der allgemeinen Krankenhäuser bei eindeutigen Fällen (ambulante Abklärung und Nachbehandlung), eine Erfüllung des ständigen Patientenwunsches (Operation durch den selbst gewählten voruntersuchenden Arzt), eine Arbeitsmöglichkeit für den Chirurgen (Verwertung erworbener Erfahrungen) und ist überdies die denkbar billigste Form stationärer Krankenbehandlung (kurze Verweildauer, häufig Verwendung des eigenen Spezialinstrumentariums des Belegarztes). Sie sollte daher die weiteste Unterstützung finden.

Leider ist davon gar keine Rede. KEHL zitiert die erstaunte Frage des Dekans einer Medizinischen Fakultät gegenüber einer Delegation von Belegärzten: „Was ist eigentlich ein Belegarzt?" [1]

Läßt sich die gegenseitige Entfremdung innerhalb der Ärzteschaft eindeutiger dokumentieren als durch eine solche Frage? Kann man es nicht verstehen, daß diese Ärzte sich enttäuscht und entrüstet von solchen Vertretern der eigenen wissenschaftlichen Disziplin abwenden, die eine derartige Mauer um sich errichten und ein künstliches Bollwerk zwischen dem Arzt der Klinik und dem der Praxis aufbauen?

Zur Regelung des Belegarztwesens hat die Kassenärztliche Bundesvereinigung einen Vertrag mit der Deutschen Krankenhaus-Gesellschaft geschlossen. Dieser Vertrag trifft seitens der Belegärzte z. T. auf heftigen Widerstand, weil er die Zahl der dem einzelnen zuzubilligenden Belegbetten limitiert (für den Chirurgen auf 25 Betten), um aus dem Belegarzt keinen Chefarzt zu machen und ihn nicht seiner Hauptaufgabe, der ambulanten Behandlung der Sozialversicherten, zu entziehen.

Diese Argumentierung wird damit entkräftet, daß es Sache des Chirurgen sei zu entscheiden, wieviel stationäre Kranke er zu versorgen in der Lage ist. Die Arbeitskraft des einzelnen sei verschieden

---

[1] K. O. KEHL: Belegarzt — was ist das? Informationen des Berufsverbandes der Deutschen Chirurgen **8** (1968).

und die Vernachlässigung der einen oder anderen Tätigkeit müsse erst erwiesen sein. Vor allem der Wegfall einer Vergütung für alle ärztlichen Leistungen unter einem Mindestsatz (s.o.) sei eine ungerechtfertigte Einnahmebeschneidung, zumal sich darin 30% der stationär erbrachten Leistungen verbergen [1].

Auch die Frage der Bezahlung des nachgeordneten ärztlichen Dienstes ist ein ständig neues Problem im Belegkrankenhaus. Immer wieder wird seitens des Trägers des Belegkrankenhauses versucht, die Belegärzte zur Übernahme dieser Kosten zu veranlassen.

Daneben droht ständig den Belegärzten die Gefahr, daß ihnen vom Krankenhausträger ein „Unkostenbeitrag" abverlangt wird, der in Bayern erst kürzlich noch vermieden werden konnte.

Die Belegärzte zur Übernahme der Kosten für Assistenzärzte heranzuziehen [2], ist nur dort gerechtfertigt, wo vom Kostenträger der kleine Pflegesatz bezahlt wird, weil darin ein Arztanteil nicht enthalten ist.

Die ärztliche Besetzung des Belegkrankenhauses kann nur dann den Ansprüchen genügen, wenn sie nach einer strengen Auslese erfolgt, wenn gegenseitige fachliche Kritik Grundlage der Zusammenarbeit ist und wenn die chirurgische Arbeit im ständigen Kontakt mit dem Pathologen steht. Hier sind amerikanische Methoden [3] durchaus nachahmenswert. Der Berufsverband der Deutschen Chirurgen hat sich deshalb seit Jahren intensiv für eine allseitige Förderung der Belegkrankenhäuser in Deutschland eingesetzt.

---

[1] K. O. KEHL, a.a.O.
[2] W. MÜLLER-OSTEN: Zum Thema: Belegarzt. Informationen des Berufsverbandes der Deutschen Chirurgen **8** (1968).
[3] R. NISSEN, a.a.O.

Der Medizinalassistent in der chirurgischen Krankenhausabteilung

Nach seinem Staatsexamen muß der Mediziner auf Grund der noch geltenden Bestallungsordnung 4 Monate auf einer chirurgischen Abteilung arbeiten, um (nach nunmehr nur noch 1jähriger Gesamt-Tätigkeit als Medizinalassistent) die Approbation als Arzt erhalten zu können.

Damit ist er zu einem Zwitterwesen geworden, das noch nicht Arzt ist, aber schon viele ärztliche Funktionen verrichten muß, um überhaupt diese Übergangszeit sinnvoll ausnutzen zu können.

Aus seiner Rolle als Vorstadium des approbierten Arztes entstehen viele für ihn, für den Chefarzt, für das Krankenhaus unerfreuliche und vor allem juristisch gefährliche Situationen.

Da er ärztliche Verantwortung nicht tragen kann, darf er nur unter unmittelbarer ärztlicher Aufsicht arbeiten. Solange ärztlicher Nachwuchs jedoch fehlte, ließ sich der Betrieb einer Krankenhausabteilung vielfach gar nicht aufrechterhalten, ohne die selbständige Mitarbeit des Medizinalassistenten.

Es entspringt einem allzu formalistischen Denken, wenn man beispielsweise einem am Ende seiner Medizinalassistentenzeit stehenden angehenden Arzt die Berechtigung, in eigener Verantwortung ärztlich tätig zu sein, abspricht, um ihm vielleicht 14 Tage später ohne jeden erneuten Befähigungsnachweis diese Verantwortung in ihrer ganzen Schwere aufzuerlegen. Wozu er zwei Wochen vorher nicht in der Lage war, soll er nun bewältigen können, ohne daß dafür irgendein neuer Beweis seiner gewachsenen Reife für diese Aufgabe erbracht wurde.

Hier hat sich also wieder der Grundsatz durchgesetzt, eine entscheidend wichtige Statusänderung durch Zeitabdienen erreichen zu können.

Für den mit einer gar nicht tragbaren Verantwortung belasteten Chefarzt, der die tätige Mitarbeit des Medizinalassistenten aber braucht und nicht entbehren kann, bedeutet diese so sehr theoretische und wirklichkeitsfreme Kategorisierung des Medizinalassistenten eine permanente schwere Bürde. Wenn es nicht genug Assistenten gibt, müssen — ob erlaubt oder nicht — Medizinalassistenten den Dienst von Assistenzärzten versehen. Damit begehen beide, verantwortlicher Chefarzt und nicht zur Verantwortung zu ziehender Medizinalassistent, unerlaubte Handlungen. Das geschieht täglich und jeder weiß das. Schon daraus ergibt sich die ganze Unhaltbarkeit dieser Konstruktion.

Daß als Folge dieser (unerlaubten) Beschäftigung Medizinalassistenten auch Assistenzarzt-Gehälter gezahlt werden, ist ebenso unberechtigt wie unvermeidbar.

Im Zuge des ewigen Wandels zwischen Angebot und Nachfrage brandet nun, von Kennern stets vorausgesagt, die erwartete Welle von jungen examinierten Medizinern gegen die Krankenhäuser, und aus einem extremen Mangel- wird wieder einmal ein Überschußberuf werden.

Da die Kategorie der erfahrenen Assistenzärzte in chirurgischen Abteilungen zahlenmäßig noch gering ist, wird den Medizinalassistenten auf chirurgischen Abteilungen noch eine zeitlang weiter ärztliche Tätigkeit übertragen werden müssen.

Dieses System ist also im Grunde nicht haltbar und deshalb ist es begrüßenswert, daß hier endlich die seit Jahren überfällige Approbationsordnung (s.d.) eine grundlegende Änderung schaffen wird.

Daß den jungen interessierten, begabten und zu Opfern bereiten Medizinalassistenten diese besondere Situation, ärztliche Arbeit qualifizierter Art schon so frühzeitig verrichten zu können, auch die Freude am chirurgischen Beruf wecken konnte, war eine Ausnahmesituation, die nicht verkannt werden darf. Der zum Arzt Geborene drängt nach den vielen Jahren rein theoretischer Beschäftigung mit der Medizin zur praktischen Berührung mit dem Beruf und gerade die ersten Operationen und chirurgischen Hilfsmaßnahmen, an denen er als junger Mann teilnehmen konnte, prägen sich ihm unauslöschlich in die Erinnerung ein. Insofern ist diese erste Zeit an einem kleineren Krankenhaus, in dem der Medizinalassistent nicht als überflüssige Figur, sondern als notwendige Hilfskraft arbeiten muß, ein evtl. richtungweisender Gewinn für seine berufliche Entwicklung. Diese zweifelsfrei positiven, wenn auch sicher vom Gesetzgeber nicht erwarteten Momente überdecken in den Augen einiger junger Mediziner die Schattenseiten ihrer Rolle.

Eine sehr bemerkenswerte Erkenntnis sollte aber gerade im Zeichen des plötzlichen Ansturmes von Medizinalassistenten auf die Krankenhäuser mehr als bisher zu denken geben. Die Bereitschaft, über die Pflichtzeit von 4 Monaten hinaus chirurgisch arbeiten zu wollen, ist trotz dieser frühzeitigen praktisch-chirurgischen Arbeitsmöglichkeit unter den jungen Leuten recht gering. Die hohen Anforderungen des chirurgischen Dienstes und die geringen Berufschancen des Chirurgen schrecken viele junge Mediziner davon ab, Chirurg zu werden. Hier manifestiert sich in beängstigender Weise die völlig fehlende Zukunftsplanung.

Nach dem nun geltenden Gesetz zur Änderung der Bundesärzteordnung sowie nach dem Entwurf der Approbationsordnung zeichnen sich Übergangsregelungen ab, die sich nach drei noch in der ärztlichen Ausbildung befindlichen Personengruppen unterscheiden [1]:

1. Für diejenigen, die am 1. 1. 1970 bereits die Medizinalassistentenzeit begonnen haben, endet diese frühestens nach 1 Jahr, wenn in dieser Zeit je 4 Monate auf einer Abteilung für innere und für chirurgische Krankheiten abgeleistet worden sind. Hat ein Medizinalassistent diese beiden 4monatigen Pflichtzeiten nicht abgeleistet, muß er sie auch über dieses eine Jahr hinaus noch ableisten.

2. Für Mediziner, die nach vollständig bestandener ärztlicher *Vor*prüfung die klinische Ausbildung nach den Vorschriften der Bestallungsordnung von 1953 begonnen haben, d.h. also „klinische Semester" sind, wird nach dem *Entwurf* der Approbationsordnung die Medizinalassistentenzeit voraussichtlich auch nur 1 Jahr betragen. Diese Approbationsordnung ist aber noch nicht in Kraft.

3. Mediziner im vorklinischen Studium (nach der Bestallungsordnung von 1953), welche die ärztliche Vorprüfung *vor* dem

---

[1] R. Hess: Übergangsregelung der medizinischen Ausbildung nach dem Gesetz über die Änderung der Bundesärzteordnung vom 28. 8. 1969 (BGBL I Seite 1509) und dem Entwurf des Bundesgesundheitsministeriums zur Approbationsordnung für Ärzte (Stand 20. September 1969). Der Krankenhausarzt 11 (1969).

31. Oktober 1971 ablegen, schließen die ärztliche Ausbildung nach den Vorschriften der Bestallungsordnung von 1953 ab. Für die Medizinalassistentenzeit ist jedoch eine Zeit von 8 Monaten *vorgesehen*, die sich in eine je 4monatige Tätigkeit auf einer inneren und einer chirurgischen Abteilung gliedern soll. Auch hier bedarf es des Hinweises, daß es sich bisher nur um einen *Entwurf* handelt.

Der Chirurg als niedergelassener Arzt

In der Bundesrepublik Deutschland gab es am 1. Januar 1968 1104 Chefärzte chirurgischer Krankenhausabteilungen und 1362 niedergelassene Chirurgen. Während die Zahl der als leitende Krankenhausärzte tätigen Chirurgen in den letzten 10 Jahren nur um 8,8% zugenommen hat, stieg der Anteil der niedergelassenen Chirurgen im gleichen Zeitraum um 16,6% [1] — eine äußerst bemerkenswerte, weil denkbar ungünstige Entwicklung.

Der Chirurg, seinem Wesen nach an das Krankenhaus gebunden und in einer von keiner anderen Fachdisziplin an Länge und Intensität überbotenen Weiterbildung auf die Tätigkeit im Operationssaal und am Krankenbett eingestellt, ist — wie wir sahen — nur zu einem sehr geringen Prozentsatz überhaupt in der Lage, eine leitende Krankenhausstellung zu erlangen. Die übrigen Chirurgen sind gezwungen, in andere Positionen auszuweichen.

Erst wenn sie keinen anderen Weg sehen, entschließen sich die meisten von ihnen zur Niederlassung — es sei denn, sie haben beispielsweise in der Übernahme der väterlichen Praxis von Anfang an ihren vorgezeichneten Lebensweg gesehen.

Nach der amtlichen Statistik sind während der Zeit von 1958 bis einschließlich 1967 2460 Facharztanerkennungen für Chirurgie ausgesprochen worden, davon 1967 allein 293. Am 1. Januar 1968 gab es insgesamt 4325 statistisch erfaßte chirurgisch tätige Fachärzte für Chirurgie (1104 Chefärzte, 1362 niedergelassene Chirurgen, 1555 Ober- und Assistenzärzte und 304 Chirurgen bei Behörden etc.). Zählt man die (nicht genau bekannte) große Zahl von Chirurgen, die ihre Facharztanerkennung *vor* 1958 erworben haben und jetzt noch ärzt-

---

[1] J. STOCKHAUSEN: Gesundheits-, Sozial- und ärztliche Berufspolitik 1968/69. Köln-Berlin 1969.

lich tätig sind, hinzu, so müßte die tatsächliche Zahl der Chirurgen weit höher liegen als nur bei 4325. Daraus ist zu schließen, daß ein beträchtlicher Teil von ihnen nicht in seinem erlernten Fachgebiet arbeitet. Die Ursache dafür ist in der beängstigenden Tatsache zu suchen, daß diese Ärzte nach vieljähriger Weiterbildung als Chirurgen keine Arbeits- oder Existenzmöglichkeiten gefunden haben.

Der junge Chirurg, der sich niederlassen möchte oder muß, erwartet mit vollem Recht, sich vor diesem Schritt auf eine Analyse dieses Berufszweiges stützen zu können. Aber auch sie fehlt. Es gibt weder exakte Unterlagen über die bestehenden Praxen, ihre Größe und Einrichtung, ihre Patientenzahlen, ihre Unkosten- und Ertragssituation usw. noch sind gar Zukunftsplanungen über den Bedarf und die Verteilung solcher Praxen und all die vielen sonstigen Momente angestellt worden, die bekannt sein sollten, bevor ein Chirurg den Entschluß faßt, sich niederzulassen.

Die Aufsätze von G. WOLFF [1] und G. BIECK [2] über Kostenstrukturerhebungen untersuchen die Einnahmen und Ausgaben von 48 der eben erwähnten 1362 chirurgischen Praxen und kommen dabei zu Ergebnissen, denen der „Fehler der kleinen Zahl" in besonderem Maße anhaftet und die irrtümliche Schlüsse zulassen. Da die ganz verschiedene Struktur der chirurgischen Praxen (mit Belegbetten und ohne Belegbetten, mit ambulanter Operationstätigkeit und ohne diese usw.) nicht berücksichtigt wurden, sind aus diesen nicht einmal zu 3% erfaßten Praxen gefährliche Fehlschlüsse auf die Gesamtzahl gezogen worden. Obwohl eine exakte Kostenstrukturerhebung fehlt, kann aus der Kenntnis einer weit größeren Zahl von Praxen doch gesagt werden, daß die tatsächlichen Einnahmen erheblich niedriger und die tatsächlichen Praxisunkosten beträchtlich höher sind als in diesen Artikeln angegeben.

Die Einrichtung einer eigenen Praxis macht den Chirurgen — nicht nur aus steuerlicher Sicht — zum „Unternehmer". Die Kosten, die für die Einrichtung und Ausstattung einer chirurgischen Praxis aufzuwenden sind, lassen sich schwer exakt bestimmen. Verläßliche Angaben schwanken, je nach Größe und Anzahl der Räume, der Operations-

---

[1] G. WOLFF: Personalausgaben — stärkster Kostenfaktor. Deutsches Ärzteblatt **38** (1969).

[2] G. BIECK: Die Kostensituation der ärztlichen Praxis 1967. Deutsches Ärzteblatt **38** (1969).

Einrichtung, der Röntgenapparatur usw., zwischen DM 150 000,—
und DM 400 000,—. Damit ist nicht die Herstellung oder Ermietung
der Räume gemeint, sondern allein ihre Ausstattung.

Selten wird ein junger Chirurg zur Aufbringung so hoher Summen
in der Lage sein. Er wird also entweder sehr bescheiden anfangen
oder — besser — eine bereits bestehende Praxis übernehmen müssen.

Nun kann man als Chirurg auf bestimmte Arbeitsmöglichkeiten
auch und zumal in der Ambulanz nicht verzichten. Eine „Bescheidung"
ist deshalb nur in begrenztem Umfang möglich.

Für den Erwerb einer bestehenden Praxis sind bestimmte Sätze
ortsüblich. In jedem Fall wird der Chirurg eine Finanzierungsquelle
suchen müssen. Dabei gerät er in seiner ganzen Unerfahrenheit gelegentlich in die Fänge unlauterer Geschäftemacher, die ihm Kondi-
tionen versprechen, sie aber nicht halten können oder wollen.

Allein die Tatsache, daß die Chirurgen, die sich niederlassen,
plötzlich ganz wirtschaftlich denken müssen, während das die leitenden Krankenhausärzte nur in sehr viel geringerem Umfang zu tun
brauchen, wirkt als Weiche, die in zwei verschiedene Gleise führt.
Beiden war gemeinsam, daß sie in ihrer Weiterbildung von wirtschaftlichen Dingen nichts gehört und gelernt haben. Beide aber werden, der eine weit mehr als der andere, auf eine Ebene gedrängt, zu
der sie keine Beziehung haben. Dadurch entsteht eine beträchtliche
Diskrepanz und für den niedergelassenen Chirurgen oft viel Unheil.

Es ist ein altes Erbteil des Arztes, über wirtschaftliche Dinge nicht
zu sprechen — im Grunde eine ihrer Aufgabe durchaus adäquate Einstellung. Aber die Situation des Arztes hat sich im Laufe der letzten
Jahrzehnte so grundlegend geändert, daß diese noble Zurückhaltung
und auch das Wort „Honorar" keine Daseinsberechtigung mehr haben.
Eine Erziehung auch zum wirtschaftlichen Denken fehlt dem Arzt ganz.

Solange der Kranke in seiner Dankbarkeit gegenüber dem Arzt
sein Honorar selbst bestimmte und sich dabei — allgemeiner Selbstachtung und Fairneß entsprechend — eher zu hoch als zu niedrig einschätzte, konnte von einem echten Honorar die Rede sein. Wenn der
Gegenwert zur ärztlichen Leistung Handelsobjekt ist, dann muß der
Chirurg über diese Seite seines späteren Lebens rechtzeitig aufgeklärt
werden. Wird das unterlassen, dann hat das mit Noblesse, auf die er
nie verzichten sollte, gar nichts zu tun, sondern nur mit Weltfremdheit.

Mit einem solchen Ausmaß an Weltfremdheit pflegt auch der Chirurg an die Gründung seiner eigenen selbständigen Existenz heranzugehen. Ein Kaufmann wird vor Beginn eines Geschäftes eine Kalkulation anstellen, dem Chirurgen ist nur recht selten die Möglichkeit dazu gegeben. Selbst wenn er den kaufmännischen Sinn und die erforderlichen wirtschaftlichen Kenntnisse dafür hätte, die Unbekannten in dieser Kalkulation sind zu groß.

Sehen wir einmal von dem natürlich bedeutsamsten Faktor, der ärztlichen Persönlichkeit und dem chirurgischen Können, ab, so hängen Erfolg und Mißerfolg des niedergelassenen Arztes so sehr von unwägbaren Faktoren (z.B. Praxislage, Zusammensetzung der Bevölkerung, Kontaktfähigkeit des Hilfspersonals) ab, daß das Risiko unabschätzbar ist.

Der beste Arzt ist erfolglos, wenn seine Praxis ungünstig liegt, wenn die Stadt sich in eine andere Richtung ausdehnt, wenn er nicht die „Sprache seiner Patienten spricht" oder wenn er das Unglück hat, bei dem derzeitigen Personalmangel Mitarbeiterinnen beschäftigen zu müssen, die sich als unfreundlich oder nicht hilfsbereit herausstellen oder, weil ungenügend ausgebildet, fachlich versagen.

Alle diese Faktoren bestimmen in oft unterschätztem Umfang das Gedeihen der Praxis mit. Natürlich sind einige von ihnen auch für den Chefarzt von Bedeutung, aber weit weniger als für den niedergelassenen Arzt.

Hier liegt die besondere Ungunst in der Situation des niedergelassenen Chirurgen. Er muß nahezu ein Hasard-Spiel beginnen, weil er niemals weiß und es keinesfalls allein in seinen eigenen Kräften liegt, ob er dieses Spiel auch gewinnen kann.

Der Chefarzt dagegen hat viel weniger Unbekannte in seiner Rechnung. Er hat dem niedergelassenen Chirurgen gegenüber schon den Vorteil der größeren Anziehungskraft des Krankenhauses. Der Kranke erwartet von den Möglichkeiten des Krankenhauses nun einmal mehr als von denen des niedergelassenen Chirurgen. Ohne das Gewicht seiner eigenen Persönlichkeit überhaupt einsetzen zu brauchen, befindet sich der Chefarzt also in einer weit besseren Ausgangslage. Vielfach zieht auch die vollkommenere oder mindestens ansehnlichere Ausstattung des Krankenhauses den Patienten mehr an. Wenn es auch manche chirurgische Praxis in ihrer Ausstattung durchaus mit einigen Krankenhäusern aufnehmen kann, das Krankenhaus übt einen größeren Sog aus. Dem muß der niedergelassene Chirurg etwas Ähnliches aus eigenen Mitteln entgegensetzen. Das ist ihm nur in seltenen Fällen möglich. Daher ist der Zug zum Krankenhaus durchaus verständlich, für den niedergelassenen Chirurgen aber unter Umständen existenzentscheidend.

Setzt er bei Neugründung seiner Praxis auf falsche Voraussetzungen oder entwickeln sich die wirtschaftlichen Bedingungen anders als vorhergesehen, so befindet er sich in einer äußerst bedrohlichen Lage, weil er wirtschaftliche Verpflichtungen eingehen mußte, die er nicht erfüllen kann. Diesen Gefahren wird er bei Übernahme einer bestehenden und gut geführten Praxis weniger stark ausgesetzt. Unstreitig aber ist der niedergelassene Chirurg in ganz anderem Maße gefährdet und daher schutzbedürftig als der Krankenhaus-Chefarzt.

Erst in jüngster Zeit beginnen sich in Deutschland mit Zustimmung der ärztlichen Selbstverwaltungsorgane zwei unterschiedliche Formen gemeinsamer Tätigkeit niedergelassener Ärzte zu entwickeln, die Praxisgemeinschaft und die Gemeinschaftspraxis. Handelt es sich im zuerst genannten Fall nur um eine gemeinsame Ausnutzung von Praxisräumen, evtl. auch nur von Apparaten, durch zwei oder mehr Ärzte, so ist im zweiten Fall eine gemeinschaftliche Praxisausübung, also etwa zwischen Ehepartnern, zwischen Vater und Sohn oder zwischen einem älteren und jüngeren Kollegen (auch des gleichen Fachgebietes) bzw. zwischen Vertretern mehrerer Fachgebiete gemeint. Beide Formen haben große Zukunftsmöglichkeiten, auch und besonders für Chirurgen. Dabei spielen finanzielle Gründe ebenso eine Rolle wie die Ausdehnung der Präsenz (z.B. in einer unfallchirurgischen Praxis) und die Vertretungsmöglichkeit bei Krankheit und Urlaub.

Hat sich ein Chirurg zur Niederlassung entschlossen, so muß er prüfen, ob er sich dabei allein auf die Behandlung von Privatpatienten stützen kann. Das wird ihm, wenn er sich nur auf seinen Namen und seine gut ausgestattete Praxis verlassen will, nur schwer gelingen. Alle Ermunterungen früherer Patienten, auch wenn sie ihm vorher z.B. in seiner Tätigkeit als Chefarzt mit eigener Praxis zuteil wurden, sollten keine Basis für seine Überlegungen sein. In aller Regel ist ein Chirurg zu Beginn seiner Tätigkeit nur von einer Privatpraxis her nicht existenzfähig.

Etwas anderes ist das natürlich bei einem pensionierten Chefarzt, insbesondere in einem kleineren Ort. Er bringt viel mehr an Goodwill

mit als der Anfänger. Aber auch er sollte bei seinen Investitionen
sehr vorsichtig sein. Hat er einen tüchtigen Nachfolger, der „es versteht", so wenden sich die Patienten automatisch dem Jüngeren zu.

Ein junger Chirurg muß also mindestens eine *Kassenpraxis* anstreben, um leben zu können. Es besteht jetzt Zulassungsfreiheit zu
kassenärztlicher Tätigkeit. Am 1. Januar 1967 waren 1202 Chirurgen
als Kassenärzte tätig. Da die schweren Barrieren der letzten Jahre
nach dem Kriege gefallen sind, hat der Chirurg nur geringere Voraussetzungen für die Kassenzulassung zu erfüllen als zuvor.

Dazu gehört: Die Ableistung einer 1¹/₂jährigen Vorbereitungszeit
nach erlangter Bestallung. Die Vorbereitung muß eine mindestens
3monatige Tätigkeit als Vertreter oder als Assistent bei einem frei
praktizierenden Kassenarzt umfassen.

Da die meisten Chirurgen vorher nicht daran gedacht haben, fehlt
vielen diese Voraussetzung.

Bisher war ihnen durch Dienstvertrag vom Krankenhausträger
meist die Verwendung ihres Urlaubs zum Zwecke der Vertretung
untersagt. Viele konnten also kassenärztlich gar nicht tätig werden.
Diese unnötig einengenden Vorschriften der Krankenhausträger beginnen, sich zu lockern. Junge Chirurgen werden also gut daran tun,
so früh wie möglich diese Zeit abzuleisten, damit sie nicht später erst
eine unter Umständen sehr lästige, weil alle Pläne gefährdende
Schranke überwinden müssen.

Auch die Beschränkung auf die Ersatzkassen wird einem Chirurgen
bei Beginn seiner Tätigkeit als niedergelassener Arzt nicht anzuraten
sein. Diese sind allein kein ausreichender Garant für die Existenzfähigkeit der Praxis.

Neben den formellen Voraussetzungen, die der zukünftige Kassenarzt erfüllen muß, soll — für ihn noch weit wichtiger — die Kenntnis
der Verträge im Mittelpunkt seines Interesses stehen, die die Kassenärztliche Bundesvereinigung mit den Krankenkassen geschlossen hat.
Er erfüllt damit nicht nur eine vertragliche Pflicht, er muß vielmehr
auf diese Weise vor Beginn seiner ihm meist ja ganz neuen Tätigkeit
wissen, daß er in bestimmte Grenzen hineingezwungen und gesetzten
Regeln unterworfen ist, die er später zwar häufig beklagen mag,
denen er aber nicht ausweichen kann.

Mit der Zulassung zu den Krankenkassen wird der Chirurg automatisch Mitglied der Kassenärztlichen Vereinigung, die ihn gegenüber den Krankenkassen vertritt. Er seinerseits wird dadurch einbezogen in den „Sicherstellungsauftrag" (§ 368 RVO), der den Kassenärztlichen Vereinigungen erteilt ist. Dieser Auftrag, an dem die Kassenärzteschaft unter allen Umständen und mit allen Mitteln festhalten will, bürdet ihr die Verpflichtung auf, die ärztliche Versorgung der sozialversicherten Bevölkerung zu gewährleisten. Er gibt ihr also ein Monopol und schließt jede andere Möglichkeit, ärztliche Leistung anzubieten, aus. Diese Stellung ist die Grundlage des Kassenarztrechtes und damit der wirtschaftlichen Existenz jedes einzelnen Kassenarztes.

Daß sie Pflichten mit sich bringt, ist selbstverständlich. Sie sollte der junge Chirurg genau kennen. Er wird später bei sorgfältiger Abwägung mit großer Wahrscheinlichkeit zu der Überzeugung kommen, daß das geltende Kassenarztrecht dem Arzt Möglichkeiten einräumt, die sehr entschieden verteidigungswert sind.

Drei grundlegende Forderungen werden deshalb auch bei jeder Neuregelung der sozialen Krankenversicherung von der Kassenärzteschaft aufgestellt, ohne die eine im Interesse des Versicherten, des Ratsuchenden und Kranken liegende gleichberechtigte Mitarbeit der Ärzte in der gesetzlichen Krankenversicherung nicht denkbar sind [1].

1. Die Aufrechterhaltung des Auftrages zur Sicherstellung der kassenärztlichen Versorgung durch die Genossenschaft der frei praktizierenden Ärzteschaft,

2. die Aufrechterhaltung der Vertragsfreiheit zwischen Krankenkassen und Ärzten ohne Eingriff des Staates in diese Beziehungen und

3. die Bewahrung der kassenärztlichen Selbstverwaltung innerhalb ihrer Form in der deutschen sozialen Krankenversicherung.

Der Chirurg, der Kassenpraxis betreiben will, sollte sich vor ihrem Beginn über die Auswirkungen dieser Grundsätze und der für ihn geltenden bestehenden Verträge klar sein.

Seine Art, chirurgisch tätig zu sein, wird durch die Kassenpraxis gegenüber dem Krankenhaus nicht nur modifiziert, sondern häufig, besonders wenn er von der Universität kommt, von Grund auf umgestellt. Nach § 368e RVO kann der Versicherte „Leistungen, die für die Erzielung der Heilerfolge nicht notwendig oder unwirtschaftlich sind ... nicht beanspruchen, der Kassenarzt und der beteiligte Arzt

---

[1] H.-W. Muschallik: Bericht zur Lage. Vertreterversammlung der Kassenärztlichen Bundesvereinigung am 10. Mai 1969.

dürfen sie nicht bewirken oder verordnen; die Kasse darf sie nachträglich nicht bewilligen".

Zwar war der Chirurg auch im Krankenhaus zur Sparsamkeit verpflichtet und hat sich auch an dieses Gebot gehalten, als Kassenarzt aber ist er unmittelbarer Treuhänder fremden Geldes. Er muß also sehr sorgsam abwägen, ob bestimmte diagnostische Maßnahmen unter diesem Aspekt vertretbar, d.h. in der Kassensprache „notwendig oder wirtschaftlich", sind. Ebenso wird er prüfen müssen, ob der beabsichtigte therapeutische Effekt nicht auch einfacher, d.h. kostensparender, erreichbar ist.

Damit werden manche reflexartigen Überlegungen und Handlungen des Krankenhaus-Chirurgen jäh unterbrochen werden müssen. War er gewohnt, bei jedem Patienten zunächst eine ganze Skala von Untersuchungen vorzunehmen oder vornehmen zu lassen, so kann und darf er das als Kassenarzt nicht mehr so unbeschränkt. Zwar wird kein ernstzunehmender Arzt sich vorschreiben lassen, wie sein diagnostisches und therapeutisches Vorgehen auszusehen hat. Solches Ansinnen wird er entschieden zurückweisen. Er kann das als Kassenarzt aber nur dann tun, wenn er in jedem Einzelfall seine Maßnahmen auch begründen kann, d.h., wenn er sich von einer Routine löst. So unantastbar das Recht des Chirurgen bleiben muß, im Problemfall jede notwendige Maßnahme treffen zu können, so sehr muß er sich in seinen Mitteln dann bescheiden, wenn einfache Verfahren zum gleichen Ziel führen. Auf diese Weise werden Möglichkeiten und Grenzen kassenärztlicher Tätigkeit klar abgesteckt.

Der Chirurg, der in jedem Fall alle diagnostischen Mittel einsetzt, wird sich selbst Schwierigkeiten machen und in Konflikt mit den Prüfungsinstanzen bringen. Gemäß § 368n bestehen „zur Überwachung der Wirtschaftlichkeit der kassenärztlichen Versorgung im einzelnen" bei den Kassenärztlichen Vereinigungen Prüfungs- und Beschwerdeausschüsse. Die ärztlichen und *nur* ärztlichen Feststellungen, was im Einzelfall diagnostisch und therapeutisch angemessen war, müssen im Zweifelsfall überprüft werden können. Dazu sind in den Prüfungs- und Beschwerdeausschüssen für Chirurgen nur Chirurgen befähigt. Sie sollten alle Unterstützung erfahren, weil sie keine einfache und angenehme Aufgabe erfüllen. Der Prüfarzt hat eine wichtige Funktion. Geriete sie aus den Händen des freien Arztes etwa in die Kompetenz eines von den Kassen angestellten Arztes oder gar

(was durchaus nicht unmöglich ist) in nichtärztliche Bereiche, so käme
die ärztliche Arbeit in die Gefahr der Zwangsschematisierung. Deshalb
ist der chirurgische Prüfarzt eine notwendige und begrüßenswerte
Einrichtung.

Die Entscheidung, ob einzelne Honorarforderungen angemessen
sind oder nicht, kann nur im Einzelfall, nur nach Anhörung des Chirurgen und nur unter sorgfältiger Abwägung der speziellen Gründe
getroffen werden.

Da Durchschnittszahlen aber stets als Meßlatte verwandt werden,
ist es nicht vertretbar, wenn Chirurgen sich nicht um das Anschreiben
ihrer Leistungen auf den Krankenscheinen kümmern, sondern das
ihren Angestellten überlassen. Sie schädigen damit nicht nur sich
selbst, sondern wegen der Durchschnittsberechnung ihre ganze Fachgruppe (s. dazu auch „Gebührenordnungen").

Die Durchführung von Röntgen-Leistungen in der Kassenpraxis ist
nicht ohne weiteres möglich. Sie ist vielmehr im Bundesmantelvertrag,
im Arzt-Ersatzkassen-Vertrag, in den Satzungen der Kassenärztlichen
Vereinigungen und auch in dem jeweiligen Honorarverteilungsmaßstab geregelt.

Neben der Bereitstellung bestimmter, für die vorgesehenen Unter-
suchungsbereiche im einzelnen vorgeschriebener Röntgeneinrichtungen
sind — im Gegensatz zu nahezu jeglicher sonstiger ärztlicher Tätigkeit — fachliche Voraussetzungen nachzuweisen. Hier wird das
Grundprinzip durchbrochen, daß jedem Arzt mit der Approbation
jede ärztliche Tätigkeit erlaubt ist.

Das ist um so erstaunlicher, als sich dafür kaum eine echte Begründung geben läßt. Während jeder Arzt ohne Rücksicht auf Ausbildung
und fachliche Voraussetzung jede Operation, gleich welcher Art und
Größe, durchführen darf, muß er vor Ausführung abrechnungsfähiger
Röntgen-Leistungen im Kassenarztbereich einen Antrag dazu stellen
und „Zeugnisse oder Bescheinigungen beifügen, aus denen Art und Umfang seiner Ausbildung auf dem Gebiet der Röntgenologie hervor-
gehen". Eine „Röntgen-Kommission" nimmt dazu Stellung, ob „der
Bewerber die erforderliche Ausbildung und die fachliche Eignung für
die von ihm angestrebte Röntgen-Tätigkeit besitzt". Die Feststellung
bezüglich der fachlichen Eignung ist „in einem kollegialen Gespräch zu
führen, bei welchem an Hand von gefertigten Röntgen-Aufnahmen
und den dazugehörigen Befunden zu beurteilen ist, ob und für welche

Röntgen-Leistungen eine Genehmigung erteilt werden kann. Die Zahl und die Auswahl der heranzuziehenden Röntgen-Aufnahmen wird von der Röntgen-Kommission bestimmt". Der Röntgen-Kommission gehören an: „2 Fachärzte für Röntgenologie, 3 weitere Ärzte, denen die Genehmigung zur Ausführung von Röntgen-Leistungen erteilt worden ist. Von diesen muß einer der Fachgruppe des Antragstellers angehören, wenn dieser es wünscht." [1]

Solche Vorschriften gibt es in allen Kassenärztlichen Vereinigungen und werden teilweise bis zu einem regulären Examen ausgeweitet.

Da der § 15 des Bundesmantelvertrages solche Vorschriften vorsieht, besteht keine Möglichkeit, diese unberechtigten und dem Grundsatz der ärztlichen Handlungsfreiheit zuwiderlaufenden Einschränkungen zu beanstanden.

Es steht zu hoffen, daß nach Inkrafttreten der neuen Weiterbildungsordnung, in der die fachgebundene Röntgen-Tätigkeit verankert ist, diese unverständlichen bisherigen Vorschriften entfallen werden.

Wahrscheinlich wird jedoch die Einteilung der Röntgen-Einrichtung in Anwendungsklassen bestehen bleiben, wonach für bestimmte diagnostische Aufgaben jeweils Apparaturen von einer vorgeschriebenen Mindestgröße verlangt werden.

Bei Übernahme einer Kassenpraxis muß der Chirurg auch mit den *Gebührenordnungen* vertraut sein. Wenn er erst in eigener Verantwortung sich dieser Materie zu widmen beginnt, so wird sich das voraussichtlich sehr ungünstig für ihn auswirken. Er wird entweder zu viel an Gebührenordnungspositionen anschreiben, weil er die Modalitäten nicht kennt, oder zu wenig. Meist weiß er von diesen Dingen nichts und geht deshalb nach Gutdünken vor. Trägt er nach seinem Ermessen eine Vielfalt von ärztlichen Leistungen, die er erbracht hat, auf die Krankenscheine ein und übersieht die zahlreichen vorgeschriebenen Begrenzungen, so kommt er sofort „in die Prüfung" und muß mit Honorarabstrichen rechnen. Schreibt er dagegen zu wenig an, weil er nicht entscheiden kann, welche Positionen nun seinen chirurgischen Verrichtungen am angemessensten entsprechen, so schädigt er sich selbst und alle anderen Kassenchirurgen dazu.

Der Chirurg muß sich deshalb auch mit dem Wortlaut der Gebührenordnungen vertraut machen. Das wird ihn davon abhalten, falsche

---

[1] Bestimmungen der Kassenärztlichen Vereinigung Hamburg.

Positionen zu wählen und auf diese Weise seine Tätigkeit unrichtig einzuschätzen. Es ist nicht immer ganz leicht, in den Gebührenordnungen die richtigen Positionen für die durchgeführten chirurgischen Leistungen zu finden. Kommentare helfen manchmal, sind aber nicht ausnahmlos verwertbar (s. auch S. 202 ff.).

Der Chirurg sollte vor Aufnahme seiner Kassentätigkeit auch etwas vom sog. „Honorarverteilungsmaßstab" wissen. Das sind Vorschriften, welche die einzelnen Kassenärztlichen Vereinigungen für die Abrechnung erlassen. Sie schränken die Möglichkeit auch des Chirurgen ein. So darf er z.B. nur am 1. Behandlungstag eine Sonderleistung neben einer Beratung, von einzelnen mehrfach auftretenden Geschwülsten die Operation nur einer begrenzten Zahl an einem Tag anschreiben u.a. Der Chirurg sollte sich also darüber informieren, bevor er Enttäuschungen erleidet.

Er ist in allen seinen Maßnahmen ständiger Kontrolle unterworfen. Er muß wissen, daß jeder Tag, an dem ein Sozialversicherter über die gesetzliche Lohnfortzahlung hinaus länger als zwingend notwendig Krankengeld bezieht, der Krankenkasse unnötige Kosten verursacht. Er muß jedes Medikament, das er verordnet, daraufhin prüfen, ob es den erwünschten Erfolg in der bestmöglichen Weise erfüllt und dabei nicht etwa durch ein billigeres ersetzt werden kann. Er muß sich sorgfältig überlegen, ob stationäre Krankenhausbehandlung zwingend erforderlich ist oder ob sich eine Behandlung oder ein Eingriff nicht auch ambulant durchführen lassen.

Alle seine zu Lasten der Krankenkassen gehenden Maßnahmen werden registriert und statistisch erfaßt. So wird es den Chirurgen bei Prüfungsforderungen der Krankenkassen sicher entlasten, wenn er beispielsweise nachweisen kann, daß er mit seinen Krankenhauseinweisungen sehr niedrig liegt und auch schwere Fälle ambulant behandelt hat, daß er weniger bereitwillig arbeitsunfähig schreibt und daß er kostensparend rezeptiert hat.

Der Chirurg als Kassenarzt befindet sich dabei immer in einem echten Dilemma. So verständlich und deshalb unterstützenswert das Sparsamkeitsbedürfnis der Krankenkassen ist, so darf es doch nie so weit führen, daß aus Sorge vor Regreßansprüchen der Krankenkassen eine notwendige Behandlung unterlassen oder eingeschränkt wird. Es darf dabei weder zu einer Nivellierung ärztlicher Leistungen und zu einer primitiven und unärztlichen Senkung auf Mindestnormen kommen noch darf der Arzt in seiner Entscheidungsfreiheit irgendwie behindert werden. Die reine ärztliche Tätigkeit ist für eine Reglementierung denkbar ungeeignet. Würde das irgendwann einmal versucht, so sollte es auf den entschiedenen Widerstand aller Chirurgen treffen. Insoweit darf von chirurgischer Seite niemals ein Zweifel gelassen werden.

Um so mehr aber sollte jeder Kassenarzt und dabei auch jeder Chirurg mitwirken, daß Vermeidbares, Kostenverursachendes unterbleibt. Nur dann kann mit wirksamen Argumenten gegen eine unberechtigte Einengung ärztlicher Tätigkeit eingeschritten werden.

Dieser Gegenseitigkeit kommen die modernen sog. „transparenten" Abrechnungsmethoden zu Hilfe. Sie beweisen — wie erst kürzlich von maßgebender kassenärztlicher Seite [1] wieder betont wurde — die sorgfältige und verantwortungsbewußte Handlungsweise der Kassenärzte, die von den Krankenkassen auch anerkannt würde.

Hier verbirgt sich ein großer Komplex von Anforderungen an den Chirurgen als Kassenarzt, der sich nicht in Kürze erlernen läßt. Wird der Chirurg aber völlig unvorbereitet mit diesen Sonder-Aufgaben konfrontiert, so wird er mit großer Wahrscheinlichkeit unerwartete und unerwünschte nachteilige Erfahrungen in Kauf nehmen müssen. Da nicht wenige Chirurgen sich niemals die Mühe geben, sich mit diesen Dingen zu befassen, werden sie ständig zu kurz kommen und — wegen der Folgen der statistischen Erfassung — auch ihre Fachkollegen permanent schädigen.

Es ist eine besorgniserregende Tatsache, daß die Chirurgen in ihrer Kassentätigkeit sowohl hinsichtlich der Zahl der Fälle als auch des Ertrages von allen Kassenärzten nahezu am schlechtesten stehen. Bezüglich der Honorarhöhe sind die Chirurgen vielfach daran nicht ganz unbeteiligt. FLIMM hat darauf wiederholt hingewiesen [2]. Wir werden darauf noch zurückkommen [3].

Der niedergelassene Chirurg ist wegen des großen Raum-, Personal- und Materialaufwandes, den er treiben muß, und der ungenügenden Honorierung seiner Leistungen mit einer reinen Kassenpraxis nicht

---

[1] J. DOERING: 1. Vorsitzender der Kassenärztlichen Vereinigung Hamburg in seinen Rundschreiben.

[2] W. FLIMM: Die Stellung der niedergelassenen Chirurgen als Kassenarzt und Durchgangsarzt. 1. Seminar des Berufsverbandes der Deutschen Chirurgen zur Vorbereitung der chir. Ober- und Assistenzärzte auf die Selbständigkeit, a.a.O.

[3] Vgl. Kapitel Gebührenordnung.

existenzfähig, wenn diese nicht ungewöhnliches Ausmaß annimmt.
FLIMM spricht hier von einer Mindestzahl von 400 bis 500 Kassen-
scheinen, wenn der Chirurg gleichzeitig auch Durchgangsarzt ist [1].

Auch das sind bei den unvermeidlichen fixen Unkosten absolute
Mindestzahlen, die dem Chirurgen noch kein sorgenfreies Leben sichern.

Der niedergelassene Chirurg wird also anstreben müssen, auch
Durchgangs-Arzt zu werden. Dazu muß er *rechtzeitig* eine ganze
Reihe von Voraussetzungen erfüllen. Auch hier kann er damit nicht
erst beginnen, wenn er bereits niedergelassen ist, weil die Anforderungen schwer sind und z.T. nur während klinischer Tätigkeit bewältigt
werden können. So muß der Bewerber nachweisen, daß er eine umfassende unfallmedizinische Ausbildung besitzt. Das kann er nur,
wenn er „eine planmäßige abgeschlossene Assistentenausbildung an
einem zu Verletzungsartenverfahren zugelassenen Krankenhaus" abgeleistet hat. „Während der Ausbildungszeit muß er auf verschiedenen
Stationen als Stationsarzt gearbeitet haben und in der Ambulanz
mindestens 1 Jahr tätig gewesen sein; er muß mit dem ärztlichen
Berichtswesen, der gutachterlichen Tätigkeit, der Röntgen-Technik
und der Röntgen-Diagnostik ausreichend vertraut sein [2]."

Er muß ferner nachweisen, daß er „besondere Kenntnisse auf dem
gesamten, die Behandlung und Begutachtung von Unfallverletzten
umfassenden Gebiet besitzt. Besondere Kenntnisse auf diesem Gebiet
wird ein Arzt regelmäßig dadurch erlangen, daß er während oder
neben oder nach seiner planmäßigen Ausbildung mindestens 3 Jahre
unfallchirurgisch tätig gewesen ist. Bei Bewerbern, die jahrelang ihre
unfallärztliche Tätigkeit unterbrochen haben, ist widerlegbar zu vermuten, daß sie nicht mehr über genügende Kenntnisse verfügen, um
als Durchgangsarzt tätig zu sein" [3].

Umfassende unfallmedizinische Erfahrungen wird er in der Regel
dann besitzen, „wenn er aufgrund seiner Ausbildung in der allgemeinen und speziellen Chirurgie einschließlich der Unfallheilkunde

---

[1] W. FLIMM: Die Stellung der niedergelassenen Chirurgen als Kassenarzt und
Durchgangsarzt. 1. Seminar des Berufsverbandes der Deutschen Chirurgen zur
Vorbereitung der chirurgischen Ober- und Assistenzärzte auf die Selbständigkeit,
a.a.O.

[2] Richtlinien für die Bestellung von Durchgangsärzten vom 11. Juli 1963 in der
Neufassung vom 13. März 1967.

[3] Richtlinien für die Bestellung von Durchgangsärzten, a.a.O.

langjährig tätig war". Er muß die Wundbehandlung einschließlich der Chirurgie der Infektionen, die Behandlung von frischen Frakturen und die Wiederherstellungschirurgie beherrschen. In der Indikationsstellung für Verletzungen der Körperhöhlen, im durchgangsärztlichen Schriftverkehr und in der Begutachtung muß er die erforderlichen Erfahrungen besitzen [1].

Schließlich wird festgestellt, daß zu der fachlichen Eignung auch die persönliche Eignung gehört.

Genügt er in seiner Ausbildung diesen Ansprüchen, so muß er sich bei Miete oder Bau seiner Praxis darauf einrichten, er muß darauf bedacht sein, ein Wartezimmer, ein Sprechzimmer, einen aseptischen Operationsraum mit allen für ambulante Operationen notwendigen Einrichtungen, einen abgeschlossenen Raum für septische Operationen, ausreichende Ausstattung mit Instrumenten und Apparaten, Möglichkeiten zur Übungsbehandlung, Einrichtung zur Archivierung und einen Röntgenraum mit einer leistungsfähigen Röntgenanlage (4-Ventil-Gerät) einzubauen.

Alles das wird sich bei guter Praxislage, d.h. in diesem Falle in der Nähe größerer Industriebetriebe, eines Tages wahrscheinlich rentieren, erfordert aber zunächst hohe Investitionskosten. Die durch Zinszahlung gesteigerten großen Unkosten sind für den niedergelassenen Chirurgen eine Belastung, deren Druck sehr genau einkalkuliert werden muß und keineswegs unterschätzt werden darf.

§ 557 RVO in der Fassung des Unfallversicherungs-Neuregelungsgesetzes vom 30. 4. 1963 verpflichtet die Berufsgenossenschaft, alle fachlich befähigten und entsprechend ausgestatteten Ärzte an der Durchführung der berufsgenossenschaftlichen Heilbehandlung zu beteiligen. Um dieser neuen Verpflichtung nachzukommen, sind an das Abkommen Ärzte—Berufsgenossenschaften durch die 9. Zusatzvereinbarung vom 7. 10. 1963 Bestimmungen eingefügt worden, die eine solche Beteiligung regeln [2].

Auch an den „H-Arzt" werden erhebliche Anforderungen gestellt. So muß der Bewerber nachweisen, daß in seiner ärztlichen Weiterbildung nach der Approbation eine mindestens 2jährige Tätigkeit auf dem Gebiet der Unfallbehandlung an einem hierfür geeigneten Krankenhaus enthalten ist. Zu den geeigneten Krankenhäusern gehören

---

[1] Richtlinien für die Bestellung von Durchgangsärzten, a.a.O.
[2] HAEP: Essen. Das H-Arzt-Verfahren. Bielefeld 1964.

z.B. die im Verletzungsartenverfahren zugelassenen Krankenhäuser. Auch seine Tätigkeit als Assistent bei einem freipraktizierenden Durchgangsarzt kann bis zu 6 Monaten auf diese Tätigkeit angerechnet werden.

Ferner muß der Bewerber Zeugnisse vorlegen, aus denen hervorgeht, daß er besondere Kenntnisse und Erfahrungen auf dem gesamten, die Diagnostik und Behandlung von Unfallverletzungen umfassenden Gebiet erworben hat. Dies ist anzunehmen, wenn der Arzt sich während seiner unfall-chirurgischen Tätigkeit gründlichen Übungen in der Wundbehandlung einschließlich septischer Chirurgie, in der Behandlung von Frakturen, in der Nachbehandlung Unfallverletzter und in der Indikationsstellung bei Verletzungen der Körperhöhlen erworben hat. Er muß sich mit der Röntgen-Technik und mit der Röntgen-Diagnostik ausreichend vertraut gemacht haben. Weiterhin muß er mit dem unfallärztlichen Berichts- und Gutachtenwesen vertraut sein.

Auch hinsichtlich der Ausstattung werden ähnliche hohe Anforderungen gestellt wie an den Durchgangsarzt. Die Röntgen-Einrichtung braucht jedoch lediglich ein Röntgen-Gerät der Leistungsgruppe II zu enthalten.

Als Durchgangsarzt und auch als H-Arzt braucht der Chirurg besonders geschultes Personal. Die Berufsgenossenschaften verlangen von ihm mindestens zwei medizinische Hilfskräfte, wovon eine Operations- bzw. Narkose-Erfahrung besitzen muß. Auch für die nachbehandelnde chirurgische Tätigkeit, für die Röntgen-Diagnostik und nicht zuletzt für die Dokumentation und Berichterstattung bedarf er hochwertiger Mitarbeiterinnen. In Zeiten höchster Anspannung des Personalmarktes sind diese Erfordernisse für einen selbständigen Arzt, der nicht imstande ist, die häufig geforderten Spitzengehälter zu zahlen, ein schweres Problem.

Der frei praktizierende Chirurg steht vor der — extrem schwierigen — Aufgabe, sich ständig der wissenschaftlichen Entwicklung anzupassen. Soweit das sein persönliches Wissen anlangt, ist diese Aufgabe evtl. lösbar — so schwer sie in einen 10- bis 12-Stunden-Tag einzubauen ist —, an dem alles, was der Krankenhauschef niemals mehr selbst tut, vom niedergelassenen Chirurgen allein gemacht werden muß. Soweit das seine apparative und sonstige Praxiseinrichtung und -ausstattung betrifft, ist diese Aufgabe noch schwerer zu bewältigen.

Der selbständige Chirurg muß sich aber auch in seiner Praxisausübung den zu erwartenden und den schon eingetretenen Strukturwandlungen der Gesellschaft anpassen. Auch das spricht sich leichter aus als es getan wird. Hier spielen all die Momente hinein, die bei unserer Wohlstandsgesellschaft zum „Status" gehören und alles andere als sachlich begründete Äußerlichkeiten darstellen. Auch der Arzt, und speziell der Chirurg, unterliegt einer Beurteilung, die von der „Aufmachung" seiner Praxisräume abhängt.

Der niedergelassene Chirurg ist — das sei ausdrücklich noch einmal betont — in seinem Erfolg neben seinem chirurgischen Können und seiner Kunst der Menschenbehandlung in hohem Maß abhängig von der Qualität seiner Mitarbeiterinnen. Er steht einer von Grund auf anderen Situation gegenüber als der Krankenhauschirurg. Die tief in das Bewußtsein der Bevölkerung eingedrungene Entpersönlichung aller „Anstalten" hat dazu geführt, daß der Kranke sich im Krankenhaus allmählich auf einen — wenn auch noch so sehr beklagten — Routinebetrieb einstellt. Zwar empfindet er die seltener werdenden Ausnahmen als Wohltat, aber im Zuge der allgemeinen „Versachlichung" der Arbeit erwartet er nicht mehr als eine möglichst sachgerechte und erfolgreiche Behandlung. Die oft zitierte Intimsphäre Patient—Arzt sucht er nicht mehr im Krankenhaus, sondern mehr in der Sprechstunde des niedergelassenen Arztes.

Vermißt er sie auch dort, so ist er geneigt, den Stab über dem Arzt zu brechen. Sofern der Arzt durch sein Verhalten oder die fehlende innere Organisation seiner Praxis daran schuld ist, wird er sich eine solche Verurteilung zu Recht gefallen lassen müssen. Vielfach aber gelingt es ihm trotz größter Mühe nicht, einzelne im Job-Denken befangene Mitarbeiterinnen dazu zu bringen, daß sie sich der Kranken hilfreich und freundlich annehmen. Dann tritt das ein, was Flimm anschaulich schildert, daß nämlich eine Hilfskraft an der Tür mit einem Satz das wieder zerstören kann, was der Chirurg durch seine Behandlung tage- und wochenlang gut zu machen versucht hat [1].

Vertrauenswürdigkeit auszustrahlen, ist eine große ärztliche Kunst. Oft ist es eine reine Persönlichkeitsfrage. Hat der Chirurg dieses Geschenk mit auf die Welt gebracht, so ist er vielen Fachkollegen überlegen. In allen übrigen Fällen muß der Chirurg alle ihm nur möglich

---

[1] W. Flimm, a.a.O.

erscheinenden Mittel anwenden, um dem Kranken auf eine andere Weise die Atmosphäre der Geborgenheit zu vermitteln. Der Kranke muß den Eindruck haben, daß er als Mitmensch und nicht als „Krankheitsträger" gewertet wird. Gelingt es dem niedergelassenen Chirurgen auch bei größter Zeitnot nicht, dem Patienten das Gefühl zu vermitteln, bei diesem Arzt gut aufgehoben zu sein, dann wird er keinen Erfolg haben. Hier ist vielleicht die letzte Bastion, in der weder Chrom noch sonstiger Glanz, weder Zahlen noch Computer regieren — hier steht der kranke Mensch dem ärztlichen Helfer gegenüber, auf den er sich verlassen zu können glaubt, und hier muß der Chirurg zeigen, ob er Arzt ist.

Das ist die große und einzigartige Chance des niedergelassenen Chirurgen, die ihm mitunter gegenüber dem Krankenhauschirurgen gewisse Vorteile bringt. Der Krankenhaus-Chef ist nur gegenüber seinen Privatpatienten schon vor Klinikaufnahme in einem solchen Verhältnis, der niedergelassene Chirurg aber gegenüber allen seinen Kranken.

Deshalb ist auch der Wunsch dieser Kranken so verständlich, nicht nur ambulant, sondern danach auch stationär von diesem Chirurgen ihres Vertrauens operiert und behandelt werden zu können.

Es ist eine dringliche Aufgabe aller Chirurgen, alles dafür zu tun, daß der niedergelassene Chirurg nicht mehr allein auf ambulante Tätigkeit angewiesen ist, sondern auch eine ausreichende stationäre Arbeitsmöglichkeit erhält. Wird diese Aufgabe nicht gelöst, so wird das Nachwuchsproblem immer brennender werden. Lösungsmöglichkeiten bestehen erstens darin, ausscheidenden bewährten Mitarbeitern Gelegenheit zur operativen Behandlung ihrer Patienten in ihrer früheren Abteilung einzuräumen, zweitens in der systematischen Einrichtung kleinerer Krankenhausabteilungen sowohl nach dem Sub-Spezialisten- als auch nach dem Belegarzt-System.

Hier wie nahezu überall sonst fehlt die notwendige Analyse, ohne die der Beruf des Chirurgen in Gefahr gerät.

Der Chirurg als Teil der ärztlichen Gemeinschaft

Die Zeit der „splendid isolation" des Chirurgen ist endgültig vorüber. Zwar sind die Chirurgen Individualisten und wollen es bleiben. Damit sie es aber bleiben können, müssen sie — und das ist kein Widerspruch — lernen, gemeinschaftlich zu denken [1].

Dem Chirurgen hat die Umwelt in der Vergangenheit vielfach eine Sonderstellung eingeräumt, sie hat ihn auf einen Podest erhoben und ihn mit der Aureole des Wundertäters umgeben. Damit hat sie sein Bild verfälscht und ihm mehr Schaden als Nutzen zugefügt.

Dem Außenstehenden ist die Sphäre, in welcher der Chirurg arbeitet, auch heute noch meist verschlossen; sie erscheint ihm geheimnisvoll und nebelhaft, und er ist geneigt, die Schale für den Kern zu halten [2].

Der Chirurg selbst hat wenig gegen diese gefährliche und irrtümliche Glorifizierung getan. Er hat sich in der Abgeschiedenheit seiner Arbeit seine Welt lange Zeit so zurechtgemacht wie er es wünschte. In den entscheidenden Phasen seiner Tätigkeit stets allein auf sich gestellt, war er leicht geneigt, auch sonst seinen Weg allein zu gehen.

So war der Chirurg als Individualist von hohen Graden seit je gemeinschaftlichem Denken wenig zugeneigt. Lange Zeit brauchte er es nicht einmal, weil die Einzelpersönlichkeit zu stark, die Stellung zu gesichert war, als daß es einer Anlehnung oder gar Stütze durch eine Gemeinschaft bedurfte.

So entwickelten sich zwar Kontakte zu Chirurgen gleicher Tätigkeitsbereiche oder gemeinsamer wissenschaftlicher Interessen. Diago-

---

[1] W. Müller-Osten: Das Ende der „splendid isolation". Informationsdienst des Berufsverbandes der Deutschen Chirurgen 7 (1963).
[2] W. Müller-Osten: Vom Gemeinschaftsgeist des Chirurgen. Mitteilungen des Berufsverbandes der Deutschen Chirurgen 6 (1963).

nale Verbindungen zu Chirurgen anderer Aufgabengebiete waren meist auf persönliche Beziehungen beschränkt.

Die Chirurgen der Universität bildeten immer deutlicher eine in sich geschlossene Gruppe, der in weitem Abstand die Chirurgen der Krankenhäuser und, von ihnen wieder durch eine tiefe Kluft getrennt, die niedergelassenen Chirurgen und Belegärzte zu folgen schienen.

Viele der beiden letzten Gruppen kannten einander nicht oder hatten nur lose Verbindungen. Jeder arbeitete in seinem Bereich, in seinem Milieu, das aus vielfachem Grunde oft grundverschieden war von dem des anderen.

Wenn so zum Beispiel ein Universitäts-Chirurg ein Urteil über Arbeitsweise und -möglichkeiten des frei praktizierenden Chirurgen abgeben wollte, so gründete das nur auf Vermutungen, meist ohne persönliche Kenntnis.

Diese — wie wir sahen allmählich zur größten Sparte angewachsene — Gruppe der niedergelassenen Chirurgen wird trotz mangelnder eigener Anschauung über ihre Arbeitsbedingungen gern einmal, nicht immer nur zum Scherz, als „chirurgisches Fußvolk" klassifiziert. Damit kommt eine Denkart zum Ausdruck, die — schon wegen ihrer Überheblichkeit — in einer Zeit, die zur Zusammenarbeit drängt, denkbar wenig am Platz ist und einen Graben schafft, der in immer stärkerem Auseinanderleben seinen Ausdruck findet.

Die gegenseitige Abkapselung konnte selbst dort, wo die Absicht dazu bestand, einen Gemeinschaftsgeist nicht entwickeln. Und hätte es seiner nur deshalb bedurft, um ihn gelegentlich, wohlwollend distanziert, betonen zu können, ohne ihn indes jemals ernstlich praktizieren zu wollen, so wäre er wahrscheinlich auch gar nicht nötig gewesen — so bedauerlich eine solche gegenseitige Entfremdung auch sein mochte.

Der Mangel an berufsständischem Denken als Folge des fehlenden Gemeinsinnes war für den Chirurgen jedoch sehr nachteilig, lange bevor er ihm selbst zum Bewußtsein kam.

Es hatten sich Entwicklungen vollzogen und es waren Tatsachen entstanden, an denen keinem Chirurgen gelegen sein konnte, denen er aber plötzlich gegenüberstand, die ohne seine Mitwirkung zustande gekommen waren und die er nicht mehr ändern konnte.

Vielfach war er isoliert, nicht nur innerhalb seines eigenen Fachgebietes, sondern auch im Kreis der anderen Ärzte. Man hielt ihn für hochmütig und dünkelhaft, weil er sich nicht für das interessierte, was ihn ganz persönlich angehen mußte.

So bildeten sich Mauern und Gräben, die kaum noch zu überwinden waren. Und wenn der Eindruck entstand, als spräche der niedergelassene Chirurg eine andere Sprache als der Universitäts-Chirurg, so war etwas Wahres daran. Die beiderseitigen Interessen gingen in immer stärker divergierende Richtungen.

An den wissenschaftlichen Kongressen nahmen zunehmend weniger Belegärzte teil, weil ihre Arbeit dort kaum angesprochen wurde. Das Bild von SCHULTEN, daß die einen sich mit Weltraumfahrt befassen, während die anderen sich mit Problemen des Fußgängers herumschlagen mußten [1], war ebenso zutreffend wie es anfangs schockierte.

Mit dem zunehmenden Divergieren der Arbeitsgebiete und der Interessen drohte — wie wir sahen — immer mehr das einheitliche Fachgebiet zu zerfallen. Was dem einen lebensnotwendig erschien (etwa die Erhaltung der Unfallchirurgie für die Chirurgie), war dem anderen im Grunde nicht wichtig, weil sein Augenmerk zum Beispiel auf die Herz-Chirurgie gerichtet war.

Aus der jeweiligen verschiedenen Interessenlage wurde aber Stellung bezogen und wurden Urteile verkündet, die letztlich nur auf der rein persönlichen Sicht beruhten. Die extreme Inhomogenität der chirurgischen Aufgabenbereiche leistete dieser sich ausbreitenden uneinheitlichen Beurteilung von Sinn und Aufgaben des chirurgischen Berufes Vorschub.

In dieser Ausgangslage wurde 1960 — als letzte von allen Fachgebietsvereinigungen — der *Berufsverband der Deutschen Chirurgen* gegründet. Ihm fiel die schwierige Aufgabe zu, verlorenes Terrain wiederzugewinnen, die drohenden Gefahren weiteren Auseinanderlebens abzuwehren und die Chirurgen — soweit seine Kräfte reichen — wieder zusammenzuführen. Eine seiner Hauptzielsetzungen war es, wieder einen einheitlichen Beruf des Chirurgen zu schaffen, die untereinander bestehenden Hürden wieder abzubauen, zueinander zu finden und füreinander einzutreten.

Dem nötigen Respekt und der schuldigen Achtung gegenüber dem Älteren hat auf der anderen Seite die Anerkennung und Würdigung auch der Arbeit des Jüngeren zu entsprechen. Die größere Lebens-

---

[1] H. SCHULTEN: Der Arzt. Stuttgart 1960.

erfahrung, die in der Gesamtschau besser fundierte Übersicht über das Fachgebiet und die Reife des erfahrenen Arztes hat mehr dem Zusammenfinden der Generationen und Arbeitsbereiche zu dienen als dem Auseinanderstreben.

Die Diskrepanz aber zwischen der Vorstellungswelt mancher „gestandener" Chirurgen, sie seien doch stets für ihre Mitarbeiter eingetreten, und der Beurteilung dieses „Eintretens" durch eben diese Mitarbeiter war mitunter so offensichtlich, daß diese Beteuerungen an Gewicht verloren. Es war eben nicht immer so, auch wenn es manchem herausragenden Vertreter dieser Generation so erschienen sein mag.

Daß es sich hier aber nicht nur um ein Generationenproblem handelte, bewies die immer wieder hervortretende Entdeckung, daß gelegentlich gerade die am wenigsten aus der Zeit ihrer Unterordnung gelernt hatten, die plötzlich in die Lage versetzt wurden, ihrerseits nun zu „regieren".

Auch auf die Gefahr hin, hier mißverstanden zu werden, muß gesagt werden, daß zu einer so harten Aussage am meisten der befähigt ist, der — selbst der älteren Generation angehörend — am stärksten den Gedanken an Disziplin und Ordnung anhängt.

Obwohl solche Fehlentwicklungen erfreulich selten bleiben, bedürfen sie ebenso der Erwähnung wie die Ausnahmefälle gegenseitiger Abwertung oder auf der anderen Seite der Herausstreichung eigener Leistungen.

Nur die immer stärker werdende Distanz konnte es überhaupt zulassen, daß solche falsche Beurteilungen möglich wurden.

Weiß wirklich jeder Chirurg vom anderen genau, unter welchen, evtl. viel schwereren Bedingungen, von denen er selbst überhaupt keine Ahnung hat, der andere seinen Beruf ausübt? Weiß er, wie viele nie erwähnte Erfolge der andere, der namenlose Kollege, in seiner Arbeit aufzuweisen hat? Ist er sich immer bewußt, daß die Berufsordnung auch ihm bindend vorschreibt, seinen Kollegen die „schuldige Achtung" zu erweisen? Das wirkliche Niveau-Gefälle wird zu allen Zeiten durch wortlose Tätigkeit besser demonstriert als durch Zur-Schau-Stellung [1].

Der Berufsverband der Deutschen Chirurgen hat sich von vornherein deswegen einen „Ehrenkodex" gesetzt und die Aufgabe gestellt,

---

[1] W. MÜLLER-OSTEN: Strapazierte Kollegialität. Informationsdienst des Berufsverbandes der Deutschen Chirurgen 12 (1966).

als berufsständische Vertretung die so langentbehrte Klammer zwischen allen Chirurgen zu bilden.

Innerhalb der ärztlichen Gemeinschaft besteht seine Aufgabe aber auch in der Erhaltung der Substanz des Fachgebietes, in der Transformation der wissenschaftlichen Entwicklung auf die Organisationsformen der chirurgischen Arbeit und des chirurgischen Berufes sowie auf Fragen der interdisziplinären Zusammenarbeit.

Es darf deshalb nicht wundernehmen, daß das Auftreten einer Berufsvertretung der Chirurgen vielfach erstaunt beobachtet wurde. Man hatte sich zu sehr daran gewöhnt, daß ein einheitliches „Selbstverständnis" der Chirurgen nicht bestand. Man hatte sich aber auch daran gewöhnt, daß das chirurgische Fachgebiet allen Interessenten offenstand und daß damit die in der Sozialversicherung notwendigen Fachgebietsgrenzen mit und ohne wissenschaftliche Begründung — meist von außen eindringend — niedergerissen wurden.

Besonders ungelöst waren die gemeinsamen, einander überschneidenden oder divergierenden Interessen mit den ehemaligen chirurgischen Tochtergebieten.

Mußte der Berufsverband zunächst also besonders als Bewahrer und Verteidiger auftreten, so durfte er doch durch seine Arbeit einer vorausschauenden Zukunftsplanung niemals den Weg versperren. Zwar hatten gerade persönliche Erfahrungen und Eindrücke in den USA gezeigt, daß die von dort aus angeblich zu uns herüberdringenden Impulse einer immer stärkeren Aufsplitterung der Chirurgie in dem Lande der Entstehung dieser Ideen längst nicht mehr für so bedingungslos vertretbar angesehen wurden. Zwar hatten gerade dort zentrifugale Kräfte begonnen, ganz allmählich zentripetaleren Tendenzen zu weichen. Aber bei uns lief und läuft die Entwicklung noch in entgegengesetzter Richtung.

Besonders im Hinblick auf die Weiterbildung des Nachwuchses war also — scheinbar gegen den Strom schwimmend — eine stärkere Zusammenfassung zusammengehörender Teile als das bisher der Fall war notwendig.

Die Einordnung der Sub-Spezialitäten in einer ihrer Bedeutung und Zukunftsentwicklung entsprechenden Form in das Gebäude der Gesamt-Chirurgie brachte uns den Gedanken der Einführung von „Teilgebieten" näher. Damit wurden richtungweisende Wege beschritten, die im wesentlichen der gegenseitigen Annäherung der Chirurgen dienen sollten.

Ebenso wie im Berufsverband hat jeder Chirurg seinen Platz in der *Deutschen Gesellschaft für Chirurgie*, deren Leben und Arbeiten er an seiner Stelle mitzubestimmen hat. Sie hat in nahezu hundertjähriger Arbeit sich die Förderung und Darstellung der wissenschaftlichen Chirurgie zur Aufgabe gestellt. Sie ist deshalb die wissenschaftliche Heimstatt aller deutscher Chirurgen. Sie hat ihren bestimmenden Einfluß auf die Entwicklung der deutschen Chirurgie ebenso auszuüben wie auf die internationale Geltung der deutschen Chirurgie. Sie hat in ihren großen Kongressen ein Bild vom Stand der wissenschaftlichen chirurgischen Forschung zu vermitteln. Sie wird dabei alles tun müssen, um in der sich von Grund auf wandelnden Umwelt den neuen weitergesteckten Aufgaben, die einer wissenschaftlichen Gesellschaft gestellt werden, gerecht zu werden.

Die manche Chirurgen erfüllende Resignation, die Geschicke ihrer wissenschfatlichen Gesellschaft würden nur von einer kleinen Gruppe Auserwählter, meist von Ordinarien, bestimmt, und sie selbst hätten doch keinen Einfluß darauf, ist ein Residuum aus der Zeit übertrieben hierarchischen Denkens. Hier, wo gleiche Partner sich zusammengefunden haben, ist das Feld für eine wohlverstandene, echte Demokratisierung, die weder der Wirtschaft noch den Interessen der Chirurgen Gewalt antun darf.

Nur im partnerschaftlichen Zusammenwirken zwischen wissenschaftlicher Gesellschaft und Berufsverband läßt sich die Position des Chirurgen wieder stärken. Er seinerseits wird dabei einsehen müssen, daß eine weitere Selbst-Isolierung nicht nur ihm Schaden bringt, sondern seinem ganzen Beruf. Er gehört in der Klinik, im Krankenhaus und in der Praxis an eine maßgebliche, der Zusammenarbeit und Koordination dienende Stelle.

Im Gesamtrahmen der Ärzteschaft ist der Chirurg, als der Vertreter eines der beiden Mutterfächer, auch in den bestimmenden Gremien der *Ärztekammern* und *Kassenärztlichen Vereinigungen* unentbehrlich.

Die Distanzierung von diesen Organen ist unwürdig und gefahrbringend; unwürdig, weil sich niemand ohne Schaden für sich selbst von seiner eigenen Schicksalsgemeinschaft lösen darf, sondern — hat er Grund zur Kritik an ihr — durch Mitwirkung zur Beseitigung der

Gründe verpflichtet ist. Gefahrbringend, weil solche in Abwehr und Gegnerschaft gedrängte Gemeinschaft sich leichter gegen ihn stellen und entscheiden könnte.

Die häufig etwas herablassend gleichgültige Einstellung zu diesen Organen der ärztlichen Selbstverwaltung, die auch den Chirurgen zu repräsentieren und ihn gegebenenfalls zu schützen haben, sollte deshalb einer größeren Aufgeschlossenheit und Bereitschaft zur Mitarbeit Platz machen. Diese sich mitunter auch hierin dokumentierende Überheblichkeit ist einer der Ansatzpunkte für die weite Kreise der Ärzteschaft zusammenfassende Ablehnung einer kleinen, sich selbst isolierenden Minderheit.

In der Gemeinschaft der Ärzte erweist sich auch eine Zusammenarbeit mit den anderen Fachdisziplinen, mit ihren Organisationen, mit den großen ärztlichen Verbänden als notwendig.

Aus der vielfach gleichen Stellung innerhalb des Ganzen ergibt sich automatisch eine enge Koordination mit dem anderen großen Mutterfach, der *Inneren Medizin*, und ihren Vertretungen. Die wissenschaftliche Entwicklung ist dort ähnliche Wege gegangen und hat auch in der Subspezialisierung den chirurgischen Problemen nahe verwandte Fragen aufgeworfen.

Der Chirurg ist den von allen Seiten auf ihn eindrängenden Gefahren nur gewachsen, wenn er engen Kontakt hält auch zu den *großen Organisationen der Ärzteschaft*, die sich auf freiwilliger Basis zusammengeschlossen haben. Das gilt sowohl für innerdeutsche Verhältnisse als auch für internationale Beziehungen.

Die bevorstehende Niederlassungsfreiheit im Rahmen der EWG macht es notwendig, daß die *Chirurgen aller Länder der EWG* sich darüber klar werden, welche Voraussetzungen in den einzelnen Ländern geschaffen werden müssen, um diese unbedingte Freizügigkeit auch zu gewährleisten. Dabei hat sich erst gezeigt, wie groß die Differenzen im Berufsbild der Chirurgen in den einzelnen europäischen Ländern sind.

Um hier näher zusammenzurücken und unnötige Schwierigkeiten abzubauen, werden starke Kontakte auch zu den *chirurgischen Berufsorganisationen im übrigen Europa und in Übersee* notwendig werden. Wie bei den wissenschaftlichen Gesellschaften ist auch bei ihren Partnern, den Berufsverbänden, eine engere Verzahnung im internationalen Rahmen im Interesse der Sicherung des chirurgischen Berufes erforderlich.

Die Kommunikation vom und zum chirurgischen Krankenhaus

Im kleinen äußert sich die geschilderte Entfremdung bereits im vielfach fehlenden Kontakt zwischen den Chirurgen der Krankenhäuser einerseits und den frei praktizierenden Chirurgen andererseits. Selbstverständlich ist das örtlich verschieden. Je kleiner die Stadt, der Bezirk, um so mehr kennen sich beide Partner, niedergelassene und Krankenhaus-Chirurgen. Je freier sie von Prestige-Denken sind, je mehr der eine von der Arbeitsweise des anderen kennt, je intensiver die gemeinsame chirurgische Fortbildung betrieben wird, um so stärker wird die Zusammenarbeit sein. Wenn sich der eine Teil auf den anderen verlassen kann, wird der Krankenhauschirurg z.B. nicht mehr die bereits ambulant durchgeführte Voruntersuchung wiederholen müssen und wird die vom praktischen Chirurgen bereits eingeleiteten therapeutischen Maßnahmen nur fortzusetzen brauchen, ohne sie erst zu kontrollieren. Dann wird das vordergründige Argument zurücktreten und vielleicht sogar entfallen können, Verantwortung für Maßnahmen anderer nicht unbesehen und nicht ohne Überprüfung übernehmen zu dürfen.

Kennt man die Arbeitsweise des Kollegen aus dem anderen Tätigkeitsbereich genau, so wird man sich allmählich ebenso auf dessen vorausgehende Untersuchungen und Handlungen und natürlich auf dessen sorgfältige sofortige Berichterstattung im gleichen Maße verlassen können wie man das ja beim eigenen Mitarbeiter auch tun muß. Je fremder einem dieser Kollege aber ist, um so mehr ist man verpflichtet, sich selbst ein Bild zu verschaffen. Dadurch entsteht ein Übermaß an zeitraubender, kostspieliger und den Kranken verärgernder Doppelarbeit.

Hier klafft eine unnötige und nachteilige Lücke. Ein mit exakten Voruntersuchungs-Ergebnissen zur Operation eingewiesener Patient ist aus psychologischen, wirtschaftlichen und sonstigen Gründen durchaus mit Recht ungehalten, wenn die ganze Skala der bereits abgeschlossenen Voruntersuchungen im Krankenhaus erneut abläuft. Er nimmt das besonders dann übel, wenn diese Untersuchungen „draußen" ein erfahrener Chirurg vorgenommen hat, im Krankenhaus ein in der Weiterbildung befindlicher Assistent, der sich vielleicht sogar über den Wert der bereits abgeleisteten diagnostischen Maßnahmen mokiert. Er ist ebenso mit Recht ärgerlich, wenn der ambulant nachbehandelnde Chirurg diese Weiterbehandlung nicht ohne genaue Kenntnis der vorausgegangenen Maßnahmen durchführen kann, weil ihm Unterlagen, Röntgenbilder, Befunde fehlen und er sich erst selbst ein Urteil bilden muß. Hier wie da erzwingt das die Verantwortung und in ihrer Konsequenz die Haftung. Hier wie da ist es ein Mangel an Kontakt und Kommunikation.

Vieles davon wird sich niemals grundlegend ändern. Der häufige Wechsel im Krankenhaus und die zwangsläufige Übertragung gewisser Funktionen auf Mitarbeiter erzwingen das. Es werden immer wieder unbekannte Partner aufeinandertreffen.

Aber wie selten sind sich zum Beispiel die beiden geborenen Mitspieler, niedergelassener und Krankenhaus-Chirurg, ihrer Partnerschaft überhaupt bewußt! Oft kennen sie sich nicht einmal. Sie wissen nichts von der Interessenlage des anderen, seinen Arbeitsmöglichkeiten, seiner Ausbildung, seinem ärztlichen Verantwortungsgefühl und von all den Dingen, die zur Beurteilung des Kollegen notwendig sind. Der eine weist in ein ihm anonymes Krankenhaus ein. Manchmal erfährt er gar nicht einmal, wohin sein Patient überhaupt gekommen ist. Der zentrale „Bettennachweis" schickt den Kranken in einen ganz anderen Stadtteil, in ein entfernt gelegenes Krankenhaus, wenn sonst kein Bett frei ist.

Dort weiß niemand, woher der Patient kommt. Einweisungspapiere mit allen Voruntersuchungsdaten und -befunden landen — statt beim aufnehmenden Arzt — oft grundsätzlich und anweisungsgemäß in der Verwaltung.

Manche Einweisungen erfolgen auch ohne jegliches Wort über die getroffenen diagnostischen Maßnahmen, die differential-diagnostischen Überlegungen, die Anamnese. In anderen Fällen ist das Geschriebene entweder unleserlich oder so verkürzt und unverständlich, daß es nur der Schreiber versteht. Der aufnehmende Arzt beginnt also alles von vorn und er muß auch so handeln. Ärgerlicher, vermeidbarer Leerlauf, verlängerte Verweildauer, unnötige Kostensteigerung — ein Kreislauf, offenbar mit Zwangsautomatik.

Manches, nicht alles, daran läßt sich ändern, im Interesse des Kranken, im Interesse der Befriedigung an der ärztlichen Arbeit.

Die Kommunikation zum Krankenhaus erfordert die Orientierung des behandelnden Arztes (nicht der Verwaltung) über Anamnese und Befunde. Ergibt sich, daß diese Informationen falsche Wege gehen, so sollte der einweisende Arzt den Ursachen dafür nachgehen und sie abzustellen suchen. Niemand kann ja an der Beibehaltung unrationeller Arbeitsmethoden interessiert sein.

Genau das Gleiche sollte natürlich der Krankenhausarzt tun, der vor einem Kranken steht, der nichts an Unterlagen mitbringt, obwohl die ganze Tabulatur der Diagnostik bereits abgelaufen ist. Er muß dafür sorgen, daß er das alles im Moment der ersten Untersuchung des Kranken in den Händen hat. Häufig ist das eine reine Organisationsfrage.

Jetzt beginnt die Entscheidung des Krankenhaus-Chirurgen, ob er sich auf das Ergebnis der Voruntersuchungen verlassen kann oder nicht. Jetzt bewährt sich der Kontakt. Besteht er nicht, hätte sich der niedergelassene Chirurg alles ersparen können, dem Kranken die Belästigung der Untersuchung, sich die Mühe, dem Kostenträger die Ausgaben.

Der gleiche Vorgang wiederholt sich umgekehrt bei und nach Entlassung des Kranken aus stationärer Behandlung. Zuerst einmal muß der entlassende Chirurg wissen, zu welchem Arzt sein Patient kommt. Meist wird es der einweisende Arzt sein. Das wäre natürlich sinnwidrig, wenn es beispielsweise ein einmalig herbeigerufener Notdienstarzt war. Es wäre bei schwierigen chirurgischen Fällen manchmal auch nicht richtig, wenn es der Arzt eines anderen Fachgebietes oder der Hausarzt sein müßte, nur weil von ihm der Einweisungsschein ausgestellt wurde.

In solchen Fällen sind zwei Telefongespräche unerläßlich, das Gespräch mit dem einweisenden Arzt, um ihm zu sagen, daß hier chirurgische Weiterbehandlung notwendig ist, und — falls der einweisende Arzt damit einverstanden ist — das Gespräch mit dem Chirurgen zur Information über den Patienten.

Der Einwand, daß das viel zu viel Arbeit und Zeit koste, kann nicht gelten. Der niedergelassene Chirurg, der das dann später machen müßte, hat mindetens ebenso wenig Zeit. Das ist Kommunikation, die so oft fehlt.

Dazu gehört auch, daß der Kranke nicht ohne seine Röntgen-Filme entlassen wird, z.B. wenn ein Gips liegt und die Weiterbehandlung in ambulanter chirurgischer Hand erfolgt. Der niedergelassene Chirurg müßte ja unbedingt — sicher ganz unnötig — sofort Röntgen-Kontrollen vornehmen, zumal wenn er sich nicht darauf verlassen kann, daß die Fraktur gut steht. Er muß natürlich auch den ganzen Ablauf des Unfallgeschehens aus den Röntgenbildern ablesen können und braucht diese Kenntnis nicht zuletzt für die abschließende Begutachtung.

Es ist ein recht unvernünftiger alter Zopf, daß die Röntgen-Filme im Eigentum des Krankenhauses bleiben müßten. Selbstverständlich sind sie dort am besten aufgehoben, wenn unbekannt ist, wohin sie sonst kämen. Kennt der Krankenhaus-Arzt aber den nachbehandelnden Chirurgen, so kann er ihm doch im Interesse des Kranken auch unaufgefordert diese Röntgen-Filme anvertrauen. Dieser wird sie dem Krankenhaus bestimmt wieder zurückschicken, wenn er sie nicht mehr braucht, schon um Platz zu schaffen.

Zu den Pflichten des entlassenden Arztes gehört auch die sofortige schriftliche Benachrichtigung über die getroffenen und über evtl. vorzuschlagende weitere Maßnahmen. Die Begründung für eine oft wochenlange Verzögerung, es gäbe nicht genug Schreibkräfte, sollte besser unterlassen werden. Hier gilt das Beispiel der älteren Generation, zu deren Assistentenzeit bei größerer Bettenzahl auf der Station der Stationsarzt diese Briefe selbstverständlich handschriftlich schreiben und in einer gut geleiteten Klinik am Entlassungstage absenden mußte.

Der Arztbrief ist ein so wichtiges Indiz für das Bestehen und den Ablauf der Kommunikation, daß er mit Recht zum Thema von Fortbildungsveranstaltungen des Berufsverbandes gemacht wird.

Oft ist die Inhaltslosigkeit dieses Arztbriefes beweisend dafür, daß sich der Krankenhaus-Assistent keinerlei Vorstellungen über das gemacht hat, was der nachbehandelnde Chirurg braucht. Natürlich wird diese Form der Kommunikation jetzt häufig dadurch erschwert, daß Ausländer als Assistenten tätig sind, die weder die Sprache beherrschen noch eine Praxis kennen, noch gar Vorstellungen von den Gegebenheiten der Sozialversicherung haben. Dann aber setzt die Aufgabe des Oberarztes ein. Ein unverwertbarer oder erst nach Wochen oder gar erst auf Drängen geschriebener Arztbrief läßt Rückschlüsse auf den Wert der Krankenhausabteilung zu.

Der Arztbrief muß auch etwas darüber aussagen, ob z.B. berufsgenossenschaftliche Heilbehandlung eingeleitet wurde. Unterbleibt das, so ist ein ganz unnötiges Hin und Her erforderlich.

Oft ist es bedeutungslos, dem nachbehandelnden Chirurgen in mühsamer Schreibarbeit normale Laborbefunde abzuschreiben [1]. Meist genügt es, sie mit dem Hinweis auf das Fehlen eines pathologischen Befundes zu erwähnen. Natürlich hängt das vom Einzelfall ab.

Es wäre natürlich widersinnig, für Kranken und nachbehandelnden Chirurgen gleichermaßen ägerlich, wenn ohne besonders zwingenden Grund der Kranke die Anweisung erhielte, sich regelmäßig zur Kontrolluntersuchung oder später zur Gipsentfernung wieder im Krankenhaus vorzustellen. Zwar mag das natürlich in besonders gelagerten Fällen richtig und zweckmäßig sein und auch der Beurteilung des Ergebnisses dienen, solche Anweisung aber — wie das täglich geschieht — zur Routine zu machen, sollte vorher sorgsam überlegt werden.

Ein schwieriges Kapitel ist die Ambulanz. Die Universitäts-Kliniken benötigen sie zu Lehrzwecken, die Krankenhäuser erfüllen damit häufig ein Erfordernis, da es aus technischen und finanziellen Gründen nicht durchführbar ist, eine ständig besetzte Ambulanz der niedergelassenen Chirurgen zu schaffen. In einer Großstadt ist das räumlich, personell und materiell nicht erreichbar, ohne dafür ein besonderes Ambulanz-Krankenhaus, wenn auch im kleineren Stil, schaffen zu wollen. Ob die überdimensionale Gruppenpraxis das zu leisten vermag, bleibt abzuwarten.

Da also ein ständiger chirurgischer Bereitschaftsdienst der frei praktizierenden Chirurgen nicht durchführbar und dort, wo er gegründet wurde, meist gescheitert ist, bleibt diese Aufgabe bei einzelnen Krankenhäusern.

Hier beginnt nun wieder die Kommunikation. Der Sicherstellungsauftrag der niedergelassenen Ärzte muß aufrechterhalten bleiben.

---

[1] E. Rosenau: Der Arztbrief. Informationen des Berufsverbandes der Deutschen Chirurgen **8** (1969).

Notfall-Ambulanzen dürfen deshalb nicht zu ständigen Behandlungs-
einrichtungen werden, sondern nur dann in Aktion treten, wenn damit die schnellste und sicherste Versorgung Verletzter und Akut-
erkrankter ermöglicht wird. In allen übrigen Fällen und in der Weiterbehandlung müssen die niedergelassenen Chirurgen tätig werden. Zu
diesem Zweck ist eine besonders enge Zusammenarbeit dieser Notfall-
Behandlungsstellen mit den frei praktizierenden Chirurgen erforderlich. Ein Verletzter darf nicht gedankenlos in die Weiterbehandlung
irgendeines Arztes entlassen werden, sondern — selbstverständlich im
Rahmen der freien Arztwahl und selbstverständlich nur im chirurgischen Spezialfall — an einen vom Verletzten selbst zu erwählenden,
mit der Materie vertrauten Chirurgen. Die gegenseitige ständige, tägliche Fühlungnahme dieser beiden Behandlungsstätten, Notfall-Ambu-
lanz und freie Chirurgen, ist eine der Voraussetzungen für eine reibungslose Versorgung chirurgisch Kranker und Verletzter, die noch
nicht überall so funktioniert wie es nötig ist. Dieser Kontakt muß
selbstverständlich die gegenseitige sofortige Übermittlung aller notwendigen Behandlungsunterlagen einschließen.

Die fachgebundene Fortbildung des Chirurgen

Die Berufsordnung für die deutschen Ärzte verpflichtet den Arzt, sich beruflich fortzubilden. Sie schreibt ihm nicht vor, wie, wo und wann das zu geschehen hat. Darüber, was der Arzt *tun* muß, um auf der Höhe seiner Wissenschaft zu bleiben, enthält die Rechtsprechung nur in seltenen Ausnahmefällen Aussagen. Im wesentlichen beschränken sich die einschlägigen Entscheidungen auf die Feststellung, was der Arzt *wissen* muß. Exakte Verhaltensmaßregeln können die Gerichte dem Arzt nicht an die Hand geben. Das bedeutet auch, daß es mit der höchstrichterlichen Auffassung unvereinbar ist, wenn behauptet wird, die Rechtsprechung habe eine Auswahl unter den Kongressen und sonstigen wissenschaftlichen Veranstaltungen in dem Sinne getroffen, daß nur die Teilnahme an ganz bestimmten Veranstaltungen als Erfüllung der Fortbildungspflicht angerechnet werden könne [1].

Der Chirurg ist also in der Wahl der Mittel für seine Fortbildung — wie nachdrücklich zu betonen ist — vollkommen frei. Sowohl das Studium der Fachliteratur als der Besuch von Kongressen im In- und Ausland, der Aufenthalt in Kliniken wie die Teilnahme an Symposien und Seminaren sind geeignete Wege dafür. Die Statistiken zeigen immer wieder, daß gerade die Chirurgen im besonderen Maße die Möglichkeiten ausschöpfen, sich fortzubilden.

Dabei besteht ein in mehreren Richtungen laufendes Interesse. Es wäre z.B. verfehlt, wenn ein frei praktizierender Chirurg seine Fortbildung allein auf den Bereich seiner täglichen Arbeit ausrichten würde, die Teile der Chirurgie dabei aber außer acht ließe, die ihm in der praktischen Arbeit (z.B. mangels geeigneten Bettenraumes) verwehrt sind. Es muß ihm vielmehr zugebilligt und

---

[1] W. WILTS: Die berufliche Fortbildungspflicht des Arztes. Informationen des Berufsverbandes der Deutschen Chirurgen 7 (1969).

auferlegt werden, daß er soweit es ihm überhaupt möglich ist, die Weiterentwicklung seines Fachgebietes anteilig mitverfolgt, um auf der Höhe der wissenschaftlichen Erkenntnis zu bleiben, Indikationen stellen und Beratungen durchführen zu können.

Daneben wird er ein spezielles Interesse daran haben, nicht nur Zuhörer bei Kongreß-Veranstaltungen zu sein, sondern Teilnehmer am gegenseitigen Erfahrungsaustausch, an Gesprächen über praxisnahe Fortbildungsfragen. Für ihn sind deshalb die Seminare von besonderem Interesse, die vom Berufsverband der Deutschen Chirurgen regional veranstaltet werden. Bei ihnen steht nicht der Vortrag im Mittelpunkt, sondern das Gespräch, das seinerseits dann durch einen zusammenfassenden Vortrag eines Diskussionsleiters, eines Moderators, abgeschlossen wird. Damit wird der umgekehrte Weg beschritten als er bei Kongressen üblich ist.

Den wissenschaftlichen Gesamtüberblick erhält der Chirurg traditionsgemäß bei den Tagungen der Deutschen Gesellschaft für Chirurgie, in begrenztem Rahmen bei den regionalen Kongressen der Nordwestdeutschen, der Niederrheinisch-Westfälischen, der Mittelrheinischen oder der Bayerischen Chirurgenvereinigung. Übersicht über den Stand der Chirurgie im internationalen Rahmen wird dem Chirurgen durch Besuche großer Weltkongresse, z.B. den Tagungen der Société Internationale de Chirurgie oder des International College of Surgeons sowie anderer derartiger allgemeiner oder spezieller Veranstaltungen vermittelt. Sie gehören ebenso zu seinem unmittelbaren Anliegen wie etwa der alljährliche Kongreß der Deutschen Gesellschaft für Unfallheilkunde, Versicherungs-, Versorgungs- und Verkehrsmedizin oder die Veranstaltungen der Landesverbände der Berufsgenossenschaften.

Für eine fachliche Fortbildung besonders geeignet sind die Kongresse der Bundesärztekammer in Davos, Gastein, Meran, Grado und an anderen Orten sowie der Therapie-Kongreß in Karlsruhe.

Die Ausdehnung der Wissenschaft macht eine solche Vielzahl von fortbildenden Veranstaltungen notwendig, aus denen sich jeder Chirurg die für ihn, sein Arbeits- und Interessengebiet, seine zeitlichen Dispositionen, seine Abkömmlichkeit vom Arbeitsplatz u.a. Faktoren geeignetsten aussuchen wird. Der Chirurg hält es für unerläßlich, ihm auch dafür stets die freie Auswahlmöglichkeit zu belassen.

Der Chirurg und seine juristischen Probleme

Mehr als jeder andere ärztliche Berufszweig ist der Chirurg in seiner Berufsausübung täglich mit Rechtsfragen konfrontiert.

Um die schwierige rechtliche Situation des Chirurgen zu verstehen, sollte man sich stets vor Augen halten, daß der operative Eingriff, auch wenn er medizinisch indiziert ist und lege artis ausgeführt wird, nach dem noch geltenden Strafgesetzbuch den äußeren Tatbestand der Körperverletzung erfüllt. Das Skalpell des Chirurgen wird damit im Ausgangspunkt der rechtlichen Beurteilung der Waffe des Messerstechers gleichgestellt. Eine solche Bewertung des operativen Eingriffs ist nach Auffassung der Ärzteschaft, aber auch der Rechtswissenschaft, unhaltbar. Für die Rechtsprechung besteht jedoch keine Möglichkeit vom geltenden Strafrecht abzuweichen.

Erfüllt der operative Eingriff den Tatbestand der *Körperverletzung*, so geht folgerichtig die nächste entscheidende Frage dahin, ob diese „Körperverletzung" im konkreten Fall durch eine wirksame Einwilligung des „Verletzten" (also des Patienten) gerechtfertigt wird. Diese Einwilligung kann ausdrücklich oder stillschweigend erteilt werden, etwa dadurch, daß der Patient die Operationsvorbereitungen wahrnimmt und auch als solche erkennt, ohne dem beabsichtigten Eingriff zu widersprechen. Rechtlich wirksam ist diese Einwilligung aber nach der Rechtsprechung nur, wenn der Patient die für ihn wesentlichen Umstände bei seiner Einwilligung kennt. Es ist nach der Rechtsprechung Sache des Chirurgen, ihm diese Kenntnisse zu vermitteln, ihn also über Art, Umfang und Bedeutung des Eingriffs sowie über seine typischen Gefahren aufzuklären.

Die damit von der Rechtsprechung postulierte *Aufklärungspflicht* hängt eng zusammen mit der betonten Herausstellung der freien

Willensentscheidung des Kranken. Aus dem alten ärztlichen Grundsatz „Salus aegroti suprema lex" ist mehr und mehr „Voluntas aegroti suprema lex" geworden. Damit stellt sich die Frage, ob sich hier unüberbrückbare Gegensätze zwischen Arzttum und Recht entwickelt haben, zwischen denen der Chirurg auf verlorenem Posten steht. Kann ein Chirurg verantwortlich gemacht werden, weil er einem Menschen zwar das Leben gerettet, es zuvor aber bewußt unterlassen hat, auf alle die mit der Lebensrettung evtl. verbundenen Komplikationsmöglichkeiten hinzuweisen? Vielleicht wäre die Rettung des Kranken gerade dann nicht möglich gewesen, wenn dem Gesetz Genüge geschehen wäre, weil der Kranke dann dem Eingriff nicht zugestimmt hätte oder so schockiert worden wäre, daß seine Abwehrkräfte mattgesetzt worden wären.

In einem Fall macht sich der Chirurg rechtlich schuldig, weil er glaubt, im Interesse seines Kranken schweigen zu müssen, im anderen macht er sich vor seinem ärztlichen Gewissen schuldig, weil er sich rechtlich verpflichtet fühlte, aufzuklären, wo er hätte schweigen sollen.

Unabdingbare juristische Forderungen mit gesetzlicher Fundierung auf der einen Seite und ihre bewußte Umgehung durch den Chirurgen auf der anderen. Das muß zum Konflikt führen und notwendigerweise zuungunsten des Chirurgen enden [1].

In der eben erwähnten Problematik der Beurteilung des ärztlichen Eingriffs bahnt sich nach jahrzehntelangen Diskussionen eine Einigung zwischen Ärzten und Juristen an, die in speziellen Bestimmungen über die ärztliche Heilbehandlung im Rahmen der Großen Strafrechtsreform ihren Niederschlag finden soll. Es steht heute auch für die Juristen außer Frage, daß die Beurteilung als Körperverletzung der Zielsetzung und der sozialen Bedeutung des ärztlichen Eingriffs diametral widerspricht. Andererseits hat sich die Ärzteschaft mehr und mehr zu der Erkenntnis durchgerungen, daß der Patient aufgrund ärztlicher Aufklärung grundsätzlich selbst darüber bestimmen muß, ob er sich einem Eingriff unterziehen und dessen Folgen und Gefahren auf sich nehmen will. Von der Aufklärungspflicht sind nach Auffassung der Ärzteschaft aber die Fälle auszunehmen, in denen der Patient einer Unterrichtung über die ihm drohenden Gefahren und Risiken nicht gewachsen ist.

---

[1] W. Müller-Osten: Chirurg und Recht. Mitteilungen des Berufsverbandes der Deutschen Chirurgen. Der Chirurg **2** (1962).

Wie schwierig es ist, im Rahmen einer gesetzlichen Bestimmung
den praktischen Bedürfnissen Rechnung zu tragen, zeigen die §§ 161,
162 des Regierungsentwurfs eines Strafgesetzbuches aus dem Jahre
1962 so deutlich, daß weitere Anmerkungen sich erübrigen. Diese Bestimmungen sollen nach dem vom Bundestag noch nicht verabschiedeten Regierungsentwurf lauten:

§ 161

Heilbehandlung

Eingriffe und andere Behandlungen, die nach den Erkenntnissen und Erfahrungen der Heilkunde und den Grundsätzen eines
gewissenhaften Arztes zu dem Zweck angezeigt sind und vorgenommen werden, Krankheiten, Leiden, Körperschäden, körperliche
Beschwerden oder seelische Störungen zu verhüten, zu erkennen, zu
heilen oder zu lindern, sind nicht als Körperverletzung strafbar.

§ 162

Eigenmächtige Behandlung zu Heilzwecken

(1) Wer an einem anderen ohne dessen Einwilligung einen Eingriff oder eine andere Behandlung vornimmt, um Krankheiten,
Leiden, Körperschäden, körperliche Beschwerden oder seelische Störungen zu verhüten, zu erkennen, zu heilen oder zu lindern, wird
mit Gefängnis bis zu 3 Jahren, mit Strafhaft oder mit Geldstrafe
bestraft.

(2) Die Tat ist nicht nach Absatz 1 strafbar, wenn die Einwilligung nur bei einem Aufschub der Behandlung eingeholt werden
könnte, der den Betroffenen in die Gefahr des Todes oder einer
schweren Schädigung an Körper oder Gesundheit (§ 147 Abs. 2)
brächte, und die Umstände nicht zu der Annahme zwingen, daß er
die Einwilligung versagen würde.

(3) Die Tat ist auch dann nicht nach Absatz 1 strafbar, wenn
ein Arzt eine Heilbehandlung (§ 161) an einem anderen vornimmt,
ohne daß dieser im Sinne des Absatzes 1 eingewilligt hat, weil er
vorher nicht über die für die Einwilligung wesentlichen Umstände
voll aufgeklärt worden ist, aber

1. der Betroffene wenigstens eingewilligt hat, daß der Arzt ihn
überhaupt in Behandlung nimmt und, wenn ein Eingriff vorgenommen werden soll, überhaupt einen Eingriff vornimmt,

2. die Behandlung nach den Erkenntnissen und Erfahrungen
der Heilkunde erforderlich ist, um die Gefahr des Todes oder einer
schweren Schädigung an Körper oder Gesundheit (§ 147 Abs. 2)
von ihm abzuwenden,

3. eine volle Aufklärung den Betroffenen seelisch so schwer be-
lasten würde, daß dadurch der Behandlungserfolg voraussichtlich
erheblich beeinträchtigt würde, und

4. die Umstände nicht zu der Annahme zwingen, daß er bei
voller Aufklärung die Einwilligung versagen würde.

(4) Handelt der Täter in der irrigen Annahme, daß die Voraussetzungen des Absatzes 2 oder 3 vorliegen, und ist ihm der Irrtum
vorzuwerfen, so wird er mit Gefängnis bis zu 2 Jahren, mit Strafhaft oder mit Geldstrafe bestraft.

(5) Die Tat wird nur auf Antrag verfolgt. Stirbt der Verletzte,
so geht das Antragsrecht nach § 121 Abs. 2 auf die Angehörigen
über.

Ob diese Spezialbestimmung für die ärztliche Heilbehandlung
wirklich den erhofften Wandel in der Einschätzung ärztlicher Tätigkeit bewirkt, wird von besonderen Sachkennern mindestens in Zweifel gezogen[1]. Eine allseits befriedigende Lösung dieses Problems ist
noch nicht gefunden worden.

Viele unrichtige Beurteilungen rühren auf beiden Seiten, der medizinischen wie der juristischen, daher, daß jede Seite ihre eigene
Sprache spricht, die der anderen oft unverständlich bleibt, so daß
beide Teile aneinander vorbeisprechen. Dem Arzt sind exakte juristische Formulierungen mitunter schwer begreiflich; der Jurist ver-
mutet evtl. hinter ärztlichen Aussagen etwas ganz anderes als der
Sache nach gemeint sein kann. Der Jurist erwartet einen Beweis von
möglichst mathematischer Genauigkeit, der Arzt kann solche Beweise
selten liefern und kommt in die Gefahr der Leichtfertigkeit. Was dem
einen als ursächlich erscheint, braucht für den anderen keineswegs kau-
sal zu sein. Wüßte die eine Seite mehr von der anderen, so brauchten
die Gegensätze nicht aufeinanderzuprallen.

---

[1] Vgl. E. Fromm: Vortrag vor der Generalversammlung des Berufsverbandes der
Deutschen Chirurgen. April 1967.

Deshalb haben wir schon oft den Vorschlag gemacht, Chirurg und Richter häufiger als bisher an einen Tisch zu bringen, vor allem aber jedem die Möglichkeit zu bieten, sich mit den Arbeitsbedingungen des anderen vertraut zu machen. Sicher bleibt es — schon aus Zeitmangel — Wunschdenken, dem Chirurgen vorzuschlagen, gelegentlich Zuhörer im Gerichtssaal zu sein, wenn es um Fragen des Arztrechts geht. Dagegen wäre es durchaus durchführbar, Richter einer Operation beiwohnen zu lassen und den dagegen sprechenden § 21 der Berufsordnung ad hoc außer Kraft zu setzen. Hätte nämlich der Richter, der unter Umständen später über Operationszwischenfälle und ihre Folgen zu entscheiden hat, die Möglichkeit, etwas von den Eigengesetzlichkeiten des Operationssaales in sich aufzunehmen, die er sonst ja gar nicht kennen kann, dann ließen sich gewiß irrige Vorstellungen ausräumen, wie sie sich nach den zahllosen unsachlichen Zeitungsartikeln, Romanen und Filmen wie bei jedem anderen Menschen so auch beim Richter einnisten können. Mit manchen romantisch verkitschten Vorstellungen würden auf diese Weise auch irreale Meinungen und Forderungen an den Chirurgen leichter verschwinden, wenn die Arbeitssphäre des Chirurgen nicht von einem Schleier der Unwirklichkeit umgeben bliebe, sondern dem Richter offen und ungeschminkt zugänglich gemacht würde.

Ein Gespräch, das aufgrund unserer Initiative vor einigen Jahren auf Einladung der Ärztekammer Hamburg zwischen Ärzten und maßgeblichen Richtern an den Hamburgischen Gerichten stattfand, offenbarte auf äußerst interessante Weise, wie unterschiedlich, vor allem aber wie falsch doch vielfach die Auffassungen von der Denkart und Arbeitsweise des Gesprächspartners waren.

Natürlich kann kein Richter auf jedem Gebiet, das vor ihm ausgebreitet wird, über genaue Sachkenntnisse verfügen. Dafür gibt es Sachverständige. Aber nichts erleichtert dem Richter auf diesem schwierigen und für die Betroffenen eminent wichtigen Gebiet wie der Medizin so sehr seine Entscheidungen wie der persönliche Eindruck von den Arbeitsbedingungen.

Es klingt in chirurgischen Ohren ermutigend, wenn ein prominenter Jurist, insbesondere ein solcher mit profunden Kenntnissen auf dem Gebiet des Arztrechts, mit uns darin übereinstimmt, daß ein „von der Rechtsprechung ‚verunsicherter‘ Chirurg ein schlechter Chirurg wäre“ und wenn er feststellt, „daß die komplizierten Gedankengänge, die von den Juristen zur ärztlichen Haftung entwickelt worden sind, zum guten Teil durchaus arzt-freundlich sind" [1].

Trotzdem sieht der Chirurg, dessen Handeln oder Unterlassen gleich auf zwei Bereichen, dem *zivil- und dem strafrechtlichen*, erhebliche Konsequenzen für ihn haben kann, mit einem gewissen Unbehagen auf die — um erneut ein modernes Wortungetüm zu gebrauchen — „Ungleichheit" gegenüber den Angehörigen mancher — keinesfalls aller — anderen akademischen Berufe, bei denen zweifelhafte oder falsche Entscheidungen höchstens theoretisch, praktisch aber kaum annähernd solche Folgen hätten wie sie dem Chirurgen jeden Tag drohen.

Es ist dabei nur ein geringer Trost, daß der Arzt nur bei nachgewiesenem Verschulden zivilrechtlich haftet und bestraft werden kann. Größer wird die Beruhigung, wenn der Chirurg erfährt, daß die in ihrer Konsequenz mitunter von beiden Seiten etwas überbewertete Frage der Aufklärungspflicht bei einem Patienten, dessen Leben bedroht ist, wenn er nicht sofort operiert würde, vom Bundesgerichtshof dahingehend entschieden ist, daß der Operateur mit der Einwilligung nicht viel Umstände zu machen brauche [2]. Diese „Umstände" nehmen mit der Abnahme der Dringlichkeit natürlich zu und werden besonders bedeutsam etwa bei kosmetischen Eingriffen.

WEISSAUER sagt: „Der Kunstfehlerprozeß ist ein typischer Sachverständigenprozeß" und wirft dabei das Problem des *Sachverständigen* auf, von dem wir schon wiederholt gefordert haben, daß er aus dem Milieu des Beschuldigten kommen muß [3]. Ein Gerichtsmediziner als Sachverständiger, der über die Handlungsweise eines Chirurgen im Operationssaal ein sachverständiges Gutachten abgeben soll, müßte sich eigentlich überfordert fühlen; im — allerdings wesentlich — eingeschränkten Umfang auch der Direktor einer chirurgischen Universitätsklinik, von dem eine Beurteilung der Tätigkeit eines niedergelassenen Chirurgen verlangt würde.

Die Aufklärungspflicht läßt sich nicht reglementieren, gibt dem Chirurgen aber Aufgaben auf, die sich mitunter nicht pflichtgemäß

---

[1] W. WEISSAUER: Zur rechtlichen Verantwortung des Chirurgen. Vortrag, gehalten auf der Mitgliederversammlung des Berufsverbandes der Deutschen Chirurgen am 16. April 1969.
[2] BGH in NDR 59,503: zit. nach W. WEISSAUER, a.a.O.
[3] W. MÜLLER-OSTEN: Chirurg und Haftpflicht. Langenbecks Arch. klin. Chir. **298**, 903 (1961).

lösen lassen. Wenn man davon ausgeht, daß auf Risiken mit einer Komplikationsdichte von mehr als 3 bis 4⁰/₀ [1] hingewiesen werden sollte, so sind damit Zahlen angegeben, an denen sich der Jurist mit Hilfe von Handbüchern orientieren kann, die aber für die Praxis viel zu schematisch sind. Schwierigkeiten drohen dem Chirurgen gerade dann, wenn eine genaue Darstellung der Operationsgefahren dem Kranken jenes Vertrauen nehmen würde und nehmen müßte, ohne das jegliches ärztliche Handeln zum Handwerk wird und die Heilungschancen rapide abnehmen.

So kann die bloße Erwähnung eines Operationsrisikos einem Patienten solche Angst einjagen, daß er sich dadurch in noch größere Gefahr bringt, während sie einem anderen die erwünschte Kalkulation der Chancen erleichtert. Wie kann das der Chirurg aber voraussehen?

Am gefährlichsten wird erfahrungsgemäß die Aufklärung gerade bei dem Kranken, der am nachdrücklichsten fordert, die „ganze Wahrheit" zu erfahren. Oft sind es diese Menschen, die sich in ihrer Widerstandsfähigkeit überschätzen und denen die Wahrheit gerade das war, was ihnen hätte verschwiegen werden müssen.

Mitunter beweisen aber schwach und hilfsbedürftig erscheinende Menschen eine fast übermenschliche Kraft im Ertragen der Wahrheit. Der Wunsch, unbedingt alles zu erfahren, um „sein Haus bestellen" zu können, der so oft an den Chirurgen herangetragen wird und der — abgesehen von der juristischen Verpflichtung des Arztes — eine sehr ernstzunehmende religiöse und wirtschaftliche Berechtigung hat, macht dem Chirurgen seine Entscheidung besonders schwer. Der Chirurg, der sich aus seinen Erfahrungen heraus nicht dazu bereit finden kann, seine Patienten immer mit der oft vernichtenden Wahrheit zu konfrontieren, bedarf dann des Schutzes des Gesetzes, wenn seine Entscheidung nach gewissenhafter Prüfung und Abwägung erfolgt ist. Das sog. „Höhere Rechtsgut" ist so sehr eine Ermessensfrage und das Urteil in jedem Fall so ganz persönlich, daß diese Fragen ex post nicht immer mit kühler juristischer Sachlichkeit entschieden werden können. Ein einziger mutig erscheinender Patient, der die „ganze Wahrheit" wissen wollte und, nachdem er sie erfuhr, entweder unaufhaltsam zusammenbrach oder sich das Leben nahm, kann einen gewissenhaften Chirurgen dazu bringen, nie wieder diese „ganze Wahrheit" zu sagen, und

---

[1] W. Weissauer, a.a.O.

das auch dann nicht, wenn er wirklich einmal — ohne es wissen zu können — einen Menschen vor sich hat, der mit dieser Wahrheit fertig werden würde.

Noch klingen uns die Worte jenes bekannten Strafrechtlers in den Ohren, der vor einigen Jahren beim Chirurgenkongreß all die Tatbestände aufführte, unter denen eine Aufklärung des Kranken erforderlich sei, um am Ende zu sagen, daß er selbst, sollte er einmal in diese Lage kommen, diese Aufklärung jedoch nicht wünsche. Wo liegt hier die erkennbare Grenze?

Nicht weniger verschwommen und deshalb problematisch erscheint dem Chirurgen das so oft verwandte Wort *„Kunstfehler"*. WEISSAUER weist darauf hin, daß nicht etwa nur die Verletzung der allgemein anerkannten Regeln der ärztlichen Kunst, sondern jede schuldhafte Verletzung der Sorgfaltspflicht, die zu einem Schaden an Leib oder Leben des Patienten führt, strafrechtliche und zivilrechtliche Konsequenzen für den Arzt nach sich ziehen können. Er sagt aber auch, daß der Sachverständige das Handeln des Arztes nicht aus den Erkenntnissen beurteilen darf, die ihm ex post (etwa aufgrund einer Sektion) zur Verfügung stehen, sondern nur nach den Erkenntnismöglichkeiten, über die der Arzt im Zeitpunkt des Eingriffs verfügte. Unbestritten ist weiter, daß das Maß der erforderlichen Sorgfalt, sich nicht nach idealen äußeren Umständen bestimmt, wie sie etwa bei einer Universitätsklinik vorzufinden sind, sondern nach den konkreten Verhältnissen, unter denen der Arzt den Eingriff vorzunehmen hatte. Auch hier ergeben sich die wahren Schwierigkeiten dort, wo es sich um Grenzbereiche handelt, sei es, daß sich allgemeine Regeln der ärztlichen Kunst noch nicht herausgebildet haben, an die sich der Arzt halten könnte, sei es, daß er sich — wie in Not- und Eilfällen — bewußt über solche Regeln hinwegsetzen muß, wenn er das Leben des Patienten noch retten will [1].

Jedes Mal bedeutet das für ihn ein erhebliches persönliches Risiko. Kann er das Gericht später davon überzeugen, weshalb er dies getan und jenes unterlassen hat? Wenn schon der scheinbar einfachste Zivilprozeß so viel Unbekannte einschließt, in seinem Ausgang so sehr von der menschlich begrenzten Einfühlungs- und Verständnisfähigkeit des Gerichtes abhängt, daß gerade Juristen immer wieder auf die Unge-

---

[1] W. WEISSAUER, a.a.O.

wißheit im Ausgang jedes noch so sicher erscheinenden Verfahrens hinweisen — wie sollte das nicht besonders dann der Fall sein, wenn unter Umständen weit später in der kühlen Distanz des Gerichtssaales über Handlungen oder Unterlassungen, über schnellst notwendige Entscheidungen, vielleicht über einen verhängnisvollen Irrtum entschieden wird! Daß z.B. der Bundesgerichtshof einem Chirurgen, der nach einer Blinddarmoperation eine zunehmende Verschlechterung im Befinden seines Patienten feststellte und vielfältige rastlose, letztlich aber erfolglose Bemühungen um die Erhaltung des Lebens unternahm, weil er nicht auf die Idee kam, es könne sich um eine Sickerblutung aus einer sich allmählich lösenden Arterien-Unterbindung handeln, einen groben Behandlungsfehler attestierte, scheint die Problematik der Rechtssprechung besonders deutlich zu machen [1].

Auf vollends schwankendem Boden steht der Chirurg, wenn er in *operatives Neuland* vorstößt, für das er nicht einmal leidlich sichere Analogien besitzt. So schaffen z.B. die Organtransplantationen bei Spender und Empfänger zahlreiche mit letzter Exaktheit gar nicht bestimmbare Rechtsfragen. Sie beziehen sich u.a. auf die juristische Todesbestimmung, darauf, ob eine Verpflichtung vorliegt, die Einwilligung der Angehörigen zur Organentnahme auch dann einzuholen, wenn allein eine solche Frage ein zusätzliches schweres seelisches Trauma für die durch den Tod schwer genug geprüften Hinterbliebenen darstellen würde. Befindet sich der Pathologe schon bei vielen Autopsien auf unsicherem Boden, wieviel mehr der Chirurg dann in einem solchen Fall. Verlangt man vom Arzt die Berücksichtigung „allgemein anerkannter Regeln der ärztlichen Kunst", wie soll sich dann der Chirurg verhalten, wenn innerhalb der Rechtssprechung tiefgreifende Meinungsunterschiede bestehen? Es gibt eben nicht immer solche „allgemein anerkannten Regeln".

Dem Chirurgen wird täglich seine *Schweigeverpflichtung* neu offenbar. Sie ist eine der wichtigsten Stützen seines Berufes. Der Kranke muß sich darauf verlassen dürfen, daß das, was er dem Arzt anvertraut, vom Arzt nicht weitergegeben wird.

Aber wie oft wird dieser von der Ärzteschaft im Interesse der Kranken mit Eifer verteidigte Grundsatz durchbrochen! Auf jeder

---

[1] Zit. nach W. WEISSAUER, a.a.O.

Arbeitsunfähigkeitsbescheinigung muß die Diagnose stehen; keine
ärztliche Liquidation wird ohne die Diagnose von einer Krankenversicherung zur Erstattung angenommen. Was nützt alle Rücksichtnahme
durch den Arzt, wenn jeder Arbeitgeber sofort die Art und damit oft
auch die Prognose der Krankheit seines Arbeitnehmers erfährt. Und
wie vage ist die Entscheidung bez. des — oben erwähnten — „höheren
Rechtsgutes", wenn es eine reine Ermessensfrage ist, welches Rechtsgut
nun höher zu bemessen ist als das andere.

Immer wieder bewegt sich so der Chirurg in einem Balanceakt
zwischen Recht und Unrecht, zwischen Erfüllung oder Vernachlässigung seiner Rechtspflicht, zwischen dem Zwang zur Offenbarung und
der bewußten Ausübung einer rechtswidrigen Handlung.

Es entsteht dabei immer mehr der Eindruck, daß der Kontakt
durch Zusammenführung der beiden Kontrahenten — Chirurg und
Richter — und durch gemeinsame systematische Analyse vieler unklarer Rechtssituationen verstärkt werden müßte.

Die schwieriger werdende Rechtsposition des Chirurgen hat ihre
Ursache auch in der sich wandelnden Vorstellung vom Wesen der
Krankheit und von der Aufgabe des Arztes. Mit der Abwendung von
der Idee der Krankheit als Schicksal und der Hinwendung zur Beur-
teilung als Getriebestörung wird der Auftrag des Arztes als helfender
Persönlichkeit zu dem eines Mechanikers im weißen Kittel.

Der Erfolg ärztlichen Handelns wird mehr und mehr zur erwarteten Selbstverständlichkeit („Ich habe ja auch eine gute Heilhaut"),
der Mißerfolg zur Folge ungenügender oder gar falscher Maßnahmen.
Damit wächst die Kritikbereitschaft und mit ihr das Bemühen, einen
Verantwortlichen, einen Schuldigen zu suchen. Es ist kein Wunder, daß
sich auf dem Boden dieser allzu rationalen Vorstellungen Ansprüche
bemerkbar machen, für deren Vertretung sich auch Juristen zur Verfügung stellen, die den schuldigen Arzt zur Rechenschaft ziehen wollen. So offen wir jede Untersuchung und gegebenenfalls auch Verfolgung schuldhaften Handelns fordernd betreiben sollten, so wenig kann
es dem Patienten und der Öffentlichkeit daran gelegen sein, den
Chirurgen aus verständlicher Rücksicht auf die eigene Sicherheit zur
zaghaften Zurückhaltung zu zwingen. Deshalb sind die oft ganz un-
geprüften und nur der Sensation zuliebe geschriebenen *reißerischen
Zeitungsartikel,* in denen schwere Anschuldigungen gegen Ärzte, und

besonders gern gegen Chirurgen, erhoben werden, schändlich, verantwortungslos und für den Kranken gefährlich [1].

Ist der Chirurg in vielen dieser Fälle — wenn man so will — passiv am *Haftpflichtfall* beteiligt, so ist er als Gutachter weit häufiger aktiv damit beschäftigt [2]. „Wer vorsätzlich oder fahrlässig das Leben, den Körper, die Gesundheit, die Freiheit, das Eigentum oder ein sonstiges Recht eines anderen widerrechtlich verletzt, ist dem anderen zum Ersatz des daraus entstandenen Schadens verpflichtet (§ 823 BGB)." Dieser *Grundsatz des Bürgerlichen Rechts* berührt den Chirurgen auch als Gutachter. Dabei kommt er immer wieder in Versuchung, sein Urteil statt dessen nach den Gesichtspunkten der *Reichsversicherungsordnung* abzugeben. Er hat viel häufiger mit Arbeitsunfällen zu tun, deren Behandlungskosten die Berufsgenossenschaften tragen und deren abschließende Begutachtung nach den Vorschriften der *Gesetzlichen Unfallversicherung* erfolgen muß. Ebenso leicht gerät er in Konflikt mit den Regeln der *Privaten Unfallversicherung*, die Schäden nach der sog. Gliedertaxe reguliert.

Ist es im Haftpflichtfall, also dort, wo gemäß § 823 BGB der Schaden zu ersetzen ist, der einem Menschen zugefügt wurde, die Aufgabe des Gutachters, diesen *speziellen Schaden* genau aufzuklären, nicht aber irgendwelche Prozentsätze festzusetzen [3], so hat im Gegensatz dazu bei der gesetzlichen Unfallversicherung der Chirurg nach dem *Allgemeinen Arbeitsmarkt* zu urteilen und die Minderung der Erwerbsfähigkeit zu schätzen, während die Unfallfolgen bei der Privaten Unfallversicherung nach dem zwischen Versicherer und Verletzten geschlossenen *Vertrag* zu entschädigen sind.

Hier begegnen dem Chirurgen also u.U. bei gleichem Körperschaden mehrere verschiedene Versicherungsfälle, die jeweils ganz anders beurteilt werden müssen. Diese Schwierigkeit wird dadurch verstärkt, daß selbst manche Versicherungsgesellschaften den Chirurgen durch unterlassene Kenntlichmachung der Unterschiede oder durch Übersendung falscher oder unklarer Gutachtenformulare verwirren.

Der Chirurg hat auch hier die Möglichkeit, sehr unmittelbar das weitere Schicksal des Verletzten mitzubestimmen. Entscheidet er nach

---

[1] Vgl. auch Seite 232.
[2] W. Müller-Osten: Chirurg und Haftpflicht. Langenbecks Arch. klin. Chir. **298**, 903 (1961).
[3] W. Müller-Osten: Haftpflicht-Körperschäden. Hamburg 1964.

falschen juristischen Voraussetzungen, so wird selbst das beste chirurgische Gutachten unübersehbar nachteilige Folgen für den Verletzten haben.

Die gutachterliche Tätigkeit wird vom Chirurgen meist als lästiges Übel empfunden. Das ist verständlich, weil der Chirurg aktiverer Tätigkeit mehr zuneigt, wegen der Bedeutung für den Geschädigten aber nicht berechtigt.

Der Gesamtkomplex der Rechtsfragen spielt im Leben des Chirurgen eine täglich größere Rolle und stellt ihm immer neue Probleme. Er hat deshalb lange Zeit die laufende Unterrichtung über diese Fragen vermißt und entbehrt auch jetzt noch vielfach einer ständigen Schulung, die ihn vor Fehlern bewahrt, die reiner Unkenntnis entspringen.

Allmählich hat sich eine Tendenz entwickelt, den *Juristen* immer häufiger zum *Schiedsrichter in chirurgischen Dingen* aufzurufen. Einmal ist der Jurist selbst dadurch überfordert, weil er seinerseits einen ärztlichen Sachverständigen braucht. Zum andern wird der Chirurg gerade dort in seiner Handlungsfreiheit gehemmt, wo von seiner schnellen und sicheren Entscheidung u.U. viel für den Kranken abhängt [1].

R. NISSEN berichtet in einem Festvortrag 1960 von JEAN ROLIN, einem Laien und Patienten, der einmal geschrieben habe: „Es gibt Verantwortlichkeiten, die man verschwinden macht, indem man sie juristisch konkretisiert. Die ärztliche Verantwortlichkeit gehört dazu." Und er fährt fort: „An die Adresse der Kranken muß folglich die Warnung gerichtet werden: Hüten wir uns davor, daß unsere Ärzte, indem man ihnen eine andere Verantwortung als die vor dem Gewissen aufbürdet, Drückeberger werden, die weniger daran denken, uns zu helfen, als daran, sich vorsorglich Entlastungsgründe zurechtzulegen" [2].

---

[1] W. MÜLLER-OSTEN: Ein Bekenntnis zur Gemeinschaft aller Ärzte. Informationen des Berufsverbandes der Deutschen Chirurgen 6 (1969).
[2] R. NISSEN: Die chirurgische Operation. Dtsch. med. Wschr. 16 (1960).

Die gesellschaftliche Lage des Chirurgen

Die notwendige Analyse der allgemeinen gesellschaftlichen Position des Chirurgen sollte damit beginnen, sich Klarheit zu verschaffen, welche Stellung der Chirurg in der Gesellschaft erwartet, beansprucht und für unerläßlich hält. Dem Resultat dieser Überlegungen sollte er seinen tatsächlichen Standort gegenüberstellen, um deutlich zu erkennen, wo die Differenzen liegen und was getan werden muß, sie zu verringern, wenn nicht gar zu beseitigen. Erst wenn er weiß, worauf er nicht verzichten kann, ist er imstande, sich zu wehren und gegebenenfalls auch zu behaupten.

Der Chirurg wird bei dieser — nicht einmal begonnenen — Analyse zu dem Ergebnis kommen, daß seine Position sich, in welchem Status er auch immer chirurgisch arbeitet, von Jahr zu Jahr verschlechtert hat und laufend weiter verschlechtert.

Zum Teil ist die bereits erwähnte gewandelte Einstellung des Menschen zu den Begriffen „Krankheit" und „Heilung" dafür verantwortlich, z.T. die entartete, d.h. ihres ihr gesetzten Zieles entkleidete Sozialversicherung, z.T. aber auch falsche Informationen und demzufolge unrichtige Vorstellungen. Immer wieder wird er darauf stoßen, daß im gesamten Bereich seiner Beziehungen zur Umwelt mehr Verschwommenheit, mehr Ungenauigkeit besteht als wahrscheinlich in den gleichartigen Beziehungen anderer Berufe mit ihrer Umwelt.

Diese teils noch mystischen Medizinmann-Vorstellungen, teils reiner Unkenntnis entstammenden Fehlbeurteilungen fügen dem Chirurgen mehr Schaden als Nutzen zu. Es kann ihm nicht gleichgültig sein, wenn seine Arbeit auf der einen Seite in sentimental-heroischen Romanhelden „mit den goldenen Händen" verkitscht, auf der anderen in diskreditierender Weise in Schlagzeilen, Zeitungsmeldungen, Illustrierten-Berichten herabgewürdigt wird.

Aus einem Gemisch von allen diesen Darstellungen über den Chirurgen, seine Erfolge und Mißerfolge bildet sich die öffentliche Meinung. Dabei tragen immer wieder auch Chirurgen ein Stück zum schiefen Bild bei, indem sie sich selbst in Pose stellen oder es wenigstens nicht entschieden genug verhindern, daß solches mit ihnen geschieht, während andere in abhängiger Stellung ihr eigenes Ressentiment mit all den zwangsläufig damit verbundenen Affektbeurteilungen in die Öffentlichkeit tragen. Dadurch wird nicht nur gegen ein Standesgesetz verstoßen, nicht nur die Kollegialität über Gebühr strapaziert [1], sondern jedesmal ein Stück Vertrauen in die Integrität aller abgebaut.

Nur wenn man die Ursachen kennt, kann man die Veränderungen richtig beurteilen und sich darauf einstellen. Der erste Ansatz zur Beseitigung dieser ständigen Störungen muß natürlich bei den Chirurgen selbst erfolgen. Die vom Berufsverband der Deutschen Chirurgen erstrebte Intensivierung der fachlichen und menschlichen Beziehungen untereinander wird auf die Dauer ihre Früchte tragen.

Das andere Problem ist die höchst exakte Ergründung des Bildes, das die Öffentlichkeit vom Chirurgen hat. Bei allem Vorbehalt, mit dem trotz allem Optimismus Meinungsumfragen zu behandeln sind, lassen sie doch ein gewisses Urteil über das zu, was man jetzt so treffend das „Image" des Arztes nennt. Auf Veranlassung des Zweiten Deutschen Fernsehens hat das Frankfurter Institut für angewandte Psychologie und Soziologie Contest mit 200 Interviewern eine große Repräsentativerhebung zum Deutschen Ärztetag 1969 durchgeführt [2]. Aus genau 108 992 Antworten von über 1000 Personen aller Altersklassen wurde nun das „unscharfe Image entfärbt". Diese Umfrage bezog sich — soweit bekannt — zumeist auf Ärzte im allgemeinen und nur z.T. auf Krankenhausärzte, auf Chirurgen im einzelnen leider nicht.

Zwar ergibt sich daraus, daß 74,6% der Bevölkerung überzeugt sind, daß sie nach den modernsten Erkenntnissen der Medizin untersucht und behandelt werden (Männer — 70,5% — sind dabei etwas skeptischer als Frauen —78,4%). Aber 58,3% glauben, daß ein Kassenpatient grundsätzlich schlechter behandelt wird als ein Privatpa-

---

[1] W. MÜLLER-OSTEN: Strapazierte Kollegialität. Informationsdienst des Berufsverbandes der Deutschen Chirurgen 12 (1966).
[2] H. MOHL: Das Image des Arztes. Deutsches Ärzteblatt 25 (1969).

tient. Zwar findet der Facharzt bei 68,0% größeres Vertrauen als der Praktische Arzt, aber 50,9% (Frauen sogar zu 55,0%) beanstanden, daß im Krankenhaus die Möglichkeit der freien Arztwahl fehlt. Zwar antworteten auf die Frage: „Sind Sie schon einmal von einem Arzt falsch behandelt worden?" 69,1% mit Nein! 54,2% aber glauben, daß kein Arzt zugibt, daß er sich geirrt oder falsch behandelt hat, 41,8% vermuten, daß kein Arzt für einen schwerwiegenden Irrtum zur Rechenschaft gezogen wird, und 92,8% meinen, daß in solchen Fällen die Ärzte zusammenhalten. 52,0% sind deshalb dafür, daß kraft Gesetzes jede vom Arzt angegebene Todesursache noch einmal überprüft werden sollte. Welches aufgestaute Mißtrauen spricht aus solchen Äußerungen!

Wenn die Ärzte trotzdem im ganzen bei dieser Umfrage noch immer erfreulich gut wegkommen, so ist es doch für die Einschätzung des Arztes bemerkenswert, daß 33,8% annehmen, daß ihr Arzt sie auf Wunsch auch dann krankschriebe, wenn sie nicht ernstlich krank seien.

Gerade solche aus einzelnen persönlichen Erfahrungen stammende, sie verallgemeinernde Urteile verursachen mehr und mehr eine Abwertung des Ansehens. Krankenkassen glauben, sich gegen den „betrügerischen" Arzt wehren zu müssen, Krankenhäuser wollen aus ähnlichen Gründen die ärztliche Liquidation selbst vornehmen.

Aber auch viele sonstige der angetroffenen und auch noch zu ergründenden Vorstellungen sollten zu denken geben und eine exakte Aufschlüsselung, speziell der Beurteilung des Chirurgen, bewirken. Das ist ein weiterer Aufgabenkatalog, der einer vernünftigen Öffentlichkeitsarbeit (s. S. 230 ff.) vorausgehen muß.

Überprüfen wir uns einmal selbst: Haben wir nicht auch manchmal eine etwas verschwommene Vorstellung vom Wesen anderer Berufe? Auch wir verkennen gar zu gern, daß es beispielsweise auch beim Anwalt längst tiefgehende Differenzierungen gibt, daß ein Strafverteidiger nicht unbedingt der beste Berater in Fragen des Steuerrechtes zu sein braucht und ein Scheidungsanwalt nicht sicher Experte in Mietfragen. Auch wir setzen gern Jurist gleich Jurist und sind verwundert, wenn selbst ein Akademiker die medizinischen Fachgebietsgrenzen so wenig kennt.

Vergessen wir nicht, daß es sich — wie wir sahen — dabei z.T. um Entwicklungs-, z.T. auch um Zufallsergebnisse handelt, über die richtig nur der informiert ist, der sich täglich damit befaßt, und daß

wir selbst manchmal nicht mehr sofort wissen, welches fremde Fachgebiet in Grenzfragen „zuständig" ist. Wieweit schwieriger das mit
einer evtl. andersartigen Systematik noch werden wird, sei hier nur
am Rande vermerkt.

Eine illusionslose Beurteilung der Stellung des Chirurgen in der
Gesellschaft zwingt also immer mehr zu einer höchst kritischen Selbst-
analyse. Darin ist kein Platz für Wunschvorstellungen. Emotionen
aller Art sollten daraus verbannt werden, denn sie trüben das Bild,
sind ansteckend und verführerisch. Man glaubt, es sei so, wie man es
haben will.

Dabei befinden wir uns in einem echten Zwiespalt. Wir fühlen uns
und werden wohl auch noch immer als „Individualisten" gesehen. Wir
sollten dabei aber nicht verkennen, daß dieser Individualismus uns immer mehr vereinzelt, uns in einer Zeit der Zusammenschlüsse immer
deutlicher isoliert. Daß der „Individualismus" zunimmt — die meisten
Geschichtsphilosophen sind davon überzeugt — heißt nach FREYER
nur, daß die Menschen „stärker auf sich selbst zurückgeworfen werden
und daß sie in immer mehr Situationen einander nackt als Individuen
entgegentreten, nicht aber daß sie individueller, also voneinander verschiedener würden. Das Gegenteil ist der Fall" [1]. Die „Individuali-
täten" im guten und im bösen Sinn werden Randerscheinungen der
Gesellschaft. Die herausragenden Einzelpersönlichkeiten haben immer
weniger Platz. Es zeigt sich immer deutlicher, daß der Mensch ein
Zoon politikon ist, daß er von den geistigen Einflüssen der Gruppe, in
der er lebt, so durchdrungen ist, daß er sich immer schwerer davon
befreien kann. Neigt also unsere spezielle Tätigkeit in besonders aus-
geprägter Form zur Selbstisolierung, so ist dabei gleichzeitig der soziale Raum, in dem wir leben, unser natürlicher Gegenspieler.

Auch diese Überlegung zwingt uns zu einer realistischen Betrach-
tungsweise, denn dieser „soziale Raum ist mit sehr festen Gefügen,
mit Sitten und Institutionen, mit förmlichen Gesetzen und Verboten
abgesteckt und kenntlich gemacht" [2].

ORTEGA Y GASSET sagt: „Unsere Individualität ist eine Persönlichkeit, die sich nie ganz verwirklicht, eine lebende Utopie, ein gehei-
mer Text, den jeder in der Tiefe seiner Brust bewahrt." [3]

---

[1] H. FREYER: Theorie des gegenwärtigen Zeitalters. Stuttgart 1958.
[2] H. FREYER, a.a.O.
[3] J. ORTEGA Y GASSET: Der Mensch und die Leute. Stuttgart 1957.

Wir stehen täglich im Zwiespalt: Individualität und Kollektiv und können nur innerhalb des Kollektivs uns wenigstens einen Teil dessen erhalten, was uns Voraussetzung für unser Handeln zu sein scheint. Wieweit es uns möglich ist und sein wird, unsererseits noch Einfluß auf das Kollektiv auszuüben, hängt u.a. von der Stärke unserer inneren Position, unserer Sicherheit, von der eigenen Glaubwürdigkeit ab.

Die wirtschaftliche Lage des Chirurgen

Wenn wir von der wirtschaftlichen Situation des Ordinarius absehen, die sehr unterschiedliche Merkmale aufweist, so bietet die finanzielle Situation des Chirurgen als Chefarzt einer Krankenhausabteilung die breiteste Skala. Sie hängt zunächst von seinem Status als *Beamter* oder *Angestellter* ab. Danach bemißt sich sein Gehalt.

Als Beamter ist seine Altersversorgung durch seine Pension gesichert, als Angestellter kann er nach seinem Ausscheiden nur dann Anspruch auf Rente erheben, wenn er entsprechend lange Beiträge für die Angestellten-Versicherung bezahlt hat und falls nichts anderes vereinbart worden ist.

Für seine privatärztliche Tätigkeit ist es ebenfalls von Bedeutung, ob er Beamter oder Angestellter ist. Als Beamter fällt z.B. seine Privatpraxis in den Bereich der Nebentätigkeit, sei es als Nebenamt oder als Nebenbeschäftigung. Die jeweiligen Verordnungen der Bundesländer oder — falls der Chirurg Bundesbeamter ist — des Bundes gewinnen für den Beamten für diese Tätigkeitsform erhebliche Bedeutung. Der leitende Arzt als Angestellter unterliegt etwaigen solchen Beschränkungen nicht.

In allen Fällen aber wird das Interesse des Krankenhausträgers, an den privatärztlichen Einnahmen des Chefarztes teilzunehmen, immer spürbarer. Bei jedem neuen Vertrag verschlechtert sich die Situation des Chefarztes in der Form, daß immer höhere Abgabeforderungen an ihn oder an seinen Nachfolger gestellt werden.

Nach den „Richtlinien für Chefarztverträge" gemäß dem Beschluß der Deutschen Krankenhausgesellschaft vom 28. 3. 1957 ist der hauptamtlich tätige Chefarzt bei einer Besoldung, die nicht unter A 2 c 2 der Reichsbesoldungsordnung liegen soll, in seiner privaten stationären Tätigkeit

„erstattungspflichtig für die Unkosten, die für die ärztlichen Leistungen bei denjenigen Patienten entstehen, denen gegenüber er liquidationsberechtigt ist. Bei Berechnung dieser Unkosten
ist von den gesamten Personalaufwendungen für den ärztlichen
Dienst der Abteilung auszugehen, bestehend aus: Gehalt des Chefarztes, Aufwendungen für Alters- und Hinterbliebenenversorgung
des Chefarztes, Gesamtaufwendungen für die nachgeordneten
Ärzte der Abteilung (mit Ausnahme der Medizinalassistenten),
Aufwendungen für Arztsekretärin(nen) der Abteilung. Von dieser
Aufwendung hat der Chefarzt anteilmäßig den Betrag zu erstatten, der auf die Betten derjenigen Patienten entfällt, denen gegenüber er das Liquidationsrecht hat. Dieser Anteil ist wie folgt zu
berechnen: Den Gesamtpflegetagen ist die Zahl der Pflegetage von
Patienten, bei denen der Chefarzt das Liquidationsrecht hat, ge-
genüberzustellen. Dabei sind die Pflegetage in der 2. und 1. Pflege-
klasse nach Auffassung der Deutschen Krankenhausgesellschaft
stets, nach Auffassung des Chefarztverbandes nur dann, wenn eine
Notlage des Krankenhauses dies erfordert, eineinhalbfach zu zäh-
len. Zweckmäßigerweise ist dieser Erstattungsbetrag zu pauschalie-
ren und nur dann neu festzusetzen, wenn wesentliche Veränderungen eintreten. Eine Veränderung gilt dann als wesentlich, wenn sie
eine Erhöhung oder Ermäßigung des Erstattungsbetrages um mindestens 10% bedingt“.

Im ambulanten Bereich der privatärztlichen Tätigkeit enthalten
diese Richtlinien folgende Bestimmungen:

„Für die Benutzung von Räumen, Apparaten, Instrumenten
usw., die Verwendung von Material und für die Inanspruchnahme
von Personal usw. bei Ausübung seiner nichtstationären Tätigkeit
hat der Chefarzt zu erstatten:

a) Im Falle der teilweisen Inanspruchnahme die anteiligen
Kosten,

b) im Falle der ausschließlichen Inanspruchnahme die Gesamt-
unkosten hierfür.

Die Höhe dieser Unkosten ist in jedem Einzelfall vertraglich
festzulegen. Fließen dem Chefarzt oder dem Krankenhaus Pausch-
beträge zu, die Sachkosten und ärztliches Honorar enthalten, so
werden diese Beträge zwischen Chefarzt und Krankenhaus entsprechend dem Sachkostenanteil und dem ärztlichen Honoraranteil auf-

geteilt. Soweit im Rahmen der nichtstationären Tätigkeit Sachleistungen vom Krankenhaus bewirkt werden, ohne daß eine Pauschvergütung vorgesehen ist, berechnet das Krankenhaus die Sachkosten gegenüber dem Patienten oder Krankenhausträger nach den hierfür geltenden Tarifen."

Hier ist also ziemlich klar gesagt, wie sich die beiden Vertragspartner die Abgabenregelung vorstellen. Diese Vertragsrichtlinien sind durch die Einführung des Nebenkostentarifs der Deutschen Krankenhausgesellschaft (DKG-NT) im ambulanten Bereich überholt, weil nach diesem Tarif der Krankenhausträger sämtliche ihm entstandenen Sachkosten — mit Ausnahme der Unkosten für den ärztlichen Dienst — vom Kostenträger oder Patienten erstattet erhält und deswegen hierfür vom Chefarzt keine Kostenerstattung mehr verlangen kann.

Die Praxis sieht leider häufig ganz anders aus. Nicht selten halten sich die Krankenhausträger nicht an diese Richtlinien gebunden und haben auch die aufgezeigte Entwicklung nicht berücksichtigt, sondern fordern vom Chefarzt Abgaben aus verschiedenen Quellen, die hier nicht vorgesehen sind. Die pauschalierte Abgabenhöhe hat in jüngst bekanntgewordenen Verträgen, wie oben bereits dargelegt, die Höhe von runden 70% erreicht. Von dem verbleibenden Rest-Honorar werden bei Abwesenheit des Chefarztes infolge Urlaub, Dienstbefreiung (z.B. Besuch von Fortbildungsveranstaltungen) und Krankheit weitere Abzüge vorgenommen.

Obwohl die Abgaben ausschließlich durch die Unkosten begründet werden, die dem Krankenhausträger durch Bereitstellung von ärztlichen Hilfskräften entstehen, wird es von den sog. „nachgeordneten Ärzten" als Selbstverständlichkeit erachtet, daß der Chefarzt sie — über diese bei stationärer Tätigkeit ausschließlich für ihre Tätigkeit zu leistenden Abgaben hinaus — an seinen persönlichen Einnahmen beteiligt. Nahezu jeder Chefarzt tut das auch. Er bezahlt also dafür ebenso doppelt wie für die sachlichen Unkosten, die ihm in vielen Fällen zusätzlich zu dem oben genannten Pauschbetrag noch nach dem sog. Krankenhausnebenkostentarif vom Krankenhausträger abgezogen werden.

Der Chefarzt zahlt das auch, weil er weiß, daß neben ihm sofort ein anderer Interessent für seinen Posten steht, der unter jeder Bedingung bereit ist, einen Chefarztvertrag zu unterschreiben.

Wenn wir das sagen, so erinnern wir an das, was wir oben über die Notwendigkeit einer angemessenen Beteiligung derjenigen Ärzte ausgesagt haben, die an einer Leistung mitgewirkt haben. So sehr wir es für notwendig erachten, daß der „nachgeordnete" Arzt am Ertrag einer gemeinsamen Leistung im Verhältnis seiner verantwortlichen Mitwirkung am Zustandekommen dieser Leistung teilhat, so ungerecht und unzumutbar ist es, den Chefarzt dafür *doppelt* zahlen zu lassen und ihn dazu unter Ausnützung seiner Konkurrenzsituation zu veranlassen. Wir dürfen uns der — beklagenswerten — Erkenntnis nicht verschließen, daß die Bereitwilligkeit, dem Chefarzt in Zukunft überhaupt noch privatärztliche Tätigkeit zu gestatten, immer mehr abnimmt.

Die Neigung zur Vereinheitlichung, aus den verschiedensten Quellen gespeist, nimmt ständig zu. Selbst die abschreckendsten Beweise, wohin ein staatlicher Gesundheitsdienst führt — wie sie uns aus Ländern, in denen das praktiziert wird, zur Verfügung stehen —, scheinen den Hang zur Sozialisierung nicht beeinflussen zu können.

Dabei werden immer neue Wege ersonnen, nicht nur die Zahl der staatlichen Beratungsstellen bei Krankheitsverdacht zu erhöhen, sondern auch die Präventivmedizin in das Krankenhaus zu verlagern, wohin sie gewiß nicht gehört. Nun ist man sogar im Begriff, „mobile" Untersuchungsstellen für „Umwelteinflüsse und Zivilisationsschäden" zu schaffen, die nichts anders sein können als staatliche Ambulatorien.

Schon oft haben wir zum Ausdruck gebracht — und jedes Jahr, das seitdem ins Land ging, hat das bestätigt —, daß immer weniger Chirurgen, die Chefarztverträge unterschreiben, die Position erreichen, die ihre Vorgänger noch hatten. Das bezieht sich auf den gesamten Bereich ihrer Tätigkeit.

Die wirtschaftliche Lage des frei praktizierenden Chirurgen wird maßgeblich bestimmt von folgenden Faktoren: Umfang seiner belegärztlichen Tätigkeit, seiner Durchgangsarzt-Praxis, Zahl seiner Kassenscheine, Gewicht seiner Privatpraxis auf der einen und von der Höhe seiner Betriebsausgaben auf der anderen Seite.

Wenn man bei dieser Kalkulation von der Passiv-Seite ausgeht, so ergibt sich, daß der niedergelassene Chirurg, wie wir bereits sahen, zu einem Unkostenaufwand gezwungen ist, der — kaufmännisch gesehen — in keiner vernünftigen Relation zu den Einnahmen steht.

Die prozentuale Höhe hängt natürlich vom Gesamtumfang der Praxis ab, bewegt sich aber in Höhen bis zu 60 und 70% (vgl. dazu auch S. 153 ff.).

Das Risiko ist also groß, zumal unter Berücksichtigung des späten „Einstieg-Alters" und der Kürze der verbleibenden aktiven Arbeitszeit.

Die „Investitionen" an Ausbildung, Weiterbildung, Praxiserrichtung, Fortbildung usw. können dabei ebensowenig berücksichtigt werden wie die notwendige Sicherung einer angemessenen Alters- und Hinterbliebenen-Versorgung. Viele Ärzte haben die Angestellten-Versicherung nicht aufrechterhalten bzw. sogar nicht aufrechterhalten können, sind deshalb auf ärztliche Versorgungswerke angewiesen — soweit solche überhaupt existieren — und können sich bei dem laufenden Kaufkraftschwund auf die oft viele Jahre unter schweren persönlichen Opfern erworbenen Lebensversicherungsansprüche nur noch in immer kleiner werdendem Umfang verlassen.

Die wirtschaftliche Situation des Chirurgen wird zu einem großen Teil von den geltenden *Gebührenordnungen* bestimmt. Es bestehen z.Z. drei Gebührenordnungen.

Die aus dem Jahre 1927 stammende *Privat-Adgo* ist in den meisten Fällen noch immer für die Privatliquidation maßgeblich. Dabei ist es außerordentlich bemerkenswert, daß sich trotz erheblicher Preissteigerungen in der Wirtschaft der Multiplikator für die Adgo-Mindestsätze, den der einzelne Chirurg seinen Liquidationen im Normalfall zugrunde zu legen pflegt, nicht annähernd dem ähnelt, der in anderen Bereichen gegenüber dem Index von 1927 angewandt wird.

Auf dieser Privat-Adgo haben viele private Krankenhausversicherungen ihre eigenen Leistungsverzeichnisse aufgebaut.

Für die Abrechnung des Kassenarztes mit den Sozialversicherten, die einer Ersatzkasse angehören, ist die *E-Adgo* maßgeblich. Sie ist zwischen der Kassenärztlichen Bundesvereinigung und den Verbänden der Angestellten-Krankenkassen sowie der Arbeiter-Ersatzkassen im Jahre 1963 vereinbart worden und erfährt durch neue Abmachungen, die zwischen den Vertragspartnern getroffen werden, von Zeit zu Zeit gewisse relativ geringfügige Veränderungen. Sie ist sehr unvollständig und lückenhaft und weist in ihren inneren Relationen besonders bezüglich der Größe und Verantwortlichkeit der chirurgischen Leistungen erhebliche Mängel auf.

Hier macht sich besonders kraß und nachteilig die Tatsache bemerkbar, daß sich die Chirurgen früher niemals um wirtschaftliche Fragen gekümmert haben und auch nicht zu kümmern brauchten. In einer geradezu grotesk anmutenden Form hat sich das in der bis vor wenigen Jahren gültigen Gebührenordnung, der Preugo, niedergeschlagen. Dort gab es zwar viele Seiten mit vielen Einzelpositionen für augenärztliche Leistungen, aber nur eine einzige Position für Operationen in der Bauchhöhle und nur eine einzige für Operationen in der Brusthöhle. So absurd dieser Tatbestand auch war, so kann doch daraus abgelesen werden, welcher Mühe und Arbeit es bedurfte, in diese E-Adgo nun wenigstens die allerwichtigsten chirurgischen Leistungen aufzunehmen und einigermaßen angemessen zu bewerten. Trotzdem ist es noch immer widersinnig, wenn beispielsweise eine Fingeramputation nur dreimal soviel, eine Blinddarmoperation nur 16mal soviel und eine Magenresektion nur 30mal soviel wert sein soll wie etwa die Bestimmung der Blutkörperchensenkungsgeschwindigkeit, also eine der einfachsten ärztlichen Maßnahmen überhaupt. Hier stehen Indikationsstellung, Verantwortung und ärztliche Leistung in keinem Verhältnis mehr zueinander.

Mit Wirkung vom 1. 4. 1965 wurde nun aus dieser wenigstens relativ elastischen Vertrags-Gebührenordnung ohne wesentliche Abweichungen im Gebühren-Katalog durch Verordnung der Bundesregierung eine *Amtliche Gebührenordnung für Ärzte* (GOÄ), richtiger Übergangsgebührenordnung (ÜGO) genannt, die in Zukunft für die RVO-Kassen Geltung erlangte.

Damit ist aus einem Vertrag, der laufende Anpassungen vorsieht, eine starre und praktisch unabänderliche Verordnung geworden. Während die E-Adgo weiterhin für die Ersatzkassen gilt, nimmt diese sog. GOÄ nunmehr die Stelle der alten Preugo ein.

Das besonders Angreifbare dieser Maßnahme, eine sich ständig in Weiterentwicklung befindliche Gebührenordnung an einem zufällig gewählten Zeitpunkt zu einer amtlichen zu machen, liegt darin, daß dieser Entwicklungsprozeß an dem Tage des Inkrafttretens gestoppt und jede Berücksichtigung weiterer medizinischer Erkenntnisse verhindert wird.

Bedenkt man ferner, daß diese Gebührenordnung im Zeitpunkt ihres Inkrafttretens als amtliche Gebührenordnung für die hochspezialisierten Mutterfächer, insbesondere die Chirurgie, unzählbare Mängel aufwies, die nun fixiert und eingefroren wurden, so daß eine Verbesserung praktisch unmöglich gemacht wurde, weil die ganze Gesetzgebungs-Maschinerie vorausgehen müßte, dann weiß man, wie schlecht gerade die Chirurgen dabei wegkamen.

Auch der Hinweis darauf, daß es sich nach dem erklärten Willen der Bundesregierung nur um eine Übergangslösung handeln sollte, konnte die Besorgnisse nicht zerstreuen. Wie recht die um die Interessen der Chirurgen kämpfenden Vorstandsmitglieder des Berufsverbandes der Deutschen Chirurgen dabei hatten, beweist die Tatsache, daß seitdem niemand mehr von einer „Übergangsgebührenordnung" spricht, daß sie fest einzementiert, daß eine Fülle von Unsinnigkeiten daraus einfach nicht mehr zu eliminieren ist und daß sich kaum mehr jemand der Hoffnung hinzugeben wagt, an ihre Stelle die erwartete sachgerechte Gebührenordnung zu bekommen.

Dabei hatte sich die Ärzteschaft mit großer Sorgfalt dem Auftrag der Bundesregierung gewidmet, eine neue Gebührenordnung zu erarbeiten. Nach einer fast zwei Jahrzehnte dauernden Tätigkeit, an der für die Chirurgie seit seinem Bestehen der Berufsverband der Deutschen Chirurgen ein erhebliches Ausmaß an Arbeitskraft verwandt hat, ist am 28. 2. 1967 der *Entwurf einer ganz neuen Gebührenordnung* dem Bundesgesundheitsministerium vorgelegt worden.

Dieser 1700 Positionen umfassende Entwurf sieht keine Honorar-Werte, sondern an ihrer Stelle Punktwerte vor, wobei die einzelnen Verrrichtungen soweit wie möglich in echte Relationen zueinander gesetzt worden sind. Wie schwer das zu erreichen war, kann nur jemand ermessen, der an dieser Arbeit mitgewirkt hat.

Um so unverständlicher ist es, daß das Bundesgesundheitsministerium dieses große und den Erfordernissen der modernen Medizin angepaßte Gebührenordnungs-Werk seit der Übergabe praktisch unbeachtet liegengelassen hat. Nicht einmal eine Diskussion darüber hat bisher stattgefunden. Anfang Juni 1968 hat vielmehr das Bundesgesundheitsministerium erklärt, daß mit einer „Neuordnung des ärztlichen Gebührenwesens in der laufenden Legislaturperiode des Deutschen Bundestages (d.h. bis Ende 1969) nicht zu rechnen" sei [1].

Ein nachdrücklicher Protest der Bundesärztekammer gegen diese durch nichts gerechtfertigte Hinauszögerung der längst überfälligen

---

[1] Informationen des Berufsverbandes der Deutschen Chirurgen 9 (1968).

Neufassung einer ärztlichen Gebührenordnung blieb gleichfalls unbeachtet, obwohl die Bundesärztekammer erneut darauf hinwies, daß es die Bundesregierung selbst war, die die Bundesärztekammer wiederholt um die Vorlage eines Entwurfs hierzu ersucht hat und die jede weitere Anpassung der ärztlichen Gebühren an die Teuerung von der vorherigen Vorlage eines insgesamt neu formulierten Gebührenordnungs-Entwurfes abhängig gemacht hatte [1].

Diese Haltung der Bundesregierung, insbesondere des Bundesgesundheitsministeriums, erwies ein weiteres Mal, welche politische Bedeutung der Ärzteschaft beigemessen wird. Eine sorgfältige Analyse auch dieses Aspektes der ärztlichen Arbeit dürfte jedoch erweisen, daß diese Vorstellungen bei dem ständigen unmittelbaren Kontakt des Arztes mit seinen Kranken, d.h. in diesem Falle mit den Wählern, nicht unbedingt vorausschauend sind. Wiederholt ist von ärztlicher Seite zum Ausdruck gebracht worden, daß die Ärzteschaft — wie auch in anderen Ländern — eine weitere Nichtachtung ihrer Belange zu einem Ausbau dieser ihrer Möglichkeiten zwingen könnte.

Die politische Tendenz, wie sie aus zahllosen Äußerungen über die Höhe des ärztlichen Honorars hervorzugehen scheint, deutet offenbar in Richtung auf eine ganz andere Gebührenordnung, deren Charakteristika globale Leistungsgruppen sein könnten, in denen jede differenzierte ärztliche Tätigkeit unterginge.

Es hat schon häufig Bestrebungen gegeben, ärztliche Gebührenordnungen zu simplifizieren, indem man die sog. „geistige Tätigkeit", d.h. die Beratung des Kranken, der sog. „technischen" gegenüberstellte. Dabei sollten selbst hochspezialisierte Leistungen, die nur auf dem Boden höchster geistiger Voraussetzungen möglich sind, als „technische" abqualifiziert werden. Damit würde im Zeitpunkt gewaltiger Ausdehnung der Medizin der ärztlichen Tätigkeit ein Korsett angefertigt, in das vielfältige selbständige Qualitätsleistungen hineingepreßt werden müßten. Solchen primitiven Versuchen hat die Ärzteschaft bisher stets mit Erfolg widerstanden. Ob sie es auch in Zukunft kann, wird täglich fraglicher.

Wie problematisch sich die Situation der Kassenärzte entwickelt, geht aus dem „Bericht zur Lage" hervor, den der 1. Vorsitzende der Kassenärztlichen Bundesvereinigung (KBV), H.-W. MUSCHALLIK,

---

[1] Informationen des Berufsverbandes der Deutschen Chirurgen, a.a.O.

auf der Vertreterversammlung der KBV 1969 erstattete[1]. Mit Nachdruck — aber auch mit einem besorgten Unterton — wies er dabei auf die oben bereits zitierten drei unabdingbaren Forderungen der Ärzteschaft hin.

Angesichts der Bedrohungen, die der Existenz eines freien ärztlichen Berufsstandes täglich neu erwachsen, unterstützen auch die Chirurgen — trotz mancher Enttäuschungen, die ihnen durch die Honorarpolitik der Kassenärztlichen Bundesvereinigung in der Vergangenheit zuteil wurden — die Bemühungen, die Gemeinschaft der Kassenärzte widerstandsfähig zu erhalten.

Der Berufsverband der Deutschen Chirurgen hat mehrfach zu der Frage der kassenärztlichen Tätigkeit des Chefarztes Stellung genommen und darauf hingewiesen, daß ein chirurgischer Chefarzt die Beteiligung an der kassenärztlichen Versorgung nur dann anstreben sollte, wenn er in der Lage ist, diese Tätigkeit — von seltenen Ausnahmen, die seine chirurgische Arbeit erfordern, abgesehen — auch selbst auszuüben. Der Sinn der Beteiligung des Chefarztes ist nur der, den Sozialversicherten die besonderen Kenntnisse und Erfahrungen des Chefarztes zugute kommen zu lassen. Das erfordert unstreitig ausschließlich eigene kassenärztliche Tätigkeit des Chefarztes. Der Einwand, daß im chirurgischen Krankenhaus die ständige und nur von seltenen, begründeten Ausnahmen unterbrochene kassenärztliche Tätigkeit des Chefarztes nicht möglich sei, ist gegenstandslos, weil der Chefarzt dann nach den Vorschriften seine Kassen-Beteiligung nicht aufrechterhalten darf. Noch weniger zugkräftig ist der Hinweis auf das Erfordernis der poliklinischen Ausbildung des ärztlichen Nachwuchses. Dafür ist der Chefarzt nicht beteiligt worden. Am wenigsten kann der Wunsch des Krankenhausträgers maßgeblich sein, durch die Einnahmen aus ambulanter kassenärztlicher Tätigkeit das Defizit des Krankenhauses zu verringern. Wenn der Chefarzt nicht beabsichtigt oder in der Lage ist, selbst kassenärztlich tätig zu sein, seine — von ihm persönlich nicht ausgeübte — Beteiligung aber einen frei praktizierenden Chirurgen in seiner Existenz bedroht, so erzwingt nach der Auffassung des Berufsverbandes der Deutschen Chirurgen schon die Kollegialität die Aufgabe dieser formalen Beteiligung.

---

[1] H. W. Muschallik: Bericht zur Lage. Informationen des Berufsverbandes der Deutschen Chirurgen 7 (1969).

Bei dieser Stellungnahme enthalten wir Chirurgen uns bewußt des inner-ärztlichen Streites über Sinn und Zweck der Beteiligung des Chefarztes, sondern versuchen, einen der Sache und den Betroffenen angemessenen Ausgleich zu schaffen, der so zwanglos wie möglich sein soll. Es wäre niemandem gedient, wenn die kassenärztliche Tätigkeit des Chefarztes von Assistenten in der Weiterbildung ausgeübt würde, am wenigsten den Sozialversicherten, die sich durch die Zugkraft des Krankenhauses angezogen fühlen, aber damit gerade das verlieren sollten, was sie im Krankenhaus zu erreichen hofften, vom praktizierenden Chirurgen aber erhalten könnten, nämlich den Rat und die Hilfe des Erfahrenen. Wie so oft bietet sich hier bei objektiver Abwägung ein vernünftiger Interessenausgleich geradezu an.

Der niedergelassene Chirurg ist auf die richtige Anwendung der gültigen Gebührenordnungen in besonderem Maße angewiesen. Davon hängt — wie Flimm es nennt — sein „Leistungsprofil" [1] ab. Er sollte sich deshalb — und das sei noch einmal betont — mit dieser schwierigen Materie nicht erst vom Zeitpunkt seiner Niederlassung an beschäftigen. Wenn der Chirurg die kargen Möglichkeiten, die ihm diese Gebührenordnungen, ihre Anwendungsvorschriften und -kommentare lassen, nicht richtig ausschöpft, wird er in eine wirtschaftlich bedrängte Lage geraten.

Wir haben bereits auf seinen unumgänglich großen Aufwand hingewiesen und müssen nun hinzufügen, daß er bei nahezu allen Kassenärztlichen Abrechnungsstellen in den untersten Rängen der Einkommensskala liegt. Das hängt mit der relativ geringen Zahl von chirurgisch Kranken, vor allem aber mit der unberechtigt niedrigen Honorarhöhe für chirurgische Leistungen aus dem Alltag des niedergelassenen Chirurgen zusammen. Da noch immer und gleichfalls ohne jede vertretbare Begründung die gesamten Unkosten im Honorar enthalten sind, trifft das einen unkostenintensiv arbeitenden Arzt, wie etwa den Chirurgen, besonders hart. Da ferner keinerlei Angleichung an die ständig steigenden Personal-, Miet- und Materialkosten vorgesehen ist, wird die echte Verdienstspanne des Chirurgen immer kleiner. Hier dokumentiert sich in besonders krasser Weise der Unterschied zwischen den meisten Chefärzten und den niedergelassenen Chirurgen.

---

[1] W. Flimm: Probleme des chirurgischen Leistungsprofils. Informationen des Berufsverbandes der Deutschen Chirurgen 2 (1968).

Aufgaben und Pflichten des Chirurgen

Es war ein weiter Weg von den ersten Vorstufen einer ärztlichen Ethik, wie sie sich in der persönlichen Haltung des Chirurgen in der alt-orientalischen Medizin andeutet, bis zur Kodifizierung ärztlicher Berufspflichten im Bewußtsein des göttlichen Auftrages des Chirurgen im Klassischen Griechenland durch den Gildeneid der Asklepiaden. Und es spannte sich ein weiter Bogen von den auf hohem sittlichen Niveau stehenden Feststellungen über die moralischen Pflichten des Chirurgen im Corpus hippocraticum bis zum tiefsten Abstieg des Standes, als Scharfrichter, Schinder und Barbiere ihr „unehrliches" Handwerk betrieben, und von dort bis zur Wiederherstellung des Arzt-Chirurgen in der 2. Hälfte des 19. Jahrhunderts, als die ärztliche Ethik die ihr im wesentlichen jetzt noch zukommende Grundlage erhielt.

Immer dann hat seine moralische Aufgabe im Mittelpunkt gestanden, wenn der Chirurg seinen ärztlichen Auftrag ernstnahm. Mit seiner Vernachlässigung fiel gleichzeitig Inhalt und Wert der Chirurgie in abgründige Tiefen. Das Wort THEODOR BILLROTHS: „Der Chirurg kann nur dann ... den Zustand seiner Kranken beurteilen, wenn er zugleich Arzt ist", dieser uns so selbstverständlich klingende Satz, macht die Grundlage allen chirurgischen Handelns deutlich, die ärztliche Mission.

Der Chirurg, der sich nicht ständig dieses Auftrages bewußt ist, gerät — wie die Geschichte zeigt — in mehrfacher Hinsicht in Gefahr. Schon das Corpus hippocraticum verurteilt Prahlerei, Effekthascherei und Scheinmaßnahmen. Mit der Abwendung vom Arzttum ist die skrupellose Ausnutzung der Notlage des Kranken durch die Barbier-Chirurgen des Mittelalters verbunden gewesen. Der Chirurg als „operierendes Werkzeug", der nur auf Anweisung der „reinen Ärzte" tätig werden *durfte*, ist nicht weit entfernt von dem Chirurgen, der auf Anordnung der Staatsgewalt tätig werden *muß*, und ist dem Chirurgen verwandt, der nur noch nach Indikationsstellung durch andere tätig sein *kann*. Schließlich wird die Chirurgie vollends zum Handwerk, wenn nicht die Heilung des kranken Menschen, sondern die Erniedrigung der Kunst — wie Leriche sagt [1] — zu einer unpersönlich ausgeführten einfachen Arbeit, die Operation selbst, das l'art pour l'art, im Mittelpunkt steht.

Folgerichtig schrieb Leriche schon 1937: „Es ist die Gefahr, über dem Studium seiner Physiologie den Menschen zu vergessen." [2] Nur die „Idee des Menschlichen in der Therapie" kann den Chirurgen vor Fehlleistungen bewahren. „Unwandelbar an der Spitze steht" — wie Derra [3] es ausdrückt — „die Rücksicht auf den Menschen und seine Individualität, die persönliche, vertrauliche, Leib und Seele erfassende Intimsphäre, die für den Erfolg unserer Tätigkeit unbeschadet aller technischer Finessen Urgrund und Ausgang ist." Je größere Möglichkeiten die Ausweitung der Grundlagenforschung und die operative Technik erschließen, um so verlockender ist die Überschreitung der Risiko-Schranke, insbesondere dann, wenn mit dem Betreten von Neuland eine Pionierleistung vollbracht werden kann, die Opfer zu rechtfertigen scheint.

Auf dem schmalen Grad, der zwischen Beharren und echtem Fortschreiten liegt, bildet der ärztliche Auftrag das Regulativ. Das erweist sich besonders in unserer Zeit der rasanten Ausdehnung der wissenschaftlichen Chirurgie. Das wird auch dann deutlich, wenn aus materiellen Gründen die Grenze zwischen dem Notwendigen und dem Vermeidbaren unscharf zu werden droht. Die Entscheidung wird dem Chirurgen erleichtert, wenn er sich auf das Vorbild des Lehrers beziehen kann. Die Aufgabe, seinen Schülern ein solches Leitbild zu sein, ein vorgelebtes Beispiel, erhält eine besondere Bedeutung, wenn scheinbare Grundsätze ins Wanken geraten.

Die gesetzliche Regelung der chirurgischen Aufgaben durch die Gesellschaft ist die nachträgliche Verankerung eines primär weltanschaulich begründeten Auftrags. Erst auf der Basis bereits bestehender sittlicher Normen kann die Gesellschaft reglementierend eingreifen.

---

[1] R. Leriche: Philosophie der Chirurgie. Zürich 1954.
[2] R. Leriche, a.a.O.
[3] D. Derra: Präsidentenrede Chirurgenkongreß 1963 in München. Langenbecks Arch. klin. Chir. 304, 3 (1963).

Die Vorschriften, wann und unter welchen Bedingungen der Chirurg
tätig sein darf, kann und muß, beruhen auf ungeschriebenen Sitten-
gesetzen, deren Kern bei allen zeitgemäßen Schwankungen seit mehr
als zweitausend Jahren konstant geblieben ist.

Die konkreten Aufgaben des Chirurgen definiert H. W. SCHREI-
BER [1] so: „Wenn wir Erkrankung und Krankheit als eine Störung
wesentlicher Körperfunktionen, häufig ursächlich oder sekundär ver-
gesellschaftet mit morphologischen Veränderungen ansehen, dann ist
eine chirurgische Therapie immer dann zu erwägen, wenn der krank-
heitsmanifestierende Circulus vitiosus durch eine Änderung der Struktur oder der Form zur Wiederherstellung normaler Funktionen durchbrochen werden kann." Damit werden Aufgaben und Grenzen chirurgischen Handelns dokumentiert. Es ergänzen sich „von seiten des
Kranken ein Höchstmaß menschlichen Vertrauens mit einer außerge-
wöhnlich hohen Verantwortung des Chirurgen".

Die Grenzenlosigkeit dieser Verantwortung zwingt dem Chirurgen
Pflichten auf, die ihrerseits wieder in seinem ärztlichen Auftrag begründet sind — Pflichten, von denen nur die folgenden genannt seien:
die Pflicht zur unbestechlichen Selbstkritik der eigenen Leistung und
ihren Resultaten gegenüber, die Pflicht zur permanenten selbständigen
Fortbildung, die Pflicht zur dauernden Gewährleistung von Hilfe für
den Kranken. Diese Pflichten allein heben den Chirurgen aus seiner
Umwelt heraus, und nur ihre Erfüllung begründet seinen Anspruch gegen die Gesellschaft. Daneben, auf der gleichen Rangstufe, steht u.a.
die Pflicht des Chirurgen zur Stärkung des geisteswissenschaftlichen
Elements in der Chirurgie, die Pflicht zur ungeschmälerten Erhaltung
seines Aufgabenbereiches und die Pflicht zur Verteidigung seines
Standes.

Diese Pflichtenfülle ist, besonders im Zeichen des wachsenden sozialen Anspruchs, fast erdrückend. Sie ist für den Chirurgen nur tragbar, wenn er — fest verankert in der chirurgischen Gemeinschaft —
sich stets seines Auftrages bewußt ist, „der Humanität und nur ihr zu
dienen" [2].

---

[1] H. W. SCHREIBER: Aufgaben und Berufspflichten des Chirurgen. 1. Seminar des
Berufsverbandes der Deutschen Chirurgen zur Vorbereitung der chirurgischen
Ober- und Assistenzärzte auf die Selbständigkeit. Sonderausgabe 2 (1969) der
Informationen des Berufsverbandes der Deutschen Chirurgen.
[2] A. LUKOWSKY: Philosophie des Arzttums. Köln-Berlin 1966.

Die Zukunft des chirurgischen Berufes

„Ich sehe voraus, daß ich vieles unrichtig oder gar nicht werde vorausgesehen haben." Dieses Wort von ROBERT JUNGK, das in seiner Einleitung zu dem erregenden Buch „Unsere Welt 1985" steht, in dem viele prominente Wissenschaftler ihre Visionen und Vorstellungen der wissenschaftlichen Entwicklung der nächsten Jahre beschreiben, ist eine der wichtigsten Arbeitshypothesen auch bei der Vorausschau für die Entwicklung des Berufes.

Allzu lange galt ein solches Vorwärts-Denken als unwissenschaftlich, rein hypothetisch, nebulös. Es erschien als eine Spekulation, der nicht die Kraft des Faktischen innewohnte. Deshalb wurde sie in den Bereich der Phantasie, des Wunschdenkens verbannt. Viel zu spät begann sich, sehr zögernd und sehr ungern gelitten, der Gedanke einen Weg zu bahnen, daß in unserer Zeit rasender Entwicklungen der Verzicht auf eine vorausschauende Strategie dem Verzicht auf den Fortschritt gleichkommt. „Es wäre denkbar, daß wir 1985 an der Schwelle von Entwicklungen stehen, deren Möglichkeiten für die Lenkung und Änderung von lebenden Organismen mit all ihren unausdenkbaren Folgen für die Menschheit noch gar nicht zu ermessen sind [1]."

Wie könnte es in einer solchen Situation anders sein, als daß wir uns auch in den Fragen des Berufes noch im Dunkeln befänden. Das Problem liegt im Grunde darin, daß wir heute, in dieser Welt, die Probleme von morgen, also der völlig veränderten Welt von morgen, anvisieren, d.h. nicht nur diskutieren, sondern aus der Zukunftsvision bereits Konsequenzen ziehen müssen. Das führt zu inneren Widersprüchen und Gegensätzlichkeiten, weil zwangsläufig heute Dinge praktiziert werden müssen, deren Überwindung morgen erklärtes

---

[1] A. LORD TODD (Nobelpreisträger): Die Auswertung unserer heutigen Erkenntnisse. In: Unsere Welt 1985. München-Wien-Basel 1964.

Ziel sein wird. So ereignet sich täglich unvermeidlich etwas Zwiespältiges, Schizoides, das in mancher Hinsicht dem Dilemma des Soldaten vergleichbar ist, der eine Stellung aufbauen muß, deren erzwungener Abbau bereits in Sichtnähe ist.

Die fachlichen Fragen — wir müssen es wiederholen — konzentrieren sich auf einen Punkt: Wird in Zukunft noch ein „Chirurg" gebraucht und wie wird er ausgebildet? Konkretisiert bedeutet das: Schreitet die Spezialisierung so energisch voran, daß es in absehbarer Zeit nur noch einzelne Splittergebiete der Chirurgie geben wird, so daß im Kreiskrankenhaus — als Typ-Krankenhaus — neben dem Abdominal-Chirurgen, ein Unfall-Chirurg, ein Thorax-Chirurg, ein Gefäß-Chirurg usw. als selbständiger Chefarzt benötigt und tätig werden wird? Oder muß das Schwerpunktsystem so konsequent durchgeführt werden, daß im Kreiskrankenhaus A. *nur* Abdominal-Chirurgie, in B. *nur* Thorax-Chirurgie, in C. *nur* Gefäß-Chirurgie betrieben wird? Wird überall Unfall-Chirurgie daneben möglich sein oder nur im jeweiligen festen Zusammenhang zu den universal- (oder wie es jetzt mehr und mehr heißt: allgemein-) chirurgischen Kreiskrankenhäusern? Oder wird es viele kleine Departments geben (mit oder ohne Chefarzt, mit oder ohne „Vorstand")? Oder werden die praktischen Bedürfnisse im Verein mit den finanziellen Blockaden stärker sein, so daß die allgemein-chirurgisch ausgerichteten Kreiskrankenhäuser die schwerpunktmäßig orientierten noch für längere Zeit bei weitem an Zahl übersteigen werden? Wo aber kommen die Chefs der allgemein-chirurgischen Kreiskrankenhaus-Abteilungen her? Wie soll eine so umfassende chirurgische Gesamt-Weiterbildung noch durchgeführt werden, wenn nur noch einzelne selbständige Splitter der einstigen Chirurgie vorhanden sind, wenn alle Assistenten-Stellen nur durch Spezialisten-Anwärter besetzt sind, so daß nur ein rotierend und vorübergehend Beschäftigung und vor allem Unterweisung suchender Adept gar keinen bezahlten Platz findet?

Fragen über Fragen, die sich im einzelnen noch vervielfachen lassen, auf die nur ganz persönliche, ganz hypothetische und unverbindliche Antworten möglich sind. Immer wieder das gleiche Erstaunen, daß solche entscheidend wichtigen Fragen nicht einmal im größeren sachverständigen Kreis diskutiert, geschweige denn wenigstens so weit entschieden worden sind, daß sich daraus eine begrenzte Vorausschau für eine übersehbare Zeit ableiten ließe. Ohne eine solche aber ist eine begründbare Krankenhaus-Bauplanung ebensowenig möglich wie die Heranbildung der nach Zahl und Struktur benötigten Chirurgen.

Die gleiche Fragestellung ergibt sich bezüglich der niedergelassenen Chirurgen. Wird der hier ganz im Vordergrund stehende Universal-Chirurg noch längere Zeit in der Lage sein, den steigenden Spezialanforderungen zu genügen? In welche Richtung muß gegebenenfalls die Sub-Spezialisierung gelenkt werden? Läßt sich das Schema der „Teilgebiete", wie es die Weiterbildungsordnung entwickelt hat, aufrechterhalten? Auch hier viele ungelöste Fragen.

So gewagt es ist, in dieser hektischen Situation Prognosen zu stellen, so sind sie doch als Ausgangspunkt für Diskussionen und für die sich daraus entwickelnden Planungen notwendig. Mit aller erforderlichen Einschränkung also kann man davon ausgehen, daß noch für eine vorhersehbare Zeit von etwa 10 Jahren der gut ausgebildete Universal-Chirurg sowohl für das mittlere und kleine Krankenhaus als auch für die chirurgische Praxis benötigt werden wird. Speziell für die „Zentralen", d. h. nicht auf Schwerpunkte fixierten Kreiskrankenhäuser wird ein solcher Chirurg noch für diese längere Zeit unentbehrlich sein. Seine möglichst umfassende chirurgische Bildung muß deshalb unter allen Umständen sichergestellt werden. Die Zahl der mit Vertretern der einzelnen chirurgischen Sub-Spezialitäten besetzten Schwerpunkt-Krankenhäuser wird und soll zunehmen, wobei die Planung — wie erläutert — vornehmlich chirurgischen Fachleuten obliegen sollte. Auch die chirurgische Praxis braucht den exquisiten „Allgemein-Chirurgen". Hier werden die Praxen mit Betonung der „Teilgebiete" mehr und mehr an Boden gewinnen; das wird besonders bei dem Teilgebiet „Unfallchirurgie" und einem sich evtl. anbahnenden Teilgebiet „Plastische und wiederherstellende Chirurgie" mit Schwerpunkt auf der Handchirurgie der Fall sein.

Untrennbar mit diesen Fragen verbunden ist eine sorgfältige Vorausschau der Berufschancen des Chirurgen. Zahlreiche Sorgen, die auf der jetzigen Chirurgen-Generation lasten, rühren von der Überzahl an Chirurgen her, die auf die wenigen vorhandenen Chefarzt-Posten Anspruch erhoben. Eine wichtige Aufgabe der Zukunft wird es also sein, im Rahmen des freien Spiels der Kräfte einen Überblick über die vorhandenen Weiterbildungsmöglichkeiten und ihre optimale Ausnutzung zu bekommen und die Zahl der dort zur Heranbildung zum Chirurgen tätigen jungen Ärzte sowie ihre Qualität laufend zu überprüfen. In diesem Zusammenhang sei an das Holländische Modell erinnert, von dem wir bereits 1964 berichteten [1] und dessen modifizierte Übertragung auf Länderebene in der Bundesrepublik uns durchaus praktikabel erscheint [2].

Das „Concilium chirurgicum" — 1948 von Prof. NUBOER aus Utrecht in Holland eingeführt — besteht aus den 7 Ordinarien für Chirurgie und 8 anderen Chirurgen, die jedes Jahr aus der Gesamtzahl von etwa 400 holländischen Chirurgen gewählt werden.

Es hat im wesentlichen zwei Aufgaben:

1. Überwachung der Ausbildung des Nachwuchses,
2. Visitationen der Krankenhäuser.

Die auf freiwilliger und uneingeschränkter Zustimmung aller holländischen Chirurgen beruhende intensive Tätigkeit des Concilium chirurgicum erstreckt sich demnach auf

1. die Person des Ausbilders,
2. die Einrichtung, Ausstattung und Belegung des Krankenhauses, in dem ausgebildet wird und
3. die Person des Auszubildenden.

Vom *Ausbilder* wird sehr viel verlangt, ein breites Spektrum an menschlichen, ärztlichen, chirurgischen Fähigkeiten, an Lehrbefähigung und Lehrbereitschaft, an persönlichem Einsatz für die Unterweisung des chirurgischen Nachwuchses — kurz ein Programm, das wir uns sehr gut zum Vorbild nehmen können und das wir für uns in ganz ähnlicher Form in der neuen Weiterbildungsordnung aufgestellt haben.

Auch bei dem zweiten großen Komplex, der *Klinik*, der *Abteilung*, machen die Holländer sehr weitgehende Forderungen geltend. Sie erstrecken sich auf die Größe und das Krankengut, die Ausstattung und Einrichtung, die Zahl und Art der Operationen, die Form und Qualität der Laboratorien, die Bibliothek und Pathologie und v.a.m.

Und vom *Facharzt-Anwärter* schließlich wird verlangt, daß er mindestens 6 Jahre als Assistent in ganztägiger Arbeit in einem zur Weiterbildung zugelassenen Krankenhaus auf dem Gebiet der Allge-

[1] W. MÜLLER-OSTEN: Höchstleistung durch Selbstkontrolle. 15jährige Erfahrungen mit neuen Wegen der Fachausbildung in Holland. Mitteilungen des Berufsverbandes der Deutschen Chirurgen 1 (1964).

[2] W. MÜLLER-OSTEN: Über die berufliche Zukunft des Chirurgen. Gedanken um ein Concilium chirurgicum. Informationen des Berufsverbandes der Deutschen Chirurgen 2 (1970).

meinen Chirurgie und ihren Grenzbereichen arbeiten muß. Wenn das
an der Klinik, an der er weitergebildet wird, nicht möglich ist, so muß
ein Teil der 6jährigen Weiterbildung an einem anderen Krankenhaus
durchgeführt werden. Neben dieser praktisch-chirurgischen Arbeit
muß sich der Facharzt-Anwärter wissenschaftlich weiterbilden, die
chirurgische Literatur regelmäßig verfolgen und auch wenigstens eine
wissenschaftliche Arbeit schreiben. Nach Ablauf jedes Jahres seiner
Weiterbildung hat er eine Liste der von ihm selbständig durchgeführten Operationen an das Concilium chirurgicum einzureichen.

Nun aber der wesentliche Unterschied zu unserem System: Um die
Durchführung der chirurgischen Weiterbildung in dem skizzierten
Rahmen überwachen zu können, führt das Concilium chirurgicum regelmäßig alle 5 Jahre *Visitationen der chirurgischen Universitätskliniken und Krankenhausabteilungen* durch, in denen Assistenten zu
Fachärzten herangebildet werden. Diesen Visitationen liegen außerordentlich weitgehende Richtlinien zugrunde.

Aufgrund dieser sehr sorgfältigen Erhebungen wird ein *Gutachten*
der Visitationskommission erstattet, das im wesentlichen in zwei
Fragestellungen endet:

1. Ist die Abteilung zur Weiterbildung geeignet? Wenn ja, zur
Weiterbildung von einem, von zwei, von drei, von vier Assistenten
und so weiter?

2. Entspricht die Organisation der Weiterbildung, die Einrichtung und Ausstattung der Weiterbildungsstätte den Anforderungen? Wenn nein, in welchen Punkten bedarf sie einer Änderung?

Worin liegt nun das Geheimnis des Erfolges dieses Concilium
chirurgicum?

Da ist zunächst zu sagen, daß alles *freiwillig* geschieht. Alle
Chirurgen — Ordinarien und Direktoren der Universitätskliniken
ebenso wie Krankenhaus-Chefärzte — haben sich freiwillig bereit erklärt, derartige Visitationen in ihren Kliniken durchführen zu lassen.
Damit ist ein zweierlei Recht oder eine verschiedenartige Bewertung der
Leistungen von vornherein ausgeschlossen und ein gleichmäßiger, wenn
auch strenger Maßstab für alle chirurgischen Abteilungen angelegt.

Ein weiteres wichtiges Moment ist die Tatsache, daß dem Concilium chirurgicum die Berechtigung zuerkannt worden ist, die *Zahl der
Weiterbildungs-Assistentenstellen* in jeder einzelnen chirurgischen Abteilung *festzulegen*. Jeder Chefarzt wird sich also bemühen, den Richt-

linien zu genügen, um möglichst viele Assistenten zu bekommen, die ihre Heranbildung zum Facharzt auf seiner Abteilung erhalten können.

Ferner: es ist inzwischen dahin gekommen, daß jedesmal dann, wenn ein Chefarzt bei seinem Krankenhausträger die Bereitschaft zur Anschaffung neuer Geräte oder sonstiger Einrichtungsgegenstände, zur Renovierung von Räumen oder zum Ausbau seiner Abteilung nicht durchsetzen kann, er eine *außerplanmäßige Visitation* durch das Concilium chirurgicum erbittet. Wenn dann die visitierende Kommission zu der Überzeugung gelangt, daß ohne eine derartige Veränderung der Abteilung die Genehmigung, Fachärzte heranbilden zu können, nicht mehr aufrechterhalten werden kann, so ist allein diese Gefahr in der Regel für den Krankenhausträger Grund genug, den Wünschen des Chefarztes zu entsprechen.

Der im Zusammenhang mit den Zukunftschancen des Chirurgen aber wichtigste Aspekt dieses Verfahrens ist der, daß man sich regelmäßig eine ganz *klare Vorstellung über die Qualität und über die Quantität des chirurgischen Nachwuchses* bilden kann. Es hat sich ergeben, daß bei einer Bevölkerungszahl von etwa 12 Millionen 400 Chirurgen und 32 Ausbildungs-Krankenhäuser einschließlich der Universitätskliniken genügen, in denen jährlich etwa 30 junge Chirurgen ihre Weiterbildung zum Facharzt für Chirurgie abschließen. Die Krankenhäuser, denen keine Ausbildungs-Assistentenstellen zugebilligt werden, rekrutieren ihre Assistenten in der Hauptsache aus der Zahl derjenigen Facharztanwärter anderer Fachgebiete, die vorübergehend chirurgisch gearbeitet haben müssen.

Wir haben hier ein Modell vor uns, das in 20 Jahren alle die Gefahren vermieden hat, unter denen wir hoffnungslos zu leiden scheinen. Es ist weder ein Zuviel noch ein Zuwenig an Chirurgen herangebildet worden. Man weiß genau, welcher junge Nachwuchs-Chirurg an welchem Krankenhaus den besten Arbeitsplatz finden wird.

Man kann genauestens auch hinsichtlich der Sub-Spezialitäten disponieren, indem man — selbstverständlich mit einem gewissen Spielraum — vorauskalkulieren kann, wieviel benötigt wird und wie die Zukunftschancen jedes einzelnen sind.

Daß das in einem so freiheitlichen Land wie Holland mit solchem Erfolg praktiziert wird, beweist, daß es nichts mit Planwirtschaft zu tun hat. Daß alle Chirurgen sich freudig diesem System anschlossen und sich nun nachfolgend auch die anderen großen Fachgebiete ein ähnliches Verfahren erarbeitet haben, zeigt, welche bemerkenswerte Idee dahintersteckt [1].

Bezüglich der politischen und soziologischen Probleme hat der Präsident der Amerikanischen Chirurgenvereinigung Dr. CREECH eine bemerkenswerte Vorausschau für das Jahr 1990 gegeben [2], der wir folgendes entnehmen:

Private ärztliche Tätigkeit wird nicht mehr ausgeübt.

Die Krankenbehandlung geht nach Art der Fließbandarbeit vonstatten.

Die Berufsselbständigkeit der Ärzte wird aufgegeben, die Ärzte werden Angestellte des Staates oder anderer geographischer Einheiten sein, welche für die vollständige Gesundheitsfürsorge aller ihrer Mitglieder bzw. Gemeinschaften verantwortlich sind.

Die Honorierung der ärztlichen Leistung erfolgt entweder durch staatliches Pauschale oder durch Angestelltengehalt, die Diagnosestellung erfolgt fast ausschließlich durch Computer, wie überhaupt die gesamte Medizin computerisiert wird, die individuelle Diagnose wird extrem selten.

Die Gesundheits- und Krankengeschichte jedes Menschen wird von Geburt bis zum Tode ständig überwacht, das gespeicherte Material ist jederzeit abrufbar.

Die Regierung und staatlichen Organe nehmen wachsenden Einfluß auf die Volksgesundheitsfürsorgepflege. Die staatlichen Eingriffe in die Medizin werden umfangreicher und machen nicht vor der individuellen Praxis des Arztes halt.

Entstehen neuer Berufsgruppen in der Medizin (medizinische Gehilfen, die im Krankenhaus viele bisher von Ärzten ausgeübte Spezialaufgaben übernehmen).

„Biomedizinische Ingenieure" nehmen teilweise die Stellung von Ärzten ein. Statt Überspezialisierung Trend zu „Systemspezialisten", z.B. für cardio-vasculäre Krankheiten, die sowohl intern als auch chirurgisch tätig sind.

---

[1] Prof. NUBOER und der derzeitige Sekretär des Concilium chirurgicum, Dr. J. TH. H. GRONDT haben mich liebenswürdigerweise über die weitere Bewährung dieses Verfahrens und die inzwischen eingetretenen geringfügigen Veränderungen informiert.

[2] G. H. GRAUL und H. W. FRANKE: Futurologie und Medizin, zit. nach SCHWEISSHEIMER: Materia Medica Nordmark.

CREECH weist darauf hin, daß weder Ärzte noch Patienten auf solche Entwicklungen vorbereitet seien und daß diesem Drang zur Automation in der Medizin — erfolglos — Widerstand entgegengebracht wird. Die Führung auf diesem Gebiete sollten die Ärzte behalten.

Was hier mit präziser Zeitangabe vorausgesagt wird, erschien vor wenigen Jahren noch als reine Utopie. Es ist aber bereits jetzt so nahe in unser Bewußtsein gerückt, daß kaum mehr Zweifel aufkommen können, daß die Entwicklung in dieser Richtung verlaufen, sondern höchstens darüber, wann das erfolgen wird. Nicht die eigene Vorstellungskraft ist entscheidend, sondern die nüchterne Beurteilung voraussehbarer Entwicklungen. Dazu bedarf es einer besonderen Schulung.

Es kann deshalb — worauf GRAUL und Mitarb. [1] hinweisen — gefährlich sein, wenn Entscheidungen in einer technischen Welt von morgen von Leuten getroffen werden, die ... keine Kenntnisse im Gebrauch exakter Analysemethoden, keine Einsicht in funktionale Zusammenhänge haben. Intelligenz dazu zu verwenden, um überkommenem, aber längst überholtem Gedankengut zum Durchbruch zu verhelfen, ist verschwendete Intelligenz; sie ist — wie STEINBUCH sagt — „falsch programmiert" [2].

Wieweit jedoch die eingangs erwähnten Vorhersagen im einzelnen nur auf — naheliegenden — Schätzungen beruhen, sei dahingestellt. Es wird kaum jemand solche Prognosen beweisen wollen. Das ist aber auch nicht nötig. Sie entspringen alle einer voraussehbaren Tendenz. Und schon das Vorhandensein dieser Entwicklungsrichtung zwingt dazu, sie einzukalkulieren und sie nach Möglichkeit selbst zu beeinflussen, statt — wie bisher — allein von ihr beeinflußt zu werden.

Allzu sehr ist bei uns die Neigung spürbar, unbequeme Dinge nicht wahrhaben zu wollen, selbst möglichst noch ungeschoren davonzukommen und alles Übrige der Zukunft, d.h. der Selbsterledigung, zu überlassen. Eine Vorausschau wird mit der — berechtigt diskreditierten — „Planwirtschaft" verwechselt und gilt überdies als phantastische Zeitverschwendung.

Mit Gummibändern auf dem erreichten Standort fixiert wird nüchterne „Generalstabsarbeit" auf wissenschaftlichem Gebiet als un-

---

[1] E. H. GRAUL und H. W. FRANKE: Futurologie und Medizin. V. Mißgeleitete Intelligenz — eine Zwischenbetrachtung. Deutsches Ärzteblatt **15** (1969).
[2] K. STEINBUCH, a.a.O.

seriös angesehen. Es ist kaum vorstellbar, daß trotz aller Mahnungen und Appelle erst jetzt und nur sehr zögernd wissenschaftliche Überlegungen über die Zukunft des Berufes begonnen werden und neben anderem auch unsere Vorschläge, dafür im Rahmen einer großen chirurgischen Klinik selbst Zeit, Mittel und Organisation zur Verfügung zu stellen [1], bisher ohne Widerhall blieben.

So ist es bei einzelnen unkoordinierten und deshalb zunächst wenig vorweisenden Einzelversuchen einer Berufswissenschaft geblieben, von einer systematischen Forschung — wie wir sie vorschlugen — ist noch keine Rede.

Mangels jeglicher breit fundierten Analyse sind alle Betrachtungen über die Zukunft des Berufs Spekulationen, aus denen jedoch, u.U. in beängstigend kurzer Zeit, Wirklichkeit werden kann, auf die dann niemand vorbereitet ist.

Ernste und berechtigte Zweifel gelten der Überlebensfähigkeit einer nennenswerten privat-ärztlichen Tätigkeit. Diese Frage wird schon seit längerer Zeit mit Leidenschaft diskutiert. Dabei sind die jeweiligen politischen Standorte für die Vorausschau so maßgeblich, daß die Stellungnahme allein davon abhängig gemacht wird. Zwar weiß jedermann, daß im kommunistischen Staat die privilegierten Schichten selbstverständlich die gleiche privat-ärztliche Behandlung für sich in Anspruch nehmen, die formell nicht mehr existiert, und daß im sozialisierten Gesundheitswesen die Privat-Praxis eine zunehmend größere Rolle spielt. Aber dieses Problem ist so mit Emotionen überlagert, daß es besonders großer Anstrengungen bedarf, es so objektiv wie möglich zu werten und in der Analyse jede Entwicklungsmöglichkeit einzukalkulieren.

Noch ist zwar die Frage, ob die größeren Erfolgschancen beim persönlichen Engagement oder im staatlich gelenkten Unternehmen liegen, recht eindeutig zu beantworten. Aber das größere Risiko, das mit der Privatinitiative verknüpft ist, wirkt ständig mehr abschreckend, so daß die relative Sicherheit, die das Gemeinwesen seinen Bediensteten bietet, dem größeren persönlichen Erfolg des „Privatunternehmers" vorgezogen wird. Daher geht die Tendenz auch innerhalb der Ärzteschaft mehr und mehr zum Angestellten-Status. Deshalb hat auch die zweite Vorhersage des Präsidenten der Amerikanischen

---

[1] W. Müller-Osten: Die Wissenschaft vom Beruf des Chirurgen. Langenbecks Archiv klin. Chir. **322**, 221 (1968).

Chirurgen-Vereinigung bezüglich der Berufsselbständigkeit des Arztes eine zunehmend größere Wahrscheinlichkeit. Natürlich kommen eine Reihe weiterer Momente in diesem Sinne hinzu, unter denen für die Chirurgen die größere Attraktivität der großen (und deshalb im Gemein-Eigentum befindlichen) Klinik die größte Rolle spielt.

Nahezu automatisch ist damit die Honorarfrage verbunden. Auch hier besteht überhaupt kein Zweifel, daß — in aller Nüchternheit betrachtet — ein limitiertes Einkommen den geringsten Anreiz darstellt. Es wäre auch nur dann vertretbar, wenn von Anfang der Ausbildung an Chancengleichheit nicht nur innerhalb der Ärzteschaft, sondern auch mit allen anderen gleichwertigen, d.h. in erster Linie wohl akademischen, Berufen bestünde. Eine entsprechend längere oder qualifiziertere Ausbildung müßte ihren finanziellen Niederschlag finden.

Wieweit aber die vom Arzt bisher als selbstverständlich geforderte über alle Dienststunden hinweggehende Einsatzbereitschaft allein vom ärztlichen Ethos her noch motiviert werden wird, bleibt offen. Es wird stets Ärzte geben, die ohne jede Rücksicht auf finanziellen Erfolg allein ihrer humanitären Verpflichtung leben werden. Ob das jedoch unter den nivellierenden Bedingungen des Staats-Angestellten von jedem Arzt erwartet und verlangt werden kann, ist äußerst zweifelhaft.

Damit kommt ein Moment in das Leben des Arztes hinein, das es über sehr lange Zeit dort nicht gegeben hat, die Begrenzung der Verpflichtung. Mit dem an alle vergleichbaren Lohnempfänger anzulegenden gleichen Maßstab gemessen, ergeben sich für jeden Angehörigen dieser Kategorie die gleichen Pflichten, die zu überschreiten im Gruppeninteresse sogar unerwünscht sein kann.

Sollte der einzelne Kranke zu der Überzeugung kommen, daß er Rat und Hilfe des Arztes seines Vertrauens auch außerhalb dessen Dienstzeit braucht, so wird sich wahrscheinlich sehr bald wieder eine Differenzierung ergeben, die dann nicht mehr vom Arzt, sondern vom Patienten bestimmt wird.

Deshalb muß die Möglichkeit einer privat-ärztlichen Tätigkeit in abgewandelter Form ebenfalls sorgfältig analysiert werden. Ansatzpunkte dafür bieten die Verfahren, die z.Z. mit dem Etikett „Pool-System" versehen sind. Alle Privat-Einnahmen sämtlicher an einer Krankenbehandlungs-Einheit (Krankenhaus oder Praxis) tätigen Ärzte werden in einen Pool hineinbezahlt, aus dem jeder Arzt entsprechend seiner Leistung seinen Anteil erhält. Daß sich dabei bezüglich der Wertigkeit der einzelnen Leistungen und ihrer subjektiven Einschätzung durch den diese Leistung bewirkenden Arzt und ihrer versuchsweise objektiven Beurteilung durch die anderen Ärzte Meinungsverschiedenheiten entwickeln können, sollte ebenso berücksichtigt werden wie die daraus zu erwartenden Rückwirkungen auf die Zusammenarbeit. Jede in ihrem Relationsgefüge stets angreifbare Gebührenordnung wird keinen zufriedenstellenden Berechnungsmaßstab ergeben.

Die Honorarsysteme, in denen — etwa nach dem Vorbild der Mayo-Clinic und dem Plan der Deutschen Klinik für Diagnostik — alle Ärzte nur von einer genossenschaftlichen Gemeinschaft mit festem Gehalt bezahlt und gegebenenfalls am Gewinn beteiligt werden, bringt die geringeren Reibungsflächen.

Wenn wir den Weg vom Extrem des Staatsangestellten zum anderen des reinen Privat-Arztes zurückverfolgen, so ergibt sich bei der ständig zunehmenden Zahl von Spezialisten, die an der Krankenbehandlung beteiligt sind, aus der unkoordinierten, nach unterschiedlichen Überlegungen errechneten Liquidationshöhe schon für die nächste Zukunft eine Reihe von Problemen. Ein Kranker, der zu einer Operation zum Chirurgen kommt, rechnet mit einer Arztrechnung, evtl. mit zwei oder drei. Es ist aber durchaus möglich und auch völlig korrekt, wenn er u.U. von weit mehr Ärzten, die bei ihm tätig werden mußten, (von ihm ganz unerwartete) Liquidationen erhält.

Sehen wir einmal davon ab, daß der Chirurg meist als letzter seine Rechnung stellen und deshalb aus naheliegenden Gründen gezwungen sein kann, seine Leistung „unter Wert verkaufen" zu müssen, so ist allein die Vielzahl dieser Liquidationen schon optisch äußerst ungünstig. Unterscheiden sie sich auch in der Höhe (also gebührentechnisch gesprochen: im Multiplikator, der bei den einzelnen Positionen der Gebührenordnung verwandt wurde), so ergeben sich aus diesen Momenten unliebsame, oft ganz unberechtigte, aber im System begründete Angriffspunkte gegen alle oder einzelne beteiligte Ärzte. Hier einen koordinierenden Weg zu finden, ist eine gesamtärztliche Aufgabe der nächsten Zukunft.

Wenden wir uns jedoch wieder den *Berufsprognosen* zu, so zeichnet die Speicherung der gesamten Anamnese jedes Menschen ein Zukunftsbild, dem man bei aller Aufgeschlossenheit für die schnelle Be-

reitstellung des vorhandenen Materials bezüglich der uns Ärzten so
sehr am Herzen liegenden Schweigepflicht mit Skepsis begegnen sollte.
Bedenkt man, daß im Gewahrsam des Bewahrers dieses Materials sich
mit Bestimmtheit zahlreiche weitere Informationen über jeden einzelnen Bürger befinden werden, so ergibt sich daraus ein gesellschaft-
liches Problem ersten Ranges. Die Visionen ORWELLs [1] nehmen dann
Gestalt an.

So zurückhaltend der Arzt solchen Plänen gegenüber sein sollte, so
aufgeschlossen muß er natürlich dem Einsatz des Computers in seinem
Arbeitsbereich gegenüberstehen. Daß vom Computer entscheidende
Veränderungen der ärztlichen Arbeitsmethodik wie in ihren Resultaten zu erwarten sind, zeigt sich bereits dort, wo Datenverarbeitung
im ärztlichen Bereich zur Selbstverständlichkeit geworden ist.

Die begreifliche Sorge gegenüber der Mechanisierung der Medizin
geht naturgemäß in erster Linie vom Kranken aus, der sich schon jetzt
durch die Vielzahl von Apparaten mitunter erdrückt fühlt und immer
mehr den hilfsbereiten Arzt vermißt. Je breiteren Eingang mit unserer Hilfe die Automatisation in die Medizin findet, um so größeres
Gewicht muß der erfahrene Chirurg bei der Ausbildung des Nachwuchses auf die menschlich-ärztliche Erziehung legen. Die Apparate-
Medizin wird die Vereinsamung des Menschen zwangsläufig steigern.
Treten wir selbst bei aller Begeisterung für den technischen Fortschritt
diesem Gespenst der Entseelung nicht mit unserer ganzen menschlichen
Kraft entgegen, dann werden wir ihm selbst erliegen — es sei denn,
die Manipulierbarkeit des Menschen hat inzwischen Formen angenommen, die wir nur erahnen können. Nur wer als Arzt das ganze
Schutzbedürfnis des Kranken selbst erlebt hat, wird diese Sorgen der
Menschen unserer Zeit verstehen. Daß wir jedoch niemals Hemmschuh
für die technischen Verbesserungen sein dürfen, die unsere Hilfsmög-
lichkeiten steigern, bedarf keiner Erwähnung.

Von einer *„Strategie für die Therapie"* zu sprechen, scheint uns besonders wichtig. Therapie baut sich seit eh und je auf einer exakten
Diagnose und Indikation auf. Jetzt aber bietet sich die Möglichkeit,
im Einzelfall nicht nur alle speziellen Daten sofort parat zu haben,
sondern darüber hinaus auch die wissenschaftlichen und praktischen
Ergebnisse, die an anderen Stellen gewonnen wurden.

---

[1] ORWELL: „1984". Baden-Baden-Stuttgart 1950.

Das bezieht sich zunächst auf die *Forschung*. Welche Erfolge auf ein gemeinsames Ziel gerichtete „strategisch" geplante Forschung vieler Einzelgruppen erringen kann, hat — zwar auf einem ganz anderen Gebiet — die Mondlandung erwiesen, die in diesen Tagen die Welt fasziniert. Welche Möglichkeiten koordinierter Forschung lassen sich daraus wie auf jedem anderen Arbeitsgebiet so auch auf unserm chirurgischen ableiten! Hier bietet sich ein neuer Weg, der aus den Grenzen der eigenen Arbeitsstätte hinausführt, geradezu an. Ein Beispiel von epochaler Bedeutung hat gezeigt, was durch Zusammenfassung vieler sonst isolierter und unabhängiger Einzelkräfte und ihrer Steuerung auf einen Richtpunkt erreicht werden kann. Das sollte ein Stimulans besonderer Art für die Forschung sein.

Daraus ergeben sich dann auch gleiche Möglichkeiten für die *Therapie*. Auch die weiter gesteigerte Kommunikation kann dazu beitragen, die Therapie herauszuheben aus der Menge der Unwägbarkeiten, die sie heute noch begleiten. Hier eröffnet sich ein weiteres breites Feld der Analyse und Vorausschau.

Die Operation wird immer eine einmalige geistige Leistung bleiben, die gerade wegen der wachsenden technischen Perfektion an den Chirurgen immer größere menschliche Anforderungen stellen wird. Die Vielzahl zu verwertender Erkenntnisse wird die Intelligenzleistung eher steigern müssen.

Der Chirurg der Zukunft wird auch deshalb immer stärker in der Gruppe integriert werden. Sein Arbeitsbereich wird sich an Ausdehnung verkleinern, an Intensität aber vergrößern. Das entspricht dem Satz, daß immer mehr Ärzte an immer weniger Kranken tätig werden.

Welche Konsequenzen das für die Organisation des Krankenhauses und der Praxis haben wird, bedarf ebenfalls frühzeitiger Überlegungen. Wahrscheinlich wird — wie wir schon andeuteten — das Mosaik-Krankenhaus, das sich aus vielen Teilgebieten zusammensetzt, neben der organbezogenen chirurgischen Abteilung stehen. Auch die anderen oben angedeuteten Systeme werden an Bedeutung gewinnen. Wieweit kleinere Häuser noch sämtlich mit allgemein-chirurgischen Abteilungen unter Einschluß der Unfall-Chirurgie ausgestattet sein werden, ist nicht zuletzt ein Transportproblem.

Größe, Zuschnitt, Arbeitsrichtung, Schwerpunkt der chirurgischen Einzel- und Gruppen-Praxis werden sich in den Städten ebenfalls nach berufswissenschaftlichen Erkenntnissen richten.

So vielfältig die Entwicklungsmöglichkeiten auch sein mögen, die trotz aller relativen Genauigkeit der derzeitigen Vorhersagemethoden noch immer eine beträchtliche Streubreite haben — die bisherigen Verfahren der „Modernisierung" nach den eigenen Interessen, Kenntnissen und Erfahrungen werden den Fortschritt blockieren und sollten schnellstens zugunsten einer wissenschaftlichen Erforschung der Gegebenheiten des Berufes verlassen werden.

Dabei kommt es nicht so sehr auf die persönliche Meinung Einzelner an, sondern in diesem neuen Gebiet auf die Erarbeitung exakter Untersuchungsmethoden. Wir stehen hier ebenso vor weißen Flecken auf der Landkarte wie vor der Erforschung der Kontinente.

Nur die schlüssige Verbindung der gewonnenen chirurgisch-wissenschaftlichen Ergebnisse und Erfahrungen mit ihrer praktischen Verwertbarkeit bringt den Fortschritt. Die Wissenschaft von der Chirurgie braucht also in der *Wissenschaft vom Beruf des Chirurgen* ihr Pendant. Nur auf diese Weise wird die Zukunft richtig vorbereitet und so wenig wie möglich sich selbst überlassen.

Ein Faktor, der bisher praktisch nie ernstlich berücksichtigt wurde, ist der volkswirtschaftliche Gesichtspunkt von *Angebot und Nachfrage für freiberufliche Leistungen.* J. F. VOLRAD DENEKE [1] stellt die nüchterne und unsentimentale Frage, die von manchem Arzt zwar noch als Skandal empfunden werden mag, ob es Mittel und Methoden gäbe, die Nachfrage zu manipulieren, zu beleben, zu dämpfen, dem Angebot freiberuflicher Leistungen neue Märkte zu erschließen, das Angebot zu verbessern, zu verbilligen, zu spezifizieren, zu typisieren. Dabei verweist DENEKE zunächst darauf, daß die freien Berufe in den Gruppenkämpfen von Kapital und Arbeit zwischen den Fronten stehen. „Sie gehören nicht zu den Beteiligten, sondern zu den Betroffenen: Wenn es um ärztliche Honorare geht, sind sich die sog. Sozialpartner stets schnell einig."

Im Verhältnis von Masse und Individuum muß das freiberufliche Leistungsangebot das Problem massenhaft wachsender Nachfrage bewältigen, ohne den oben fixierten Charakter der individuellen Einzigartigkeit ihrer Leistung zu verlieren. Hier liegen auf weite Sicht umfangreiche Gemeinschaftsaufgaben für freiberufliche Forschung auf be-

---

[1] J. F. VOLRAD DENEKE: Angebot und Nachfrage für freiberufliche Leistungen. Deutsches Ärzteblatt **10** (1968).

triebswirtschaftlichem, konjunkturpolitischem, soziologischem und berufsrechtlichem Gebiet.

M. Pflanz drückt das bei seinen Untersuchungen über die Qualität ärztlicher Verrichtungen so aus: „Man muß sich vollständig von romantisierenden und idealisierenden Vorstellungen über die Tätigkeit des Arztes befreien und ganz nüchtern ebenso die Einzelsteine des Mosaiks ärztlicher Tätigkeit analysieren wie ihr zu einem Gesamtbild zusammengefügtes Muster." [1]

Das Angebot der freiberuflichen Leistung ist nach Deneke durch drei Merkmale charakterisiert:

1. Es umfaßt ideelle Güter und Dienstleistungen

2. Es handelt sich um persönliche Leistungen

3. Das Angebot wird von wirtschaftlich Selbständigen gemacht.

Diesen stellt er bezüglich der Nachfrage (nicht des Bedarfs) drei Aufgaben gegenüber:

1. Die freien Berufe sollten sich in ihrem Arbeitsbereich um wirklichkeitsnahe Marktanalysen bemühen und ihren Leistungskatalog der Nachfrage anpassen

2. Die freien Berufe sollten sich durch Rationalisierung, Spezialisierung und Verbund dem Wettbewerb mit vergleichbaren industriellen, gemeinwirtschaftlichen und staatlichen (kommunalen) Leistungen stellen

3. Die freien Berufe sollten durch gemeinschaftliche Aufklärung und Werbung die Nachfrage nach freiberuflichen Leistungen beleben und beeinflussen.

Wir finden hier in volkswirtschaftlicher „Verpackung" sehr viele Gedanken wieder, die wir aus ganz anderer Sicht entwickelt haben. Deneke sagt: „Marktanalysen für die Tätigkeit im Bereiche der freien Berufe setzen voraus, daß man die Marktpartner der freien Berufe befragt." Man wird sie sehr vieles und sehr detailliert fragen müssen. Wir fordern auf zu fragen: was erwartet der Kranke vom Arzt? Dazu bedarf es natürlich der systematischen Analyse der Einzelpraxis, der Gruppenpraxis, des Krankenhauses, der Klinik. Dazu bedarf es im Endeffekt einer Überprüfung, wo das eigene Angebot verbessert werden kann. Man darf sich also nicht unbesorgt darauf verlassen, daß die Patienten schon kommen werden, sondern muß

---

[1] M. Pflanz: Beurteilung der Qualität ärztlicher Verrichtungen. Münch. Med. Wschr. 35 (1968).

sich der Mittel des wirtschaftlichen Fortschritts bedienen; d.h. (mit
DENEKE) im besonderen Rationalisieren, Spezialisieren, Konzentrieren. „Wer der Veramtung und Verwirtschaftung geistiger ideeller Leistungen Einhalt gebieten will, muß die freien Berufe voll konkurrenz-
fähig machen, statt ihnen einen Naturschutzpark einzurichten.“

Aus all dem ergibt sich, daß nicht in der reinen Verteidigung des
Terrains die Gegenwarts- und Zukunftaufgabe liegt, nicht im reinen
Bewahrenwollen von gesetzlich fixierten Aufträgen, die durch poli-
tische Veränderungen aufgehoben werden können, sondern in der
Neugewinnung von Boden. Wir Chirurgen müssen offensiv werden,
wir müssen unseren Patienten klar machen, weshalb unsere eigene Lei-
stung etwa dem konkurrierenden Angebot behördlicher Leistungen im
Einzelfall überlegen ist.

Dazu bedarf es des Verzichts auf uralte Tabus, der Beseitigung
des geheimnisvollen Schleiers, der unsere Arbeit umgibt und den wir
längst hätten zerreißen sollen [1]. Dazu bedarf es offener Darstellung
unseres Werdegangs, unserer Aufgaben, unserer Möglichkeiten. Dazu
bedarf es einer sachlichen Aufklärung über die tägliche Arbeit des
Chirurgen, die außerhalb des Sensationsbereiches liegt, über die
Schwierigkeiten, die ihr in Klinik, Krankenhaus und Praxis begegnen.
Dazu bedarf es einer nüchternen Information darüber, was eigentlich
Chirurgie ist, was zu unserem Gebiet gehört und was nicht. Woher
soll es denn der Kranke wissen, wann der Urologe, wann der Orthopäde zuständig ist, was rein chirurgische Aufgabe ist, wenn wir es ihm
nicht sagen?

Dazu bedarf es einer nur auf den „Laien“ abgestellten laufenden
Information. Das allein schafft Verständnis. Wir brauchen ja auch
den Laien, der Entscheidungen über die Krankenhausentwicklung,
über die Krankenversicherung, über berufsgenossenschaftliche Fragen
zu fällen hat. Woher wollen wir verlangen, daß es die richtigen Entscheidungen sind, wenn wir ihn nicht sachlich informieren? Wie oft
erhält beispielsweise der Berufsverband Anfragen von Krankenhaus-
trägern, wie es mit dieser und jener innerärztlichen Frage steht, wer
etwa Mamma-Chirurgie betreibt, der Gynäkologe oder der Chirurg,
wer eine unfallchirurgische Abteilung zu leiten hat, der Orthopäde
oder der Chirurg usw. Wir Chirurgen sind dazu verpflichtet zu

---

[1] W. MÜLLER-OSTEN: Die Wissenschaft vom Beruf des Chirurgen. Langenbecks
Arch. klin. Chir. **322**, 221 (1968).

sagen, wie es um unsere Aufgabe bestellt ist, wo Mängel, wo Lücken, wo unnötige Erschwernisse bestehen. Je weniger Diskussion über spektakuläre Sonderprobleme und dafür sachliche Information, um so wertvoller ist es für alle. „Das Vertrauen der Öffentlichkeit ... wird eher beeinträchtigt, wenn die Ärzte sich weiterhin den Anschein eines Geheimbundes geben [1].“ Das ist sachliche Standeswerbung, nicht im Interesse einzelner.

Dazu bedarf es dessen, was man, der modernen Schlagwort-Neigung entsprechend, mit „Public Relations“ bezeichnet [2]. Individualität in der Massengesellschaft, wie DENEKE es nennt, das wollen die Partner, das wollen unsere Patienten. Das ihnen nahezubringen, ist unsere Aufgabe. In unserer Zeit ist man gewohnt, das nicht zur Kenntnis zu nehmen, was einem nicht ständig präsentiert wird. Wir dürfen nicht den Fehler fortsetzen, von uns auf andere zu schließen, und es als selbstverständlich betrachten, daß man alles über uns weiß. Vor der Wahl des Arztes muß der Patient soviel wie möglich über dessen Aufgabengebiet wissen — nicht der Einzelperson, sondern der Gruppe. Er muß also wissen, wann und mit welcher Krankheit man zum Chirurgen gehen muß. Wie oft sagen uns sogar „Gebildete“: „Aber Sie schneiden doch nur!“

Lassen wir dabei alle „Untertöne“ außer Betracht, die hier mitschwingen. Auch sie sind Ergebnis einer Öffentlichkeits-Beeinflussung. Hier liegt bereits eine Einengung vor, der ungezählte Patienten zum Opfer fallen und mit ihnen auch Kuratoriumsmitglieder, Angehörige von Kommissionen, die über die Krankenhaus-Gestaltung und -Entwicklung zu entscheiden haben. Wollen wir es ihnen zum Vorwurf machen, wenn sie von uns nicht oder zu wenig informiert werden? Jede Unterhaltung mit ärztlichen Laien — selbst mit offiziellen Vertretern von Verbänden, die solche Fragen täglich behandeln — fördert eine Fülle von Unklarheiten und Fehlvorstellungen zutage, die irgendwann einmal zu einer Fehlentscheidung geführt haben, führen oder geführt hätten. Es ist dann aber zu spät, darüber zu klagen, wenn solche Entscheidungen getroffen sind. Man ist oft erstaunt, wie dankbar jede sachliche Information begrüßt wird, weil jeder Fachfremde ja auch überfordert ist, wenn er Stellung nehmen muß, ohne vorher informiert zu werden.

---

[1] M. PFLANZ, a.a.O.
[2] W. MÜLLER-OSTEN, a.a.O.

Das ist auch unsere Chance! Unterlassen wir sie, so nützen wir nur dem, der den freien Beruf beseitigen will.

Mit der „Stiftung zur Förderung der wissenschaftlichen Forschung über Wesen und Bedeutung der freien Berufe", die Ludwig Sievers gründete, und mit dem Institut für Freie Berufe an der Friedrich-Alexander-Universität Erlangen-Nürnberg wurden erste Ansätze gemacht. Sie reichen für die umfangreiche spezielle Forschung über die Wissenschaft des chirurgischen Berufes naturgemäß nicht aus. Unsere spezifischen Probleme erzwingen schon jetzt Behandlung der in die Zukunft gerichteten Fragen.

Woher kommen die Angriffe gegen den freiberuflich tätigen Arzt? Sehen wir einmal von der Fehleinschätzung des Faktors „Ärztliches Honorar" ab, die bewußt die Investitionen, die laufenden Unkosten an Miete, Personal und Material, die Krankenversicherung und Altersvorsorge, die Fortbildungskosten und v.a.m. übersieht, so wird deutlich, daß die freiberufliche Individualität wie E. Fromm [1] es formuliert als ein „Störfaktor" angesehen wird. Nicht der Patient, der die Individualsphäre sucht, empfindet ihn als solchen, sondern einzelne institutionelle und administrative Bereiche sehen es mit Unbehagen, daß er sich selbst und seine Tätigkeit nicht immer und in jedem Fall erfassen, „in den Griff bekommen" läßt. Zwar erwartet der Patient als Teil eines Sozialgefüges von ihm mehr und anderes als der Kranke früher vom Arzt erhoffte. Er glaubt, einen Anspruch auf Wiederherstellung seiner Gesundheit zu haben, den der Arzt zu bewirken hat. Welchen Weg der Arzt dabei beschreitet, ist ihm aber oft gleichgültig, wenn er nur erfolgreich ist.

Es wird dem potentiellen Kranken aber permanent von den verschiedensten Seiten eingeimpft, daß der Arzt in seiner von ihm so entschieden verteidigten Bastion der Freiberuflichkeit eben jenes Ärgernis sei, das nicht hineinpasse in die gleichförmige Maschinerie unserer Industriegesellschaft.

Diese Nivellierungstendenzen stoßen sich gerade am Chirurgen, der geradezu als Prototyp der ärztlichen Individualität angesehen wird.

Deshalb ist der Chirurg in wachsendem Umfang der Kritik und den Angriffen eines bestimmten Teiles der Presse ausgesetzt. Diese oft

---

[1] E. Fromm: Der Weg der Ärzte in die Freiheit. Hamburger Ärzteblatt 10 (1967).

recht bösartigen Anwürfe entstammen zum einen dem Hang zur Sensation, die das Geschäft macht; insoweit sind sie nicht besonders ernst zu nehmen oder gefährlich. Zum andern aber kommen sie aus der Bereitschaft, sich selbst Isolierendes, Abkapselndes bloßzulegen. Das ist bei der Zukunftsvorsorge unseres Berufes zu bedenken. Je weniger Mystik, um so geringer das Interesse, hinter (nicht vorhandene) Geheimnisse zu dringen.

Die Offenlegung unserer Arbeit unter strenger Beachtung unserer Schweigepflicht erfordert deshalb weit mehr als bisher die permanente Zusammenarbeit mit der dazu bereiten Presse. Fachliche Information und sachliche Aufklärung wird von uns erwartet. Der Berufsverband der Deutschen Chirurgen hat der Presse Chirurgen benannt, die bereit sind, Fragen der Presse schnell zu beantworten. Auch damit wird nicht verhindert werden können, daß Unwahres, Halbverstandenes und — weil es falsche Hoffnungen weckt — auch Schädliches veröffentlicht wird. Trotzdem bietet sich hier eine — zwar mühsame und oft unerfreuliche — aber dafür notwendige Aufgabe.

Das Bild der Zukunft unseres chirurgischen Berufes und unsere Möglichkeit, sie zu beeinflussen, ist mannigfach. Es erfordert Aktivität und Phantasie — Eigenschaften, die dem Chirurgen in besonderem Maße eigen sein sollten.

Schlußwort

Die Menschheit steht an einer Kulturschwelle, einem Neubeginn, in dem „die Weisheit der Jahrhunderte nicht mehr trägt"[1]. Berauscht spricht JULIAN HUXLEY[2] davon, daß wir das Vorrecht haben, in einem entscheidenden Augenblick der Geschichte des Kosmos zu leben, jenem, in dem der gewaltige Evolutionsprozeß in der Person des forschenden Menschen (einem winzigen Punkt innerhalb des Alls!) seiner selbst bewußt wird. Der Mensch sei wieder in eine Schlüsselstellung gerückt, er werde zum Fackelträger des Fortschritts.

Wie will das zu dem passen, was wir an sorgenvollen Überlegungen dargelegt haben? Stimmt es, was der Medizin-Historiker CHARLES LICHTENTHAELER[3] sagt: „So unglaublich es erscheinen mag: Der ärztliche Beruf als solcher ist das Opfer des wissenschaftlichen und sozialen Fortschritts geworden?"

Entkleiden wir mit HANS FREYER den Fortschritt aller Wertakzente und verstehen ihn in dem Sinne, daß eine Kettenreaktion fortschreitet, die sich selbst vorwärtstreibt, sobald die Initialzündung erfolgt ist[4], so werden wir feststellen, daß wir zwar mehr können als je, daß wir aber die innere Sicherheit verloren haben[5], das „freudige Einssein mit uns selbst".

Worin ist diese erstaunliche Diskrepanz zwischen dem ständigen wissenschaftlichen Ausdehnungsprozeß und der schrittweisen Verschlechterung der Situation des einzelnen Chirurgen begründet? Ge-

---

[1] H. SCHELSKY, zit. nach J. J. ROHDE: Soziologie des Krankenhauses.
[2] J. HUXLEY: Die Zukunft des Menschen — Aspekte der Evolution. In: Das umstrittene Experiment: Der Mensch. München 1966.
[3] CH. LICHTENTHAELER: Unzeitgemäße Betrachtungen zur zeitgenössischen Medizin. München 1965.
[4] H. FREYER: Theorie des gegenwärtigen Zeitalters. Stuttgart 1955.
[5] CH. LICHTENTHAELER, a.a.O.

nügt die Feststellung, daß das „Job-Denken" den Beruf degeneriert (THIELICKE [1])? Reicht es aus anzumerken, daß das Sicherheitsbedürfnis die Risikobereitschaft zum freien Beruf hat schwinden lassen? Oder ist die Neigung zur tödlichen Nivellierung die Markierung zum Ende des unbequemen Einzelgängers, des Chirurgen?

Ist es das Auseinanderleben zwischen Exponenten der wissenschaftlichen und solchen der praktischen Chirurgie, das gemeinschaftliches Denken verhindert und den sich bildenden Graben vertieft hat? Oder was ist der Grund, weshalb eine wissenschaftliche Durchforschung der existenziellen Grundlagen des chirurgischen Berufes bisher nicht in Angriff genommen wurde?

Wie es auch sei, die Aufgaben und Sorgen konzentrieren sich auf zwei Punkte: Mit H. SCHELSKY suchen wir das „Wissen von morgen" im Bewußtsein der Tatsache, daß das, was heute gedacht wird, morgen Wissenschaft ist, und welche Wahrheiten in 50 Jahren gelten, heute entschieden wird. In welcher ständig steigenden Geschwindigkeit sich die Umwandlung unserer Welt vollzieht, macht in einer faszinierenden Team-Prognose für 1970 bis 1980 das soeben erschienene Buch „Das 198. Jahrzehnt" [2] deutlich. „Was heute noch morgen ist, ist morgen schon vorgestern. Notwendig ist darum ein Signal dafür, ... wie überholt unser statisch-aristotelisches Zeitverständnis ist." So benötigen wir dringend des Antriebs zur Analyse und zur konsequenten Reaktion darauf.

Und: Wir haben die Freiheit, die uns geschenkt wurde, über Gebühr strapaziert, auch die Freiheit des Berufes, ohne die der Chirurg zum befehlsgebundenen Automaten würde. Wir haben sie zu gern als Freifahrschein ins eigene Wunschland angesehen und darüber vernachlässigt, daß Freiheit eine Verpflichtung ist, ganz gleich, in welcher Position und in welcher Form wir uns ihrer bedienen. Es kann keine absolute Freiheit *von* etwas, sondern nur eine Freiheit *zu* etwas geben [3].

Der Beruf des Chirurgen, dieser schönste, weil souveränste und zugleich verpflichtendste akademische Beruf wird nur dann vor dauerhaften Schäden bewahrt werden, wenn ihn alle Chirurgen nicht

---

[1] H. THIELICKE: Theologie und Zeitgenossenschaft. Tübingen 1967.
[2] C. GROSSNER, A. OETKER, H. H. MÜNCHMEYER, C. CH. V. WEIZSÄCKER: Das 198. Jahrzehnt. Hamburg 1969.
[3] A. LUKOWSKY, a.a.O.

mehr nur als die wenig bedeutsame und kaum beeinflußbare äußere
Form ihrer chirurgischen Arbeit ansehen, sondern sich gemeinsam bemühen, ihn — vorwärtsschauend und dem echten Fortschritt zuge-
wandt — selbst zu gestalten.

Literatur

ADAM, O.: Der Chirurg als Belegarzt. 1. Seminar d. Ber. Verb. d. D. Chir. z. Vorber. d. chir. Ober- u. Assistenzärzte auf d. Selbständigkeit 23. 11. 68. Sonderheft 2 der Informationen des Berufsverbandes der Deutschen Chirurgen. In: Der Chirurg 1969.

ADORNO, TH. W.: Interview „Süddeutsche Zeitung" v. 26./27. 4. 1969.

— Interview „Der Spiegel" v. 5. 5. 1969.

ARNOLD, O.: Formen der kollegialen Zusammenarbeit in der klinischen Medizin. Mitt. d. Hochschulverbandes 14, 119 (1966).

BARZUN, J.: Pathologie des Intellekts. Düsseldorf-Wien 1961.

BAUER, K. H.: Über Fortschritte der modernen Chirurgie. Berlin-Göttingen-Heidelberg 1954.

— Eröffnungsansprache des Präsidenten der 69. Tagung der Dtsch. Ges. f. Chir. 1952. Langenbecks Arch. klin. Chir. 273, 3.

BERGEDORFER PROTOKOLLE: Wissenschaftliche Experten und Politische Praxis — das Problem der Zusammenarbeit in der heutigen Demokratie. Hamburg 1967, Heft 17.

BERGEDORFER PROTOKOLLE: Neue Wege zur Hochschulreform: Differenzierte Gesamthochschule — Autonome Universität. Hamburg 1967, Heft 20.

BERGLAR-SCHRÖER, H.: Der Auftrag des Arztes und seine heutige Gefährdung. Universitas 2, 10. Jhrgg.

BERICHT DES GRÜNDUNGSAUSSCHUSSES über eine Medizinisch-Naturwissensch. Hochschule in Ulm.

BERNHARDT, R.: Grundlagen und Gestaltung der Chefarztverträge. Krankenhaus-Umsch. 12 (1964).

BIECK, G.: Die Kostensituation der ärztlichen Praxis 1967. Dtsch. Ärzteblatt 38 (1969).

BORCHARDT, K.: Prognose der Zukunft unserer Wirtschaftsgesellschaft. Mannheim 1969.

VON BRANDIS, H.-J.: Unzumutbare Bedingungen in Chefarztverträgen. Informationen des Berufsverbandes der Deutschen Chirurgen. In: Der Chirurg 12 (1968).

BREITNER, B.: Primum nil nocere. Vortrag vor dem Davoser Fortbildungskongreß.

BUNDESSOZIALGERICHT AZ. 6 RKA 17/67 u. 18/67.

CHIARI, O.: Heilkunde im Wandel der Zeit. Zürich 1953.

COURNAND, A. F.: Vortrag auf der Tagung der Nobel-Preisträger Juli 1969 in Lindau.

CREUTZFELD, W.: Das Departement-System als Organisationsform der Inneren Medizin und einer Universitätsklinik. Med. Klin. 60 (1965).

Czycholl, R., u. Dichtl, E.: Ratgeber für Wissenschaftliche Assistenten. München 1969.

Dahrendorf, R.: Industrie- und Betriebssoziologie. Berlin 1965.

— Homo sociologicus. Kölner Zeitschrift für Soziologie und Sozialpsychologie X (1958).

Deneke, J. F. V.: Angebot und Nachfrage für freiberufliche Leistungen. Dtsch. Ärzteblatt 10 (1968).

— Der Patient im Wirkungsfeld der Publizistik. Krankenhausarzt 6 (1958).

— Die Freien Berufe. Stuttgart 1956.

— Gesundheitspolitik, ihr Wesen und ihre Aufgabe in unserer Zeit. Stuttgart 1957.

Derra, E.: Präsidentenrede vor dem Chirurgenkongreß 1963 in München. Langenbecks Arch. klin. Chir. 304, 3 (1963).

— Krankenhaus, Arzt und Medizin. I. Dtsch. Krankenhaustag Köln 1958.

DEUTSCHE FORSCHUNGSGEMEINSCHAFT: Zur Lage der Medizinischen Forschung in Deutschland. Verf. von W. Bruns u. F. W. Fischer. Wiesbaden 1968.

Dichgans: Das Unbehagen in der Bundesrepublik. Düsseldorf-Wien 1968.

Doering, J.: Rundschreiben der Kassenärztl. Vereinigung Hamburg.

Drucker, P. F.: Die Praxis des Managements. Düsseldorf 1966.

Ehrlicher, W.: Rede des Rektors vor der Vollversammlung der Universität Hamburg 1968.

Erb, K. H.: Über die Beziehungen zwischen freipraktizierenden Ärzten und Krankenhausärzten. Krankenhausarzt, 27. Jhrgg. (1954).

Fehler, F.: Das Krankenhauswesen der Bundesrepublik Deutschland im Spiegel der amtlichen Statistik. Krankenhausarzt 6 (1969).

— Hohlberg, N.: Datenverarbeitung im Krankenhaus. Krankenhausinformationssystem METH Inf. MED. 6 (1), 27—30 (1967).

Flimm, W.: Die Stellung des niedergelassenen Chirurgen als Kassenarzt und Durchgangsarzt. 1. Seminar d. Ber. Verb. d. D. Chir. z. Vorber. d. chir. Ober- u. Assistenzärzte auf d. Selbständigkeit 23. 11. 68. Sonderheft 2 der Informationen des Berufsverbandes der Deutschen Chirurgen 1969.

— Probleme des chirurgischen Leistungsprofils. Informationen des Berufsverbandes der Deutschen Chirurgen. In: Der Chirurg 2 (1968).

Flörcken, H.: Das heilende Skalpell. Berlin-München-Wien 1947.

Frank, F.: APO und Establishment aus biologischer Sicht. Oldenburg-Hamburg 1969.

Freyer, H.: Theorie des gegenwärtigen Zeitalters. Stuttgart 1958.

Fromm, E.: Vortrag auf der Mitgliederversammlung d. Ber. Verb. d. D. Chir. 29. 3. 1967.

— Der Weg der Ärzte in die Freiheit. Hamburger Ärzteblatt 10 (1967).

Galbraith, J. K.: Die moderne Industriegesellschaft. München-Zürich 1968.

Gehlen, A., Schlesky, H.: Soziologie — ein Lehr- und Handbuch zur modernen Gesellschaftskunde. Düsseldorf-Köln 1955.

Gogarten, F.: Verhängnis und Hoffnung der Neuzeit. München-Hamburg 1958.

Graul, E. H., Franke, H. W.: Futurologie und Medizin. Zit. nach Schweißheimer. Materia Medica Nordmark 20 (1968).

— — Futurologie und Medizin. Mißgeleitete Intelligenz — eine Zeitbetrachtung. Dtsch. Ärzteblatt 15 (1969).

von Gravenitz, K. F., Opel, H.: „Die Welt" Nr. 74 (1969).

Griessmann, H.: Der Klinikarzt. Informationen des Berufsverbandes der Deutschen Chirurgen. In: Der Chirurg 11 (1967).

Grossner, C., Oetker, A., Münchmeyer, H.-H., von Weizsäcker, C. C.: Das 198. Jahrzehnt. Hamburg 1969.

Gutgemann, A.: Über ärztliche Verantwortung in der Chirurgie. Münch. med. Wschr. 7 (1967).

HABERMAS, J.: Interview „Die Welt" März 1969.

HAENISCH, G.: Zur Reform des Krankenhauswesens. Ärztl. Mitt. (Köln) 825 (1958).

— Vorschläge zur Neuordnung des Krankenhauswesens. Krankenhausarzt 204 (1959).

HAEP, F.: Das H-Arzt-Verfahren. Bielefeld 1964.

HAMM-BRÜCHER, H.: Hessische Erfahrungen — Informationen aus der Werkstatt einer Schulreform. „Die Zeit" Nr. 45 (1969).

HENNIS, W.: Kritische Gedanken zur Demokratisierung der Universität. „FAZ".

HESS, R.: Übergangsregelung der medizinischen Ausbildung nach dem Gesetz über die Änderung der Bundesärzteordnung vom 28. 8. 69 (BGBL I S. 1509) und dem Entwurf des Bundesgesundheitsministeriums zur Approbationsordnung für Ärzte (Stand 20. September 1969). Krankenhausarzt 11 (1969).

— Anhaltszahlen für die Besetzung von Krankenhausfachabteilungen mit Ärzten. Krankenhausarzt 12 (1969).

— Vertragsgrundsätze und Vertrags-Wirklichkeit. Krankenhausarzt 12 (1969).

HUXLEY, J.: Die Zukunft des Menschen — Aspekte der Evolution. In: Das umstrittene Experiment: Der Mensch. München 1966.

IMMISCH, H.: Klinische Diagnosen-Schlüssel. Stuttgart 1966.

JEUTE, K.: Krankenhaus und Politik. Krankenhausarzt 11 (1962).

— Die Krankenhäuser im Jahre 1965. Krankenhausarzt 6 (1967).

— Vortrag vor dem Bundesverband der Privaten Krankenanstalten 11. Okt. 1969 in Garmisch.

— Krankenhausprobleme unserer Zeit. Krankenhausarzt 1 (1970).

JÜRGENS, G.: Arzt und Wissenschaft. Hannover 1949.

JUNGHANNS, H.: Berufsbild des Krankenhausarztes. Hippokrates 7 (1965).

KANZOW, U.: Das Großstadtkrankenhaus als Lehranstalt. Deutsches Ärzteblatt 7 (1969).

KEHL, K. O.: Belegarzt — was ist das? Informationen des Berufsverbandes der Deutschen Chirurgen. In: Der Chirurg 8 (1968).

KÖNIG, R., TÖNNESMANN, M.: Probleme der Medizin-Soziologie. Kölner Zeitschrift für Soziologie und Sozialpsychologie, Sonderheft 3. Köln-Opladen 1958.

KÖNIGER, E.: Aus der Geschichte der Heilkunst. München 1958.

KRANKENHAUSENQUÊTE der Bundesregierung Mai 1969.

KREBS, H., SCHIPPERGES, H.: Heidelberger Chirurgie. Berlin-Heidelberg-New York 1968.

KREMP, H.: Die roten Lampen leuchten auf. Sonderausgabe „Die Welt" März 1969.

KRÖNIG, W.: Zit. nach E. Riechert. „DCZ" 1 (1969).

KRUTOFF, L.: Die Mayo-Klinik. Düsseldorf-Wien 1965.

KUHNS, R. R.: Das gesamte Recht der Heilberufe. Berlin 1958.

LEIBBRAND, W.: Der göttliche Stab des Aeskulap. Salzburg 1939.

LERICHE, R.: Philosophie der Chirurgie. Zürich 1954.

LEUSSINK, H.: Spielraum und Standort müssen völlig neu bestimmt werden. „Die Welt" v. 31. 1. 1968.

LICHTENTHAELER, CH.: Unzeitgemäße Betrachtungen zur zeitgenössischen Medizin. München 1965.

— Hippokrates und die wissenschaftlich medizinische Theorie. München 1967.

LILJE, H.: Atheismus, Humanismus, Christentum — der Kampf um das Menschenbild unserer Zeit. Hamburg 1962.

LITTEN, J.: Eine verpaßte Revolution. Hamburg 1969.

LUKOWSKY, A.: Ärztliche Denkformen. Ärztl. Mitt. (Köln) 34 (1958).

— Über das Bildungsideal des Arztes. Ärztl. Mitt. (Köln) 705 (1958).

— Wissenschaft und Kunst im Arzttum. Medizinische 1959, 1580.

— Philosophie des Arzttums. Köln-Berlin 1966.

MAIWALD, D., DÖHNER, W., HEMMER, W.: Ärztliche Praxis heute und morgen. München/Planegg 1968.

MEENZEN, H.: Bein im 19. Jahrhundert.

MEHNERT, K.: Der Deutsche Standort. Stuttgart 1967.

MEYERINGH, H.: Der Assistentenmangel. Alte und neue Sorgen. Krankenhausarzt 2 (1969).

MITSCHERLICH, A.: Soziologisches Denken in der Medizin. Dtsch. Arzt 8, Jhrg. 10 (Okt. 1958).

— Krankheit als Konflikt, I und II. Frankfurt 1966 und 1968.

— (u. a. Hrsg.): Der Kranke in der modernen Gesellschaft. Köln 1968.

MODERNES KRANKENHAUS, 4. Jahrbuch. Berlin-Freiburg 1963.

MÖLLER, M. L.: Prüfung und Angst. „Die Zeit" Nr. 25 (1968).

MOHL, H.: Das Image des Arztes. Dtsch. Ärzteblatt 25 (1969).

MÜLLER-LUCKMANN, E.: Versuch, einen Durchschnittsstudenten zu porträtieren. Schlesw.Holst. Ärzteblatt 5 (1969).

MÜLLER-OSTEN, W.: Chirurg und Haftpflicht. Langenbecks Arch. klin. Chir. 298 (1961).

— Zum Thema: Chirurg und Recht. Mitteilungen des Berufsverbandes der Deutschen Chirurgen. In: Der Chirurg 2 (1962).

— Chirurg und EWG. Mitteilungen des Berufsverbandes der Deutschen Chirurgen. In: Der Chirurg 12 (1962).

— Vom Gemeinschaftsgeist des Chirurgen. Mitteilungen des Berufsverbandes der Deutschen Chirurgen. In: Der Chirurg 6 (1963).

— Wo sind die Grenzen der Chirurgie? 91. Tagung der Vereinigung Nordwestdeutscher Chirurgen (1963).

— Das Ende der splendid isolation. Informationsdienst des Berufsverbandes der Deutschen Chirurgen 7 (1963).

— Höchstleistung durch Selbstkontrolle. 15jährige Erfahrungen mit neuen Wegen der Fachausbildung in Holland. Mitteilungen des Berufsverbandes der Deutschen Chirurgen. In: Der Chirurg 1 (1964).

— Haftpflicht-Körperschäden. Hamburg 1964.

— Ein Bekenntnis zur Gemeinschaft aller Ärzte. Informationen des Berufsverbandes der Deutschen Chirurgen. In: Der Chirurg 6 (1969).

— Das Berufsbild des Chirurgen. Informationsdienst des Berufsverbandes der Deutschen Chirurgen 10 (1965).

— Über die Stellung des niedergelassenen Chirurgen. Mitteilungen des Berufsverbandes der Deutschen Chirurgen. In: Der Chirurg 4 (1966).

— Die Chirurgie im Spannungsfeld zwischen Tradition und Fortschritt. Langenbecks Arch. klin. Chir. 316 (1966).

— Strapazierte Kollegialität. Informationsdienst des Berufsverbandes der Deutschen Chirurgen 12 (1966).

— Die Chirurgie und ihre Nachbardisziplinen — Verbindendes und Trennendes. Informationsdienst des Berufsverbandes der Deutschen Chirurgen 13 (1966).

— Die Position des Chirurgen heute. Mitteilungen des Berufsverbandes der Deutschen Chirurgen. In: Der Chirurg 7 (1967).

— Zum Thema: Belegarzt. Informationen des Berufsverbandes der Deutschen Chirurgen. In: Der Chirurg 8 (1968).

— Die Wissenschaft vom Beruf des Chirurgen. Langenbecks Arch. klin. Chir. 322, 221 (1968).

— Die neue Weiterbildungsordnung. Sonderheft 2 der Informationen des Berufsverbandes der Deutschen Chirurgen. In: Der Chirurg 1969.

— Aus der Arbeit des Berufsverbandes. Tätigkeitsbericht 1969. Informationen des Berufsverbandes der Deutschen Chirurgen. In: Der Chirurg 6 (1969)

— Über die berufliche Zukunft des Chirurgen. Gedanken um ein Concilium chirurgicum. 104. Tagung der Vereinigung Nordwestdeutscher Chirurgen (1969).

MUSCHALLIK, H.-W.: Bericht zur Lage. Informationen des Berufsverbandes der Deutschen Chirurgen. In: Der Chirurg 7 (1969).

NACHTRAB, H.: Gesetzliche Regelungen für die Eröffnung und Unterhaltung von Krankenanstalten in Deutschland. Krankenhausarzt 5 (1969).

NEIDHARDT, F.: Struktur und Wandel der Gesellschaft. Die junge Generation. Opladen 1967.

NEUFFER, H.: Ärztliche Ethik. Therapie und Praxis. Urban & Schwarzenberg 1958.

NEUHAUS, R.: Dokumente der Hochschulreform 1945—1959. Wiesbaden 1961.

NIEDERMEYER, A.: Ärztliche Ethik. Wien 1954.

— Philosophische Propädeutik der Medizin. Wien 1955.

NISSEN, R.: Studienreform. Vortrag vor der Vereinigung Nordwestdeutscher Chirurgen.

— Die chirurgische Operation. Dtsch. med. Wschr. 16 (1960).

— Präsidentenrede auf der 81. Tagung der Deutschen Gesellschaft für Chirurgie München 1964. Langenbecks Arch. Klin. Chir. 308, 3 (1964).

VON OPPEN, D.: Das Personale Zeitalter. Stuttgart/Gelnhausen 1960.

— Der sachliche Mensch. Stuttgart-Berlin 1968.

ORTEGA Y GASSET, J.: Der Mensch und die Leute. Stuttgart 1957.

ORWELL, G.: 1984. Baden-Baden—Stuttgart 1950.

PESCHEL, U.: Zur Situation der chirurgischen Privat-Kliniken. Podiumsgespräch b. d. Mitgl. Vers. d. Ber. Verb. d. D. Chir. v. 15. 4. 1966. Informationen des Berufsverbandes der Deutschen Chirurgen. In: Der Chirurg 13 (1966).

PFLANZ, M.: Beurteilung der Qualität ärztlicher Verrichtungen. Münch. med. Wschr. 35 (1968).

— Sozialer Wandel und Krankheit. Stuttgart 1962.

PICHT, G.: Wann kommt die Wissenschaft zur Vernunft? „Christ und Welt" Januar 1969.

— Eine europäische Wissenschaftspolitik. „Die Zeit" Nr. 44 (1969).

POIGNANT, R.: Das Bildungswesen in den Ländern der EWG. Braunschweig 1966.

PROSKE, R.: Ausblick auf das Jahr Zweitausend. Fernsehsendung.

REICHEL, H.: Zur Lage im Universitätskrankenhaus Eppendorf nach Verabschiedung des neuen Universitätsgesetzes. Hamburger Ärzteblatt 9 (1969).

RICHTER, G.: Muß ein Krankenhaus mit Defizit arbeiten? Krankenhaus 3 (1969).

— Organisation des ärztlichen Dienstes und Rationalisierung im Großkrankenhaus. Krankenhaus 5 (1968).

RICHTLINIEN für die Bestellung von Durchgangsärzten vom 11. Juli 1963 in der Neufassung vom 13. März 1967.

RICHTLINIEN der Gesundheitsbehörde Hamburg vom 25. 6. 1968.

ROCK, C. V.: Berufe von morgen. Düsseldorf-Wien 1968.

ROHDE, J. J.: Soziologie des Krankenhauses. Stuttgart 1962.

ROSENAU, E.: Der Arztbrief. Informationen des Berufsverbandes der Deutschen Chirurgen. In: Der Chirurg 8 (1969).

RÜEGG, W.: Die studentische Revolte gegen die bürgerliche Gesellschaft. Erlenbach-Zürich-Stuttgart 1968.

SANDBLOOM, TH.: Ansprache des Präsidenten der Société Internationale de Chirurgie. Wien 1967.

SAUBERZWEIG, D.: Medizinische Hochschulen — Notlösung oder Chance? Dtsch. Ärzteblatt 45 (1964).

VON SECKENDORFF, E.: In: „Der Spiegel" Nr. 16 (1969).

SERVAN-SCHREIBER, J. J.: Die Amerikanische Herausforderung. Hamburg 1968.

SEWERING, H. J.: Reform des Medizinstudiums. Ärztl. Mitt. (Köln) 1959.

SIEBERS, G.: Das Ende des technischen Zeitalters. Freiburg-München 1963.

SIEFERT, H.: Das naturwissenschaftliche und medizinische Vereinswesen im deutschen Sprachgebiet (1750—1850). Hannover 1969.

SCHAEFER, H., u. a.: Bildung — die Grundlage unserer Zukunft. 13 Vorträge. München 1968.

SCHELSKY, H.: Zit. nach J. J. Rohde: Soziologie des Krankenhauses.

— Die Soziologie des Krankenhauses im Rahmen einer Soziologie der Medizin, Beiträge zur Krankenhauswissenschaft. Schriften des Deutschen Krankenhausinstituts e.V. Düsseldorf, Bd. 3. Stuttgart-Köln 1959.

— Soziologisches Denken und die berufliche Selbstdeutung des Arztes. Dtsch. Arzt 3, 9. Jhrgg. (März 1969).

SCHIPPERGES, H.: Fünftausend Jahre Chirurgie. Magie—Handwerk—Wissenschaft. Stuttgart 1967.

SCHMIDT, L., THELEN, D.: Hochschulreform. Gefahr im Verzuge? Frankfurt-Hamburg 1969.

SCHNEIDER: Zit. nach H. J. Sewering: Reform des Medizinstudiums.

SCHREIBER, H. W.: Aufgaben und Berufspflichten des Chirurgen. 1. Seminar d. Ber. Verb. d. D. Chir. z. Vorber. d. chir. Ober- u. Assistenzärzte auf d. Selbständigkeit 23. 11. 68. Sonderheft 2 der Informationen des Berufsverbandes der Deutschen Chirurgen. In: Der Chirurg. 1969.

SCHULTEN, H.: Der Arzt. Stuttgart 1960.

— Über medizinische Forschung und Lehren. Dtsch. med. Wschr. 1936.

— Die Stellung der Medizin im Rahmen der Universität. Rektoratsantrittsrede. Ärztl. Mitt. (Köln) 1954.

— Zu einer Reform des Medizinstudiums in Deutschland. Ciba-Symposion 1957.

STEINBUCH, K.: Falsch programmiert. Stuttgart 1968.

STELZNER, F.: Die akademische Laufbahn des Chirurgen. 1. Seminar d. Ber. Verb. d. D. Chir. z. Vorber. d. chir. Ober- u. Assistenzärzte auf d. Selbständigkeit 23. 11. 68. Sonderheft 2 der Informationen des Berufsverbandes der Deutschen Chirurgen. In: Der Chirurg 1969.

STOCKHAUSEN, J.: Gesundheits-, Sozial- und ärztliche Berufspolitik 1968/69. Köln-Berlin 1969.

STOLTENBERG, G.: Es fehlt nicht an guten Ratschlägen, es fehlt allein an der Tat. „Die Welt" v. 31. 1. 1968.

STRAUSS, F. J.: Herausforderung und Antwort. Stuttgart 1968.

TENNBRUCK, F. H.: Studentenunruhen. Dtsch. Ärzteblatt 15 (1969).

THIELICKE, H.: Theologie und Zeitgenossenschaft. Tübingen 1967.

THOMSEN, Sir G.: Ein Physiker blickt in die Zukunft. Zürich 1956.

THOMSEN, K.: Vortrag über Universitätsreform auf der Hamburger Ärzteversammlung 1968.

TIEDING, F.: Das soziale Mosaik. Hamburger Ärzteverlag 1956.

TODD, Lord A.: Die Auswertung unserer heutigen Erkenntnisse. In: Unsere Welt 1985. München-Wien-Basel 1964.

TÜRK, H.: Diskussionsbemerkung zum Chirurg als Belegarzt beim 1. Seminar d. Ber. Verb. d. D. Chir. z. Vorber. d. chir. Ober- u. Assistenzärzte auf d. Selbständigkeit 23. 11. 68. Sonderheft 2 der Informationen des Berufsverbandes der Deutschen Chirurgen. 1969.

WAGNER, K.: Soziologie der Medizin. Der Deutsche Arzt 2, 9. Jhrgg. (Februar 1959).

WARYNSKI, ST.: Die Wissenschaft von der Gesellschaft. Bern 1944.

WEIDINGER, A.: Facharztweiterbildung und Facharztanerkennung. Vortrag auf d. Bayerischen Chirurgenkongreß am 26. 7. 1968 in München. Informationen des Berufsverbandes der Deutschen Chirurgen. In: Der Chirurg 11 (1968).

WEINGART, E.: Wiewiel ist das Abitur wirklich wert? „Die Welt" Nr. 25 (1967).

WEISSAUER, W.: Die rechtliche Stellung des Anaesthesisten heute. Jahrestagung d. Ber. Verb. d. Anaesthesisten. Berlin 1969.
— Zur rechtlichen Verantwortung des Chirurgen. Vortrag auf der Mitgliedervers. d. Ber. Verb. d. D. Chir. am 16. 4. 1969. Informationen des Berufsverbandes der Deutschen Chirurgen. In: Der Chirurg 5 (1969).
WEITZEL, J.: Mühseliger Weg zum Medizinstudium. „Die Welt“ Nr. 123 (1969).
VON WEIZSÄCKER, V.: Soziale Krankheit und soziale Gesundung. Göttingen 1930, 2. Aufl. 1955.
WESTDEUTSCHER MEDIZINISCHER FAKULTÄTENTAG, Protokoll der Sitzung v. 13. 12. 1968. Dtsch. Ärzteblatt 33 (1969).
WESTDEUTSCHE REKTORENKONFERENZ. Deutsches Ärzteblatt 25 (1969).
WILD, W.: Das Physik-Department an der TH München. Zit. nach Deutsche Forschungsgemeinschaft.
WILTS, W.: Die berufliche Fortbildungspflicht des Arztes. Informationen des Berufsverbandes der Deutschen Chirurgen. In: Der Chirurg 7 (1969).
WOLFF, G.: Personalausgaben — stärkster Kostenfaktor. Dtsch. Ärzteblatt 38 (1969).
WOLFSLAST, J.: Cost Benefit Analyse im Gesundheitswesen. Hamburg 1968.
ZEHM, G.: Das Examen und die Angst. „Die Welt“, Sonderdruck Oktober 1968.
ZUKSCHWERDT, L.: Die Entwicklung der Unfallchirurgie. Vortrag auf der 94. Tagung der Vereinigung Nordwestdeutscher Chirurgen 4. 12. 1964 in Hamburg.

Sachverzeichnis

Herstellung: Konrad Triltsch, Graphischer Betrieb, 87 Würzburg